经方讲习录

张庆军 编著

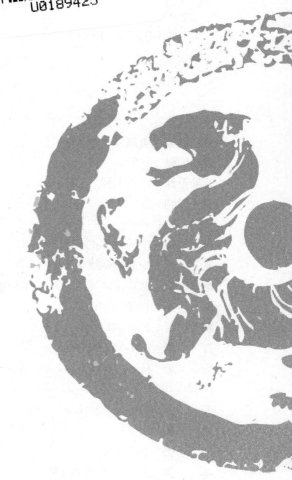

中国科学技术出版社
·北京·

图书在版编目（CIP）数据

经方讲习录 / 张庆军编著 . — 北京：中国科学技术出版社 , 2020.6（2024.11 重印）
ISBN 978-7-5046-8652-7

Ⅰ . ①经… Ⅱ . ①张… Ⅲ . ①经方—通俗读物 Ⅳ . ① R289.2-49

中国版本图书馆 CIP 数据核字 (2020) 第 075965 号

策划编辑	焦健姿　韩　翔	
责任编辑	焦健姿	
装帧设计	佳木水轩	
责任印制	徐　飞	

出　　版	中国科学技术出版社
发　　行	中国科学技术出版社有限公司
地　　址	北京市海淀区中关村南大街 16 号
邮　　编	100081
发行电话	010-62173865
传　　真	010-62179148
网　　址	http://www.cspbooks.com.cn

开　　本	710mm×1000mm　1/16
字　　数	320 千字
印　　张	19
版　　次	2020 年 6 月第 1 版
印　　次	2024 年 11 月第 9 次印刷
印　　刷	北京博海升彩色印刷有限公司
书　　号	ISBN 978-7-5046-8652-7 / R·2536
定　　价	48.00 元

编著者名单

编　著　张庆军

顾　问　曾伟峻

内容提要

　　本书阐述了笔者二十年学医、行医之心法，并辅以自身多年临证实例用以验证其临证思路。编者从全面认识经方、伤寒辨病、金匮辨病、零星经验四个方面，提出经方治病采用病脉证治才是仲景原意，并对照经方原文提出病脉证治理论以助六经病、金匮病辨别，还结合自身多年的临证实例进行了进一步阐微，以期为读者提供一些学习中医、提高医术的建议。本书内容严谨、语言通俗，理论性与实践性兼备，实为研习中医之佳作，非常适合广大经方爱好者经方入门学习时阅读参考，对经方医生的日常诊断治疗亦有借鉴和参考价值。

前　言

笔者名叫张庆军，毕业于河南医科大学（即如今的郑州大学医学院），之后开始自学中医，过程很辛苦，也走了不少弯路，感悟于此，遂网名曰"绞尽脑汁"，也算是对自己二十年来苦学中医的最佳总结。

笔者喜欢读书，为了自学中医更是看了许多中医著作，不少书中效如桴鼓的方子，自己在临床上应用却没什么效果，着实让人苦恼。明明看了很多书，患者也看了不少，为何自己的诊治水平却不见提高，问题到底出在哪里？

笔者多番思索，终于想清楚一件事：中医之门尚未入，诊病救人无所依！这让笔者很是沮丧，学了中医这么多年，竟然还是中医门外汉，我究竟该何去何从？

思考再三，笔者决定从经方入门，看看经方大师们刘渡舟、胡希恕、黄煌是如何用方的。刚开始还是小有进步的，但之后看得越多越感觉抓不住重点。笔者不禁自问，医圣是如何治病的？既然都在学《伤寒》《金匮》，医圣见到患者时是如何诊断治疗的？思路是什么？是方证对应，还是体质学说，又或者是腹诊？

为了搞清楚自己的疑问，笔者开始反复研读《伤寒》《金匮》的目录，仔仔细细地看了十几遍，突然间恍然大悟，原来医圣早就告诉了我们，病脉证治才是经方治病的根本！

至此，笔者才真正领悟，学经方，用经方，必须先辨病，次辨脉，再辨证，最后辨治。笔者依据上述原则重新学习《伤寒》《金匮》，果然找到了入门的感觉。无奈经文太过深奥，笔者研学尚浅，仅能将经方研学的入门之法告知，希望各位少走冤枉路。

下面简单来说说。新的患者来就诊，先要问主诉。主诉十分关键，因为主诉是患者最想解决的问题，也是患者前来就诊的目的。比如说，有个女孩子，满脸粉刺。患者的就诊目的是治疗粉刺，医者若是治疗粉刺不能见效，即使把患者身上其他病症都治好了，患者同样会认为你是个庸医。

《金匮要略》针对的就是主诉。如果患者要求治疗水肿，我们按照主诉将之归入水气病，然后再病脉证治；又如患者主诉阴雨天关节痛，我们按照主诉将之归入湿病，然后再病脉证治；再如患者主诉黄疸，我们按照主诉将之归入黄疸病，然后再病脉证治；还有患者主诉咳嗽剧烈，咳嗽时不能平躺，我们按照主诉将之归入咳而上气病，然后再病脉证治……如果患者的主诉不是金匮病，则按照伤寒辨病来治疗。先确认患者是六经病中哪条经的病，再进行下一步的辨别。

临床上，发热患者基本上都属于伤寒病。医圣把经方病脉证治分为伤寒辨病和金匮辨病之后，经方治病就有规矩可依了，再也不会出现同一患者十人十方、百人百方的局面。总的来说，治病必须讲证据。

举个例子。患者舌尖红点，颜色鲜红。根据心开窍于舌，舌尖又是心的位置，推出该患者属于心火旺盛，而心火旺盛的特效药是黄连，从而判断是黄连证。根据病脉证治的原则，少阴病用黄连阿胶汤，小结胸病用小陷胸汤，厥阴病用乌梅丸，痞证用泻心汤，出血、衄血用大黄黄连黄芩泻心汤。

治病有了规矩，就不会无的放矢，也不会胡乱出方。中医不能模糊治病，而要精确治病，运用经方更是如此。笔者的心得是，诊断与鉴别诊断是学习经方的关键。那么，诊断该学什么呢？当然是病脉证治。

《金匮》常见疾病有湿病、中风病、历节病、血痹病、虚劳病、肺痈病、咳嗽上气病、胸痹病、心痛病、短气病、腹满病、宿食病、痰饮咳嗽病、消渴小便不利淋病、水气病、黄疸病、吐衄下血病、瘀血病、呕吐病、下利病、肠痈病、妇人病、肾着病。不常见的疾病有痉病、喝病、哕病、百合病、狐惑病、阴阳毒病、疟病、肺痿病、奔豚气病、寒疝病、惊悸病、疮痈浸淫病、跌蹶手指臂肿转筋阴狐疝蛔虫病。

此外，还有伤寒辨病，可以通过一则顺口溜帮助各位记忆。

太阳阳明和少阳，太阴少阴和厥阴。

别忘差后劳复病，痞水瘀黄都是证。

还有吐法结胸病，伤寒辨病要记清。

以上只是笔者初入经方之门的一些感悟和心得，而对于时方的运用（即脏腑辨证）笔者尚未入门，暂时无法与各位分享，想来自己确实还差得远。

当初编写本书时，自己的很多想法尚未完全成形，且时常会有新的感悟，心里本是很矛盾的。后来，在百草居论坛曾伟峻先生的鼓励下，才鼓足勇气一点一点整理出来。尽管笔者希望将自己学医、行医之心得感悟尽数告知，但仓促之间，唯恐著录不周，书中如有欠妥之处，望广大读者批评指正。

最后，再次感谢百草居论坛，感谢曾伟峻先生，感谢那些支持、帮助、关注我的人！

张庆军

壹

(265) 第四讲　零星经验

第一讲 全面认识经方

中医之门：虚实篇

20年前，我开始接触中医，当时觉得中医很简单，不就是头痛用川芎，鼻塞用苍耳子嘛，并且该对应方法还是我国一位著名教授所讲。学习并运用一段时间后，我发现疗效不行，患者不见效，那怎么办？中西医结合，巧了，也是一位著名教授讲，慢性胃炎就用蒲公英来杀幽门螺杆菌，脑血栓就用红花来活血化瘀，肝炎就用茵陈来清热解毒等。我学了很多，给患者用后，少数有效，大部分无效，看来，这条路也不行；不如找秘方吧，中医药的秘方很多，我每天在中医书籍里淘秘方，临床用时，时灵时不灵；看来，还是学习方向有问题；看到书上一直强调要辨证，那就学辨证吧，学习脏腑辨证，脾胃不和、肝胆湿热一类，学得不亦乐乎，疗效也慢慢提高，后来却停止不前，为什么？因为脏腑辨证绕来绕去，我根本就不清楚脾和胃有什么区别，并且在我所看的书中，也没有人能讲清楚脾和胃的区别。

后来非常有幸接触了活血化瘀治百病，所谓久病必瘀，桃仁、牡丹皮、丹参等。用过之后才明白，活血化瘀开始有效，用着用着就没效了，想根治，简直是天方夜谭。于是我开始研究五运六气，一段时间后发现，以我的智商，想学会五运六气纯属痴心妄想。但总得找出路吧，八纲辨证——阴阳寒热虚实表里，开始很容易，大便干、小便黄就是热，学得多了问题就来了，有真寒假热，有真热假寒，更可怕的是大实有羸状，大虚有盛候。再接着学，居然还有独处藏奸，就是说患者一派热象时，有一处寒象，那么该患者就不是热证，而是寒证。天呐，这还有公理吗？这是要把人逼疯的节奏啊。就在这个时候，出现了"医者意也"的理论，即中医治病靠的是灵光闪现，但灵光怎么闪，怎么现，没人回答，我终于彻底糊涂了。

我接触过很多学中医的人，100位中有99位都是越学越糊涂，唯一一位不糊涂的，是刚刚接触中医的人。这是什么道理呢？有人提出，中医是模糊学科，这下好办了，反正是模糊学科，谁也说不清道不明，那就稀里糊涂看病吧，可是患者不答应啊。

我想到了《易经》，孙思邈认为，不懂《易经》成不了好中医，那就学吧，一头扎进去，碰了个鼻青脸肿，对我来说，要想学会用《易经》来指导中医治病，比登天还难。

看《名老中医之路》时，很多老中医推荐《伤寒论》，啥也别说了，学吧。有人说《伤寒论》至简至易，可我的经验是中医里没有比《伤寒论》更难学的了，真是天书中的天书。幸亏有胡希恕胡老的方证对应，我才学会一点点的经方。学习经方之余，火神派又大闹了一场，看到了倪海厦大骂西医，知道了黄煌老师体质学说，接触了汉方腹诊等。我为了补自己的短板，出去学习脉诊。在学习脉诊的过程中，有一个非常可笑的现象，这些脉诊高手，开处方时很少参考脉诊结果，而是医者意也。如果你问他，他就会说，四诊合参；再问，就会说，观其脉证，随证治之。总而言之，这样的学习反而给我带来了更大的困惑。

就在这个时候，看到一本名为《拨开迷雾学中医》的书，也许是因为我水平太差，看完这本书，心中的迷雾更大了。就在这样学来学去的过程中，我的水平慢慢有所提高，但心中的困惑却日益增多。好在有句话给了我极大的安慰，那就是难得糊涂。

看的书越多，越能发现矛盾，偏偏还都是名医的书；了解的流派越多，越发现流派的理论都很勉强；遇见的大师越多，越清楚大师的疗效是真差。在这中间，黄煌老师对经方的贡献最大，可惜我对体质辨证不够重视，一直没有真正学到黄老师的精髓。

这20年来，我殚精竭虑、废寝忘食、日思夜想、绞尽脑汁，终于豁然开朗、茅塞顿开、醍醐灌顶、大彻大悟。人生能有多少个20年，可怜我一直在黑暗里探索。更可笑的是，3年前我居然狂妄地想写书，现在回想，当时的我太幼稚了，中医的门我尚且未进，实在佩服我当时误人子弟的勇气。

那么，我到底悟出了什么？又是什么心得让我欣喜若狂呢？说出来非常简单，以至于我都不好意思说了。在说出答案之前，我想先讲一件事情。

如果将中医比喻为婚姻介绍所，来了一位患者，我们只需给患者找到对心意的另一半就可以了。那么现在来了个人，需要介绍对象，我们首先要知道此人是男是女，即察色按脉，先别阴阳。不清楚来人的性别，就乱介绍对象，大家想想，这是多么的荒唐，而这样的荒唐事，对中医来说，却很常见。

话又说回来，医圣为什么不先教我们如何辨男女呢？李东垣为什么也不教呢？因为医圣觉得这个还用教吗？李东垣也这样想。就像我们开婚姻介绍所时会学习很多东西，但绝对不会去学如何分辨男女一样。医圣觉得这太小儿科了，根本不用教，但问题是，现在中医真的不会分辨阴阳。那么，阴阳是什么？什么是阴阳呢？是否有客观的标准呢？我的答案是：有。

中医的入门，入的是阴阳之门。经方、时方、偏方、针灸、按摩甚至是西医，都要入阴阳之门。孔子曾讲，"夫子之墙数仞，不得其门而入，不见百官之富，宗室之美。"中医也如此，不入阴阳之门，不解中医之妙！

非常抱歉的是，目前我也仅仅入了中医之门的2/3，尚有1/3仍未入门。尽管如此，我实在不忍心看到广大中医人和中医爱好者，特别是那些在梦里也得不到白胡子老头儿点化的中医人在门外徘徊，请请请，请大家跟我来。

"黄帝曰：阴阳者，天地之道也，万物之纲纪，变化之父母，生杀之本始，神明之府也，治病必求于本。"这里的"本"就是指阴阳，所以说，治病必求于阴阳，而阴阳就是病之本。因此，治病就是治阴阳。

《伤寒论》第58条　凡病若发汗，若吐，若下，若亡血，亡津液，阴阳自和者，必自愈。

本条讲，凡病若发汗，若吐，若下，若亡血，亡津液，用药使阴阳和，病必愈。看来，治病就是治阴阳，只要使得阴阳和，病就会痊愈。

阴阳包括3个方面：第一是虚实。患者得了病，虚则补之，实则泻之。那么问题来了，什么情况是虚？什么情况是实？第二是寒热。寒者热之，热者寒之。同样的问题，诊断寒热的金标准是什么？第三是表里。表证解表，里证治里。那么请问，如何准确判断表里？只有搞清楚上面的3个问题，才算懂了阴阳，才算入了中医之门。

下面向大家汇报我的学习心得和体会。

首先，虚实的判断标准是脉象。凡脉沉按有力是实证，用泻法；沉按无力是虚证，用补法。

陈义范老师曾治一臁疮患者，起于产后，脓水淋漓，服清热解毒渗湿之剂，2 月余不能收口，诊其脉细无力，面色不华，属气血两虚，不能托毒外出，用十全大补汤加减，外敷炉甘石散，8 日而愈。该患者根据脉象判断虚实后确诊为虚证，采用虚则补之的原则，很快痊愈。

由此想到外科手术后切口久不愈合的患者，我曾治过几例。最典型的是一位 40 多岁的女性，乳腺癌术后，切口不愈合 8 个月。输消炎药，切口消毒换药，服用清热解毒的中药，白蛋白也输了不少，花费了 4 万元，切口还是不愈合。患者找到我后，诊其脉无力，遂让患者停止所有的药物和换药。患者是虚证，当然不能用清热解毒的泻药，也不能用抗生素之类的苦寒药。我让患者把白糖研碎撒到伤口处，7 日后切口愈合，就这么简单。白糖味甘补土，土能生金，而皮肤属金。中医讲虚则补其母，皮肤不愈合的虚证，是金虚，所以补金之母，土能生金，所以补土。

现在外科手术后切口不愈合的患者有很多，见到这类患者，必须先把脉，脉无力要补，而不是清热解毒，更不是杀菌消炎。上述患者切口愈合后服用中药治疗乳腺癌，效果很好，一直没有复发转移。

看过了时方、偏方，我们来看经方。

❀ 许琼政医案 ❀

杨某，女，43 岁，护士。1987 年 7 月 21 日初诊。患者 1 年多来反复出现尿频、尿急、尿痛。间歇期虽尿痛不著，却淋漓不已，余沥难尽，尿液浑浊，腰酸腰痛。每次尿检查均有白细胞或脓细胞（+ ～ ++），尿蛋白时为阳性，尿培养有葡萄球菌生长。西医诊为慢性肾盂肾炎，并根据药敏试验多次使用抗生素治疗而罔效。10 余日来上述症状复发，诊见面色晦暗无华，四肢欠温，腰间叩击痛，舌质淡，苔白略腻，脉沉细无力。尿检：淡黄微浊，蛋白（±），白细胞 5 ～ 8 个 / 低倍镜视野，白细胞管型 0 ～ 1 个 / 低倍镜视野，上皮细胞 10 ～ 12 个 / 低倍镜视野，尿酸碱度 6.5。1 周前再次尿菌培养为葡萄球菌生长。

此属中医"劳淋"范畴，乃肾阳虚衰，膀胱湿热，气化失司，水道不利所致。治宜振奋肾阳，清热利湿。方用薏苡附子败酱散：熟附子 12 克，薏苡仁、败酱草各 30 克。9 剂。

药后尿频、尿急、尿痛、腰痛等症状消失，尿检查转阴性，但尿时仍有余沥不尽感。继服原方至 30 剂，诸症皆失，尿菌培养阴性。追踪 3 个月，症无复发，并每月复查尿常规均阴性而告愈。

分析：该该患者由于有脓，所以金匮辨病为肠痈病。脉无力，属于虚证肠痈，因此选用薏苡附子败酱散。

然后我们来看原文，"肠痈之为病，其身甲错，腹皮急，按之濡，如肿状，腹无积聚，身无热，脉数，此为肠内有痈脓，薏苡附子败酱散主之"。我想在"脉数"后加 2 个字，变成"脉数无力"。可惜医圣没有加，导致很多中医人男女不分，阴阳不认。

同样的道理，我们来看大黄牡丹皮汤的原文，"肠痈者，少腹肿痞，按之即痛如淋，小便自调，时时发热，自汗出，复恶寒。其脉迟紧者，脓未成，可下之，当有血。脉洪数者，脓已成，不可下也，大黄牡丹皮汤主之。"

分析：该条文里有 2 处脉象，都缺少有力两字。即"脉迟紧有力""脉洪数有力"。只有脉有力的肠痈才能用大黄牡丹皮汤，而脉无力属于虚证，绝对不能用此方。同样的道理，患者恶寒，如果怕冷，脉有力，为实证，属于太阳病；如果怕冷，脉无力，为虚证，属于少阴病，就这么简单。

《金匮要略》痉湿暍病脉证并治第二　"太阳病，其证备，身体强，几几然，脉反沉迟，此为痉，栝蒌桂枝汤主之。"本条文中脉象应该是沉迟有力，因此患者属于实证。

《伤寒论》第 62 条　"发汗后，身疼痛，脉沉迟者，桂枝芍药生姜各一两人参三两新加汤主之。"条文中脉沉迟应该是脉沉迟无力，因此患者属于虚证。

根据脉有力还是无力鉴别实证和虚证，非常明确且正确。现在我再次总结脉象：六经辨病中，脉有力属于三阳病，脉无力属于三阴病。脏腑辨证中，脉有力属于六腑病，脉无力属于五脏病。八纲辨证中，脉有力为阳，属于实证；脉无力为阴，属于虚证。

喻嘉言治徐国珍案

身热目赤，异常大躁，脉洪大，身卧地上，更求入井索水，一医治承气将服，喻见其索水到手而不欲饮，脉洪大而重按无力，断为真寒假热，处方用大温热之剂，煎成冷服，2剂而安。

分析：该患者脉沉按无力，属于虚证，因此，万万不可以用承气汤来泻。脉无力，属于脏病，而承气汤治腑病；脉无力，属于阴病，而承气汤治阳病，所以承气汤是绝对不能用的。从该患者可以看出，脉象是多么重要。

许国华医案

刘某，男，51岁。患胃病已10余年，经医院诊断为胃溃疡，时发时愈。1962年12月12日突呕吐紫血块200～300毫升，至28日晚尚未得止，来院要求出诊。当时按语：素患胃病，时发时作。1周来胃痛加剧，吞酸泛水，大便色黑，昨夜呕吐紫血盈盆，胃痛反缓。面色苍白，唇舌惨淡，神疲少气，声低语微，怯寒踡卧，四肢不温，舌质淡白，苔白而滑，脉沉细无力。病起食伤劳倦，脾土困惫，痛久入络，胃脉受伤，血溢离经，气无所附。急宜温阳健脾，补气摄血。拟黄土汤加减：赤石脂、党参各15克，地黄12克，黄芩、炒白术各6克，阿胶9克，附子、炙甘草各4.5克，炮姜3克。水煎服。

次日吐血即止，精神稍复，唇舌略转，四肢回温，头晕目眩，胸痞心悸，体息乏力。乃大失血后正气未复，改用安胃降逆，补气宁血之方。药用：旋覆花、代赭石、阿胶、法半夏、茯神各9克，炮姜、炙草各4.5克，党参12克，白术6克，大枣4枚。2剂后诸恙续减，胃痛亦除，精神恢复，食欲转常，大便色黄，尚感倦怠乏力。后以上方与香砂六君汤、保元汤出入调理10余日而愈。

分析：该患者金匮辨病为吐血，脉无力，属于虚证，选用黄土汤。为什么不用三黄泻心汤呢？道理很简单，三黄泻心汤证患者脉有力，而该患者脉无力，所以绝对不可以用三黄泻心汤。

中医之门：寒热篇

在中医里，在经方里，寒热都十分重要。分不清寒热，就如夏天烤火炉，冬天吹起了冷风，会让疾病更加严重。然而，到底是寒还是热，却不是那么简单的事情。

《医林误案》中有一篇文章，患者胃胀苔黄，误寒为热。张某，35岁，胃中胀满，饮后尤甚，脘下微有热感，脉不数，舌苔黄而不干。以甘寒、苦寒之药清热兼行气消胀，服药多剂，热感愈甚，连及后背也热，胀满加重，食欲因之大减，而舌苔也愈黄，始知药误。请教老医师，老师曰："此胃气虚寒证，医者不察，舌苔黄误以为热，不知舌苔黄燥为热，今黄薄多液，乃消化不良，胃有宿食故也。"治宜理中汤合吴茱萸汤加味：炮姜60克，肉桂、甘草各6克，白术、党参各9克，吴茱萸、细辛、厚朴各3克。服药2剂，胃脘胀满稍缓，脉见缓象。更方用干姜、白术、党参各9克，肉桂、甘草、吴茱萸、砂仁各6克，细辛、厚朴各3克，丁香1.5克。又服数剂，胃脘热感胀满渐消，食欲增加，黄苔渐退。制丸服之乃愈。

本案辨证要点有三：一为舌苔黄薄，苔不燥而湿润；二为无口苦干渴，脉数等内热见证；三为服甘寒、苦寒剂后症反加剧。黄苔而不属于热者在临床上并不少见，关键在于舌苔润与不润。

由该医案得知，舌苔黄与白无法鉴别寒热，鉴别寒热的关键点是舌苔上面有水还是无水。

我读了数不清的医案，翻阅了大量资料，结合临床验证，认为目前鉴别寒热最简捷的方式是看舌苔，主要看舌苔湿润还是干燥，并不是看舌苔黄还是白。舌苔湿润是寒，干燥是热。所以太阳病的舌苔必是湿润，而阳明病的舌苔定是干燥。对于虚热的患者也是如此，脉无力，舌苔干燥是虚热，比如黄连阿胶汤证的舌面一定干燥，绝不可能湿润。虚寒的患者舌苔一定是湿润，比如真武汤证。

通过观看舌苔润与燥来鉴别寒热，道理是什么呢？很简单：寒，水变成水气的量就少，舌面就一定湿润；热，水变成了水蒸气，舌面就一定干燥。

　　唯一难以鉴别的是湿热和寒湿，这是最让我头痛的地方。这个问题困扰了我几个月之久，由于一直没有解决，所以这篇寒热鉴别的文章迟迟不敢动笔。湿热证是腻苔，寒湿证也是腻苔。通常认为黄腻苔是湿热，白腻苔是寒湿，这是不正确的；苔黄为热，苔白为寒是不精准的。思之良久，恍然有悟。凡腻苔，水滑者为寒湿，不水滑为湿热。因此，见到腻苔，不须要考虑舌苔的颜色，只需观察舌面的湿润程度。

　　这个问题解决了，临床上治疗的大方向就不会错。脉有力无力辨虚实，脉的部位辨表里，舌苔湿润干燥辨寒热。

　　常言道，阴阳、表里、寒热、虚实。把大纲分辨清楚，治病就有了把握，结合起来应用，疾病的性质就可一览无遗。临床上疾病寒热错杂，比如乌梅丸证，患者舌苔有的地方湿润，而有的地方干燥。

　　治病时，辨别寒热十分关键。比如水病，有热水病、冷水病；比如瘀血，有热瘀血、冷瘀血；比如咳嗽，有热咳嗽、冷咳嗽等。病机十九条，"诸转反戾，水液浑浊，皆属于热；诸病水液，澄澈清冷，皆属于寒"。这是用水液来鉴别寒热，方法简单易学。

　　感冒患者，流清鼻涕，鼻涕清如水，此为水液澄澈清冷，属于寒，为冷水。冷水要温之，要用麻、桂之类，生姜、红糖水之类，万万不能用清热解毒寒凉之类。伤口化脓者，或中耳炎患者，长期不愈，用抗生素均无效，脓液清稀如水，也叫水液澄澈清冷，属于寒，为冷水。又脉无力，属于虚。综合起来就是虚寒，要温补，万万不能用清热解毒寒凉之品，应该用十全大补汤、乌鸡白凤丸之类。有的小孩子流口水，这时要判断口水的性质。口水清稀不黏为冷水，要温之、补之，比如四君子汤之类；若口水味臭、浑浊，为热水，诸病水液浑浊，皆属于热，此时如果脉有力，用泻黄散。

　　液体辨证中，液体清稀、体凉、无味者，为冷水；液体浑浊、体热、味臭者，为热水。比如眼泪清冷为冷水，浑浊泪热为热水。对鼻涕而言，清稀为寒，稠浊为热。痰清稀色白易吐是寒，为冷水，比如小青龙汤证之痰；稠浊色黄是热，为热水。有些患者病情复杂，流清鼻涕，吐黄稠痰，此为外寒里热，用麻杏石甘汤。同样，呕吐物无臭味为冷水，酸臭味为热水。唾液清稀为寒，稠浊为热。女性带下白而清稀无臭为寒，浓稠黄浊臭秽为热。大小便也可以作为鉴别指标，小便清稀色白为寒，是冷水；黄红短少浑浊为热，是热水。大便清稀如水不臭为冷水，可以用五苓散；味臭有脓血为热水，不可用五苓散。

临床诊病可用脉有力无力辨虚实，水液清浊辨寒热。有的人问，若无法通过水液辨认寒热呢？此时可以通过另一种方法，即用怕冷怕热来辨别，怕冷为寒，比如太阳病；怕热为热，比如阳明病；既怕冷又怕热为少阳病。还可以用喜冷饮或喜热饮来鉴别，喜冷饮为热，喜热饮为寒，时而喜冷时而喜热为寒热错杂证。

临床上疾病复杂，但不管怎么样，基本概念的鉴别必须清楚，简单的都辨不准，何况复杂的。茯苓可解决冷水，甘遂解决热水。大黄甘遂汤解决的是血与水混在一起，此水肯定浑浊，因此是热水，所以用甘遂；产后身体弱而用了阿胶。以出汗为例，冷汗为寒，热汗为热；无味为寒，味臭为热；汗不黏为寒，汗黏为热。

《伤寒论》第11条 患者身大热，反欲得衣者，热在皮肤，寒在骨髓也；身大寒，反不欲近衣者，寒在皮肤，热在骨髓也。

分析：患者身体发烫，却愿意多穿衣服，为什么呢？因为怕冷啊，充分表明怕冷就是寒。患者身体冰冷，却不愿意穿衣服，这是怕热，为热证。

有的肩周炎患者，肩部冰凉，但夜里睡觉却必须把肩膀露到外面才舒服，为热证。有的患者明明脚冰凉，夜里却愿意伸到被窝外，这也是热证，脉有力者用四逆散，脉无力者用小建中汤。

医圣也介绍了特殊情况：一会儿怕冷，一会儿怕热，若脉有力为少阳病，脉无力为厥阴病，这叫寒热往来。寒热虚实鉴别也是临床诊治的重要方面。

《王修善临证笔记》中记载，一工人，冬月伤寒，得之二三日，用洗澡发汗，夜半病势更剧，面赤身微热，频频汗出，恶寒，气短促，舌润，六脉微细欲绝。此内真寒而外假热，证属少阴。予以四味回阳饮1剂愈。

党参6克，附子、炙甘草、炮姜各3克。水煎服。

按：冬月伤寒，以洗澡发汗，病仍不解，以为坏病，乃系少阴阴盛格阳证。《伤寒论》云，"伤寒二三日，阳明少阳证不见者，为不传也。"伤寒脉证悉在，仍当解外，以法治之，治不为逆。今以洗澡发汗，与仲景所述"以冷水潠之，若灌之"之法，似是而非。洗澡以图取汗者，以热水浸洗而为之，体壮邪微固有得汗而解者，若素体阳虚，水热蒸通，强责其汗，势必伤阳，故频频汗出而气促，遂虚入里，内伤少阴，夜半之时，阳衰阴盛，故见恶寒，脉微细欲绝之症。寒盛于内，通阳于外，阴不潜藏，阳不归根，则见面赤身微热矣。方用张景岳四味回阳饮，治之而愈。

《景岳全书》云，"四味回阳饮，治元阳虚脱，危在顷刻者""……四逆、八味、理阴煎、回阳饮之类倍加附子，填补真阳以引火归原，但使元气渐复，则热必退藏，而病自愈"。所谓四味回阳饮者，皆与四逆汤相类耳。

分析： 六脉微细欲绝，含脉无力之意，定为虚证。舌润，定为寒证。最后定为虚寒之少阴恶寒证，用四味回阳饮。

《丛桂草堂医案》中记载，方兆珍君令媳，年20余，卧病经旬，服药多剂，而烦躁谵语，卒不能平，延予治之。见躁扰不安，妄言骂詈，欲食冷物，手冷，脉息沉弱，口虽渴而不能饮，唇虽焦而舌则润泽，且舌色不红，面色黄淡，身不发热。予谓此虚寒病也。殆寒凉发散太过乎？检阅前方，果皆芩、连、羌活、栝楼、海石之类。病家问：既系寒病，何以烦躁欲食冷物，而谵语不能寐也？予应之曰：寒病有常有变，凡恶寒手冷，下利清谷，口中和而不渴者，此其常也；若躁扰不安，欲卧冷地，欲食冷物，则其变也。何谓之变？以其寒病而反现热象也；其所以现此热象者，因阳气虚寒，龙雷之火浮越于外，古人所谓阴盛格阳，又曰内真寒而外假热之病也。治宜引火归原，否则凉药入口则立毙矣，乃与四逆汤。干姜、附子各二钱，加肉桂八分，党参、白术、熟地、枣仁、茯神各三钱，煎成冷服。果躁扰渐宁，接服1剂，能安睡矣。自是神安能食，不复骂詈，复以归芍六君子汤，调补数日而瘥。

按：《勿误药室方函口诀》本方条曰："……遇假热之证，有冷服此方之法，亦近乎加猪胆汁之意。"

分析： 遇内真寒外假热，治用热药，煎成之后冷服。此人脉息沉弱，是脉无力，定为虚证。唇虽焦而舌则润泽，以舌为准，定为寒证。

《上海老中医经验选编》医案

蔡某，男，37岁。起病3日前，略有感冒乍愈，遂行房事，随食大田螺30余口，又饮冷2大碗。后2日，少腹剧痛欲死，胸脘胀闷，微恶寒，因痛极流汗肤热，脉无伦次，面有浮光如戴阳状，舌苔满布浊腻，色白而润，口不渴，大便不通。详察病情知系寒中少阴，食阻肠胃，即书所谓"阴盛格阳""真寒假热"而又夹食不化之证，较两感证尤杂。汗固不可，下也为难，以卒温逐其寒，苦降导其食。

淡附片、制川厚朴、广木香、炙鸡内金、淡干姜各 4.5 克，北细辛 1.8 克，枳实炭 12 克，广郁金 6 克。

二诊：少腹剧痛大减，转为绕腹作阵痛，比较好熬，大便欲解不得，稍下粪水，面部戴阳已敛，脉已较有次序，断为少阴寒邪略解，阳气已振，但冷饮腻物阻滞于肠胃未化。再当驱其未尽之寒，导其停滞之食。

淡附片 3 克，淡干姜 1.5 克，莱菔子（炒）、大腹皮（洗）、炒枳实、焦六曲各 12 克，北细辛 1.2 克，制川厚朴、广木香各 4.5 克，广陈皮 6 克，另田螺 3 只。

煅黑研末开水冲下。服药后绕腹躁动，连续矢气，彻夜不绝，痛渐止。至次日大便自下 3 次，宿垢甚多，热退脉平，又调治 2 次，遂愈。

分析：患者吃田螺食积，故用田螺煅黑研末开水冲下。这是中医里所讲伤食什么吃什么来解，但都要炒焦黑研末送下。比如伤食于鱼肉，则用鱼肉炒黑研末吞服；伤食于牛肉，就用牛肉炒黑研末吞服。即伤什么，用什么。该患者脉无伦次，即脉无力，故为虚证。舌苔满布浊腻，色白而润，舌苔润，故为寒证。

《伤寒论方医案选编》医案

刘某，女，56 岁。其家人代诉，腹泻 1 个月，每日 3 ～ 5 次不等，便极稀薄，杂有米谷颗粒，似由吃冷饭所致。近 2 日来，恶心，未能进食，也未大便，仅小便 3 次，量不多，半日来神志不清，手脚发凉，1 小时前全身发热，两手躁动，意欲裸衣。曾经邻人用针在心窝挑羊毛疗治疗未效。发病之初不恶寒发热，未曾呕吐，未言腹痛，从未服任何药物。以前身体尚佳，饮食、二便均正常。消瘦始自此次病后。

检查：形体消瘦，两目微陷，神志不清，头时时左右摇摆，两手躁动不安，面色红，两目闭合，口时开时闭，唇不焦，色略淡，舌淡红，湿润无苔，呼吸较快，且时时长吁气，脉微欲绝，身手足皆较热，腹部按之柔软。

辨证：久利清谷，脾胃虚寒可知。脉微欲绝，乃阴盛阳衰之候。至于面红及一身手足发热，盖为阴盛格阳，孤阳外越之证。凭舌验脉，实属真寒，未可以假热为据。且神昏烦躁，尤为阳气暴露，生气将离，病极危殆。

治疗：急当抑阴扶阳，宜通脉四逆之剂。

处方：炙甘草、干姜各6克，附子9克。

患者服药后3小时神志清楚，体温恢复正常，不再躁动，呼吸平稳，一如常人，且有饥饿感，乃嘱食小米粥以养护。脉尚沉细，乃继投升阳益胃汤去黄连加芍药，次日饮食、二便均可，已能做炊，乃告痊愈。

分析： 脉微欲绝，脉无力，定虚证。舌淡红，湿润无苔，只要舌湿润就是寒证。下利清谷，在很多情况下都要用四逆汤。

《治验回忆录》医案

谭长春，男，45岁。患疟疾，经治多日获愈。曾几何时，又突发热不休，但口不渴，喜拥被卧，神疲不欲动，此为病久正虚之证，治宜温补。无如医者不察脉证虚实，病情真假，只拘泥于翕翕发热而用麻桂妄汗之，遂致漏汗不止。身不厥而外热愈炽，唯踡卧恶寒，厚被自温，不欲露手足，声低息短，神衰色惨，证情严重，病家仓皇无计，由族兄建议邀吾。至时，人已不能言，汗犹淋漓，诊脉数大无力，面赤，身壮热，舌白润无苔，不渴不呕，审系阴寒内盛阳气外格，属诸戴阳一证。治宜回阳抑阴，阳回则阴和，阴阳和则汗敛也。因思《伤寒论》中之通脉四逆汤及茯苓四逆汤，皆回阳止汗之力大，遂用大剂茯苓四逆汤，以图挽回。

茯苓八钱，生附六钱，干姜五钱，野参（另蒸兑）四钱，炙甘草三钱，煎好，另加童便半杯冲服。

上方实系通脉四逆、茯苓四逆两方化裁而合用之。每日进药3剂，午夜发生烦躁，刹那即止，渐次热退汗停，按脉渐和有神。次晨口能言一二句，声音低微，气不相续，此时阳气虽回，气血犹虚，改进十全大补汤（桂枝易肉桂）温补气血，后又加补骨脂、益智仁、巴戟天、杜仲等温养肾元，服药半月，病体全复。

分析： 脉数大无力，定为虚证。舌白润无苔，定为寒证。

再看一案。军官宁乡刘某之父，60岁。先患痰嗽，屡药屡更，已逾1月，一日忽手足麻痹，喘急痰涌，口不能言，身微热，汗如泉溢，星夜延余，脉之沉微，舌苔白而湿滑，即令以姜汁兑开水送下黑锡丹三钱。奈入口不能下咽，乃设法扶令半坐，分3次灌下，并以吴茱萸研末，醋调炒热，敷两足心，拖住元气。逾一时，始稍苏醒，再灌三钱，痰不涌，喘汗顿减。次晨，乃以通脉四逆重加茯苓，越3日，痰大瘥。继进六君加姜附，调理10余剂，平复如初。

分析： 脉沉微，即脉无力，定虚证。舌苔白而湿滑，即苔润，定寒证。

伤寒戴阳案

戴刘氏，年近五旬，形肥，住西园庙街。病因：平时气逆痰多，近日复感暴寒。证候：初起发热恶寒，舌苔黑润，口虽渴而饮水不多，越3日气急痰鸣，头面嫩红，神昏不语，手足厥冷，大汗淋漓。

诊断：脉两寸浮滑而细，两尺豁大而空，脉症合参，此伤寒戴阳证也。寒邪激动水饮，以致水饮泛滥，故痰声辘辘；阴霾四布，真阳飞越，故面赤汗流，手足如冰；舌黑口渴者，乃真阳式微，如釜底无薪，津液不能开腾之象。病势至此，一发千钧，急救之法，其唯挽正回阳乎。

疗法：先用黑锡丹，以镇其上脱之阳，复用参、附、芷、术、炙甘草以固其表里之衰，更加法半夏、茯苓、生牡蛎化痰收涩以为佐，俟其汗止阳回，手足温和，再加龟板、鳖甲、生芍、熟地之类以潜之。

处方：黑锡丹（炖）五钱。

服五钱即止。

次方：党参、炙黄芪，茯苓各三钱，附片、生白术、法半夏各二钱，清甘草一钱，生牡蛎五钱。

每日2剂。

三方：前方加龟甲八钱，炙鳖甲五钱，生白芍二钱，熟地黄四钱。

效果：黑锡丹服下，立刻痰平气顺。1日汗止能言，手足温和，唯神志未清，自言自笑，遍身瘙痒，此心阳尚未复原之象。即于前方加炒枣仁二钱，红枣五枚，越3日，诸症悉退，月余康健如常矣。

分析： 两尺豁大而空，脉无力，定为虚证。舌苔黑润，定为寒证。

杨乘六医案一

沈某，病感症，身热自汗，或乍寒，倦卧懒言，手足心热，日轻夜重。或与发散愈炽，口渴谵语，烦躁便秘。又杂进寒凉解毒等剂，势垂危。脉之洪大而数，按之不鼓，面色浅红，游移不定，舌黑而润，手足厥冷。此假热也，与八味饮加人参。

诸医以炎症悉具，力争参、桂、附不可食。曰：外虽似寒热，内甚虚寒。初误发散，令津液伤，而口渴便秘，烦躁谵妄。复用寒凉，重阴下逼，致龙雷之火不安其宅。非人参、附、桂何以挽回？公等不信，但以附子作饼，热贴脐上时许便觉稍安矣。试之果然，乃进药。不及一时，面红立退，谵妄烦躁悉除。次用生金滋水，补中益气，调理而愈。

分析： 先来辨虚实，脉有力为实证，无力为虚证。此人脉洪大而数，按之不鼓，即脉无力，故为虚证。再辨寒热，以舌苔湿润还是干燥为标准。此人舌黑而润，因此辨为寒证。虽然病辨为虚寒证，但患者明显有假热证，比如身热，手足心热，口渴谵语，烦躁便秘，面色浅红，游移不定，故采用导龙入海法——八味丸。

杨乘六医案二

丙申三月中，吴长人家染疫证，其父死于是，其叔死于是，其弟妇亦死于是。一家之中，至长人而将四矣。其症身大热，口大渴，唇皮焦裂，两目赤色，两颧娇红，语言谬妄，神思昏沉，手冷过肘，足冷过膝，其舌黑滑而胖，其脉洪大而空。

诊毕，伊邻问曰："此病尚有可救乎？"予曰："病非无可救，但非参附不救耳。"又曰："昨日医欲用白虎，今日乃用参附，一炭一冰，何其大相悬绝乎？"予曰："此证与白虎证相似而实相反，乃真假之所由分，即生死之所由判，辨之不可不晰也。盖此证外虽热而内则寒，其名曰格阳。格阳者，阴盛于内，而阳格于外也，上虽热而下则寒，又名曰戴阳证。戴阳者，阴盛于下，而阳戴于上也。所以其身虽壮热如烙，而不离覆盖；其口虽大渴引饮，而不耐寒冷，其面色虽红，却娇嫩而游移不定；其舌苔虽黑，却浮胖而滋润不枯。如果属白虎，则更未有四肢厥冷而上过手肘下过乎膝，六脉洪大，而浮散无伦，沉取无根者也。昨幸不用白虎耳，一用白虎立毙矣。"遂以大剂八味饮加人参，浓煎数碗，候冷与饮，诸症乃退。继以理中加附子，六君加归、芍，各数剂调理而愈。

分析： 先辨虚实。患者脉洪大而空，即脉无力。后面作者也讲了六脉洪大，而浮散无伦，沉取无根者也。一句话，脉无力，故定为虚证。再辨寒热，以舌苔湿润还是干燥定寒热。此人舌黑滑而胖，舌苔湿润。作者也言，舌苔虽黑，却浮胖而滋润不枯。一句话，舌苔湿润，故定为寒证。考虑到上有假热之存在，故用引火下行之八味饮。

余无言医案

陈某，女，42岁。初诊：某年端午前。主诉：端午节前3日患生热病，初为恶寒发热，旋即但热不寒，澉澉然自汗出。至第3日，大汗如洗，大渴引饮，欲得冰水为快。

诊查：患者仰卧于地上，赤膊赤足，周身潮红，烦躁不安，反复颠倒，自汗如珠，滚滚不已，四肢微厥，胸部扪之炙手。脉洪大而数，重按之则微芤。舌色绛而干，毫无润气。

辨证：热病阳明经证。

处方：白虎人参汤加花粉。

生石膏90克，肥知母24克，炙甘草9克，西洋参、天花粉各12克，粳米30克。

服汤药后不到2小时，汗出热退，烦躁渐停，续服2剂，得睡一夜未醒。次日晨，其病如失。

分析：脉洪大而数有力，辨为实证。舌色绛而干，毫无润气，辨为热证。自汗出，不怕冷，只怕热，诊为阳明外证。口渴确诊为白虎人参汤。病（阳明病），脉（洪大而数），证（怕热，自汗出，大渴引饮，欲得冰水为快），治（白虎人参汤）。

程杏轩医案

汪氏妇女患热病，壮热不退，目赤唇干，舌黑起刺，便闭溺赤，诊脉弦数有力，应用清剂无疑。试问渴乎？曰不甚渴，唯喜饮沸汤数口，稍凉即不思饮。如此证当渴饮水，何反思饮沸汤？若以此一端，而从阴治，似乎不可。今脉症均属阳热，勿可以喜饮沸汤一事为疑。先与小剂白虎汤，病状仿佛，知其药不胜病，乃进大剂白虎汤。石膏重用四两，因其胃热上冲，呕恶不食，更加芦根、竹茹为引，另取玄明粉蜜拌涂舌，以润其燥。如此寒凉迭进，越十四朝，始得热退神清，便通舌润，使拘古法，以喜热从阴，而投温药，不几抱薪救火乎？尽信书不如无书，斯言可证矣。

分析： 患者脉弦数有力，为实证。舌黑起刺，显然舌面干燥，为热证。因此确诊为实热证。

《治验回忆录》医案

刘修齐远商零陵，闻母病，冒暑而归，则病已愈。但未几日，晚餐毕，修齐倏然神昏仆地，口噤不语，四肢厥冷。举家睹状惊惧，迎医多人救治。有谓是阴厥证，药宜温补；有谓痰闭气厥，法宜涤痰调气；有谓热邪固闭，治应清暑开窍。议论纷纭，莫衷一是，因之远道延余商决。吾视其人肢虽厥而头身甚热，呼吸气粗，目珠呈现红晕，脉轻按则无，重按则细数有力，唇紫红，舌苔黄燥，有时咳一声，喉中无痰鸣。揆思证非少阴寒厥，亦非痰闭气厥，乃如某君所云暑邪内闭之候也。《内经》"厥深热深"之说可为佐证。如因厥而视为痰闭，药用开提，为害尚浅；若视阴证而用温补，则抱薪救火，死不旋踵也。现以清暑开窍为治，先用紫金锭磨浓汁，另益元散调开水兑服一大盅。约三时许，目开呻吟，尚难言语，再灌以前药二盅，日晡所神清能言，四肢厥回，身反发热，口渴引饮，脉现洪大，知其内闭已通，热向外发，正宜乘势清透之。药用人参白虎汤加瓜蒌、薄荷、青蒿、连翘、芦茅根等煎服，每日2剂，连服3日，内外热邪均退。再以竹叶石膏汤清余热，生津液，调理旬日即安。

按： 此为中暑重证，暑热内闭，阳不外达，而为肢厥。若为少阴寒厥，必有真阳虚寒之证。当见下利清谷，脉微欲绝。至有真假疑似者，必须凭脉最为切当。不论浮沉大小，但指下无力按至筋骨全无，便是阴证，而此证则非。若为痰闭气厥，为痰阻气道，痰气相击，必有喉中痰鸣，或呕吐涎沫，以及胸闷气粗，舌苔见腻，脉必沉滑之类，而此证则非是。有谓暑邪内闭者，此实属之。

此案所述病因甚为明晰，即因经商劳碌，冒暑远行，被炎威所逼，暑热吸受，热郁气逆，阻遏气机，闭塞清窍，而病猝然昏仆，不省人事，口噤不语，肢冷脉伏，重按则细数有力者，乃暑遏热郁，气机闭塞，脉道不利之故。诊为中暑重证，即热深厥深是也。暑邪内闭，暑厥为病，故当急以清暑开窍为法。服药后神清厥回，而转为身反发热，口渴引饮，脉现洪大者，系暑热有外达之机，内闭已通，再拟清解宣化，清除余热，以善其后。

分析：该患者脉轻按则无，重按则细数有力，充分说明了是实证。舌苔黄燥，说明苔干，为热证。因此患者为实热证。

《续名医类案》医案

吴孚先治一人伤寒，身寒逆冷，时或战栗，神气昏昏，大便秘，小便赤，六脉沉伏。或凭外象谓阴证，投热剂；或以脉沉伏，亦作阴治。吴诊之，脉沉伏，而重按之则滑数有力，愈按愈甚。视其舌苔则燥，按其足则暖。曰：此阳证似阴，设投热药，火上添油矣！乃用苦寒峻剂，煎成趁热顿饮而痊。

分析：脉沉伏，重按之则滑数有力，为实证。舌苔燥，为热证。总之为实热证，治用苦寒。

《伤寒论方医案选编》医案

李某，男，30岁，高热谵妄已12日。腹胀痛，大便日下10多次，为黄色浑浊水液，小便少，粒米不入。邀我出诊时已人事不清，肢冷，脉弦数，右关独大而有力，舌红苔黄腻而干。以手按腹部胀满灼热，压之皱眉，表情痛苦，但口不能言。此乃腑实日久失下，热邪充斥于里，致邪热下利，气阴两伤。治宜急下存阴，稍佐生津益气之品。方用大承气加味。

大黄（后下）20克，厚朴、芒硝（分次冲兑）各15克，枳实10克，白干参（另蒸）6克。

食后下结粪4块，黄色水便不复出现，热邪随下而泻，高热顿挫，神志转清，各症悉减。唯热邪久羁，阴伤液耗，下剂中病即止，急需滋阴养液，继用增液营养汤加减调理。迁延1个月，舌上脱下荔枝壳样舌苔一块，始愈。

分析：右关独大而有力，有力为实证。舌红苔黄腻而干，干为热证。故患者为实热证。

《治验回忆录》医案

黄翁冠三，自奉甚丰，有病辄喜温补，以为年老体衰，非此不可，医也以此逢之。1947年夏月患泄泻，腹鸣作痛，日10余行。自视为虚，蒸参汤代茶饮。医不审其证，徇其意，疏予理中汤，利益甚，更增赤石脂、禹余粮固涩之，利得止。此后胸腹胀满，呕不能食。易医，犹以为虚，给服香砂六君子汤，意在调气止呕健脾进食。谁知 3 剂后，目合欲睡，口不能言，不烦不渴，渐见昏厥。更医数辈皆寒者温之，虚者补之之意，进退 10 余日，病无增损，遂尔停药，日唯以参汤养之。由其内兄何君之介，百里迎治。患者僵卧如尸，面色枯黄，唇红燥，肢虽厥而气不短，目白珠有红丝，珠虽鲜动而神光朗然，舌苔老黄刺裂，两手脉若有若无，足脉三部按之现有力，腹部硬满，热气蒸手，问大小便？其妻曰："大便日下稀黄水，小便短赤，均甚臭秽。并谓其夫自某友留饮后，归即腹泻，泻止即病如斯。"因知该病先伤于酒食，则泻非虚泻。不为消导，反进温补，以致愈补则邪愈固，内热结聚，阳不外越，故肢厥而不温；胃热不降，逆而上冲，故神昏不语。证为热邪内闭，自非攻下清热不可。无如耽于酒色，肾阴亏损，兼之热久伤阴，不胜攻伐，攻之则有虚脱之虞，不攻则热无外出之路，证情若此，宜策出安全，乃仿古人黄龙汤遗意，以大承气汤加玄参、生地黄、麦冬，貌虽近增液承气汤而微有不同，此则调气宽胀之力为大。

玄参、生地黄各一两，麦冬五钱，大黄四钱，玄明粉（另冲）三钱，枳实、厚朴各二钱，兼吞牛黄清心丸一颗，并蒸人参五钱，备防不测。

当守服煎药，不二时，患者腹鸣如鼓，旋泻数次，继复大汗出，实现虚脱象征，即将参汤灌下，同时湿粉扑身，顷间汗止。午夜阳气回，厥止发热，四肢能自移，目能视而口不能言，此内邪已动而阳气外出之象，佳兆也。此病一误再误，能斡旋而安，也万幸矣。

分析：患者寸口脉摸不到，可以摸足部脉代替，足脉三部按之有力，病为实证。舌苔老黄刺裂，即言舌苔干燥，病为热证。

 ## 中医之门：表里篇

在疾病的定位上，病位是在表还是在里呢？用什么方法判断呢？医圣对此有严格的规定。

《金匮要略》脏腑经络先后病脉证第一 师曰：病人脉浮者在前，其病在表；浮者在后，其病在里，腰痛背强不能行，必短气而极也。

本条文讲寸脉浮，病在表；尺脉浮，病在里。此处医圣省略了一句话，即关脉浮，病在半表半里。这是必然的，不言而喻。

要想讲清这个问题，必须先弄明白一件事——独脉。以左手脉为例，左手脉分三部，即寸、关、尺。独脉指的是寸关尺里面跟其他两个不一样的脉。举例来说，左寸脉浮，左关脉沉，左尺脉沉，在这里，关脉和尺脉都是沉，只有寸脉浮，那么寸脉浮就是独脉，独就是一个的意思，此脉叫浮脉，又叫寸脉浮。浮的位置在寸部，病在表，就是表证。如果寸脉沉，关脉沉，尺脉浮，也叫浮脉。尺脉浮，浮者在后，其病在里，叫里证。如果寸脉沉，关脉浮，尺脉沉，仍叫浮脉。但关脉浮，病在半表半里，为半表半里证。

上面讲了两个部位沉，一个部位浮，叫浮脉。然后根据浮脉的位置来定表里。寸脉浮，表证；尺脉浮，里证；关脉浮，半表半里证。明白了浮脉的概念，清楚了浮脉位置上的意义，再来学习《伤寒论》就可心中了然了。

第12条 太阳中风，阳浮而阴弱……桂枝汤主之。

分析： 阳浮指的是寸脉浮，阴弱指的是尺脉沉，实际上关脉也是沉，只有这样，才是表证。

第21条 太阳病，下之后，脉促，胸满者，桂枝去芍药汤主之。

分析： 太阳病误下之后，脉象上仍然是寸脉浮散，关脉沉，尺脉沉，仍要用解表法，但兼有胸满，遂用桂枝去芍药汤。

第25条 服桂枝汤，大汗出，脉洪大者，与桂枝汤。

分析： 太阳病，服桂枝汤后，大汗淋漓，寸部脉洪大，关部、尺部不洪大，由于部位在寸部，病在表，要解表，所以用桂枝汤。

第26条 服桂枝汤，大汗出后，大烦渴不解，脉洪大者，白虎加人参汤主之。

分析： 太阳病，服桂枝汤后大汗出，出现口渴心烦，不停地喝水，尺部脉洪大。根据脉位定为里证，属于里证的阳明病，又脉大，大汗出，所以属于阳明病的外证，因此用白虎加人参汤。

第25、26条中均为脉洪大，都是独脉，但位置不同，所以用不同的处方。

第29条 伤寒脉浮，自汗出，小便数，心烦，微恶寒，脚挛急，反与桂枝欲攻其表，此误也。

第30条 寸口脉浮而大，浮为风，大为虚，风则生微热，虚则两胫挛，病形象桂枝，因加附子参其间，增桂令汗出，附子温经，亡阳故也。

分析：患者寸脉浮，但浮而无力。浮在寸，是表证，无力是少阴病，少阴病脉浮，所以是少阴表证，当予桂枝汤加附子。

第 37 条　太阳病，十日以去，脉浮细而嗜卧者，外已解也。设胸满胁痛者，与小柴胡汤，脉但浮者，与麻黄汤。

分析：关脉浮细，嗜卧，胸满胁痛，是半表半里证，用小柴胡汤。寸脉浮，用麻黄汤。由于浮脉的位置不同而采用了不同的处方，就像第 25、26 条一样。当然，由于浮脉的位置不同，患者也会有不同的症状，比如关脉浮，患者会胸满胁痛。

第 38 条　太阳中风，脉浮紧，发热恶寒，身疼痛，不汗出而烦躁者，大青龙汤主之。

分析：脉浮紧，指的是寸脉浮紧，关脉、尺脉不浮紧。

第 39 条　伤寒脉浮缓，身不疼，但重，乍有轻时，无少阴证者，大青龙汤主之。

分析：寸脉浮缓，所以要解表。为什么强调无少阴证呢？因为寸脉浮缓有力，为太阳病，要解表；如果寸脉浮缓无力，为少阴病，少阴表证，要温加解表。

第 42 条　太阳病，外证未解，脉浮弱者，当以汗解，宜桂枝汤。

分析：脉浮弱指寸脉浮，关脉、尺脉沉。寸脉浮而弱，病在表，为太阳病，宜汗法，所以用桂枝汤。

第 43 条　太阳病，下之微喘者，表未解也，桂枝加厚朴杏子汤主之。

分析：患者用下法之后，仍寸脉浮，所以是表未解也。症状可以是喘，可以是咳，也可以是气上冲。

第 45 条　太阳病，先发汗不解，而复下之，脉浮者不愈。浮为在外，而反下之，故令不愈。今脉浮，故在外，当须解外则愈，宜桂枝汤。

分析：太阳病经过汗法、下法之后，仍寸脉浮，就仍要解表。

第 51 条　脉浮者，病在表，可发汗，宜麻黄汤。

分析：本条结合《金匮要略》第一篇原文"脉浮者在前，病在表，可发汗，宜麻黄汤。"可以看出，寸脉浮，病在表，要解表。寸脉浮有力为太阳病，寸脉浮无力为少阴病。尺脉浮，病在里，要治里。尺脉浮有力为阳明病，尺脉浮无力为太阴病。关脉主半表半里，关脉浮有力为少阳病，关脉浮无力为厥阴病。

今天须掌握什么是独脉，什么是浮脉。须知道浮脉是独脉中的一种。浮脉所处的位置不同，导致了疾病的不同诊断。同样的道理，沉脉也是独脉，即患者脉象两个部位浮，一个部位沉时，为沉脉。比如：寸浮、关浮、尺沉，称尺沉；寸沉、关浮、尺浮，称寸沉；寸浮、关沉、尺浮，称关沉。以上 3 种情况都可以称为沉脉。

第 266 条　本太阳病不解，转入少阳者，胁下硬满，干呕不能食，往来寒热，尚未吐下，脉沉紧者，与小柴胡汤。

分析： 此处脉沉紧指关部脉沉紧，又叫独关脉沉紧。

第 271 条　伤寒三日，少阳脉小者，欲已也。

分析： 少阳脉指的是关脉。

医圣在临床上通过脉位、独脉、浮沉可以确定病在何经，再根据症状来处方，这就是病脉证治。

第 17 条　脉浮，小便不利，微热消渴者，五苓散主之。

第 223 条　脉浮发热，渴欲饮水，小便不利者，猪苓汤主之。

五苓散和猪苓汤都是脉浮，鉴别点为五苓散证寸脉浮，猪苓汤证尺脉浮。

第 235 条　阳明病，脉浮，无汗而喘者，发汗则愈，宜麻黄汤。

分析： 患者大便干，但寸脉浮，关脉、尺脉沉，脉有力，并且无汗而喘，应用解表法。这就是病脉证治，病（阳明病），脉（浮，寸脉浮），证（无汗而喘），治（麻黄汤）。由此可见，病和脉的诊断，有时一致，有时不一致，此时，脉起着决定性意义。

今天先简单地讲脉浮有力的情况：寸脉浮有力，用解表法；关脉浮有力，用和法；尺脉浮有力，用清法。其中关脉的治疗情况有些复杂，日后再谈。

此节重点解决一个问题，即"浮""沉"都是指独脉，而独脉所处的位置决定了疾病是表还是里。比如寸脉沉，关脉、尺脉浮，为沉脉。寸脉是独脉，要解表，但是脉沉，解表条件不够，那就创造条件来解表。

如**第 62 条** "发汗后，身疼痛，脉沉迟者，桂枝加芍药生姜各一两人参三两新加汤主之。"寸脉沉迟，独脉位于寸部，要解表。但体内水少，怎么办呢？加芍药、人参补水，然后再解表。如《金匮要略》痉湿暍病脉证治第二 "太阳病，其证备，身体强，濈濈然，脉反沉迟，此为痉，栝楼桂枝汤主之。"

对脉象首先应找出独脉，最常见的是独浮脉和独沉脉；其次是独脉所处的位置，在寸部为表证，在尺部为里证。至于三部脉都浮，自然为浮脉；三部脉都沉，自然为沉脉。日后再讨论学习。

《伤寒论》的核心是病脉证治

我们先来看《伤寒论》的目录：辨太阳病脉证并治、辨阳明病脉证并治、辨少阳病脉证并治、辨太阴病脉证并治、辨少阴病脉证并治、辨厥阴病脉证并治、辨霍乱病脉证并治、辨阴阳易差后劳复病脉证并治。

从目录上明确看到了4个字：病脉证治。所以，《伤寒论》从题录上充分体现了医圣的治病原则——病脉证治。医圣通过这4个字告诉我们：面对疾病时，首先要辨病，其次辨脉，再次辨证，最后辨治。

那么，《伤寒论》中都辨哪些疾病呢？有太阳病、少阳病、阳明病、太阴病、少阴病、厥阴病、霍乱病、阴阳易差后劳复病。从临床角度看，最核心的是六经病。因此，我把《伤寒论》总结为：病脉证治，伤寒辨病。不能否认的是，六经病必须遵循病脉证治，霍乱病也必须病脉证治，阴阳易差后劳复病更是必须病脉证治。从整体框架上来看，《伤寒论》的确如此。按照病脉证治的原则来治病，就是在重复医圣的治病思路。现在经方界学习热情高，人才辈出，但面对同一医案时，一百个人却能开出几十个不同的经方，难道这几十个不同的经方都能治好这位患者吗？显然不可能。出现这样糟糕的现象，原因就在于经方没有标准，经方的应用缺乏原则。失去了原则，经方治病就变成了天女散花。所以，必须回归经典，病脉证治。下面请大家来看一则医案。

朱木通医案

男，9岁，体质营养普通，4日前突然右腹盲肠部疼痛，同时发热恶寒。经西医诊为盲肠炎，体格瘦小，肌肤甲错，瘀血明显，腹陷没，腹皮菲薄，唯盲肠部隆肿压痛，自发痛，大便硬而少，口内冷淡，不呕不渴，舌赤而滑，手足逆冷，脉细欲绝。

主诉：盲肠炎（即阑尾炎）。

发热恶寒，大便硬而少，手足冷，脉细欲绝。很明显，三阳病里有太阳病、阳明病，三阴病里有厥阴病。定了病，然后来看脉，脉细欲绝，肯定是无力，所以该患者厥阴病为根本，同时又有太阳病，即厥阴病表证。厥阴病中选当归剂，太阳病中选麻黄剂或者桂枝剂。

第351条 手足厥冷，脉细欲绝者，当归四逆汤主之。

第352条 若其人内有久寒者，当归四逆加吴茱萸生姜汤主之。

这里解释一下，久寒指寒的时间非常长。内有久寒，指身体内部寒冷的时间很久，时间久就会形成肿块，即西医所说的实质性病变，比如囊肿、增生、息肉、癌症等。

该患者还有厥阴病之大便硬而少，这里我提出一个原则：厥阴病，若合并有太阳病，必须同时解表；若合并有太阳病、阳明病，要先解决厥阴表证，不需要解决阳明病。该患者的辨证总结为：病（太阳病、阳明病、厥阴病），脉（脉细欲绝、无力），证（厥阴表证），治（当归四逆加吴茱萸生姜汤）。6剂，诸病皆除。

阑尾炎患者，朱木通先生为什么没有用大黄牡丹皮汤，也没有用薏苡附子败酱散，而选择了当归四逆加吴茱萸生姜汤呢？这是因为患者是厥阴病。大家看，先辨病是多么重要且必要啊！学会了病脉证治，问诊就有了方向和目的，就可从复杂的症状中解脱出来。

这则医案中还有一个关键点，该患者为什么不是疮痈肠痈病呢？《金匮要略》疮痈肠痈浸淫病脉证治第十八 "诸浮数脉，应当发热，而反洒淅恶寒，若有痛处，当发其痈。"医圣认为，疮痈肠痈病的诊断标准是脉浮数，而上述医案中患者脉细欲绝，显然不是浮脉，因此，直接排除疮痈肠痈病，当然也就排除了大黄牡丹皮汤和薏苡附子败酱散。因此，当我们面对患者时，一定要遵循病脉证治的程序，先辨病，次辨脉，再辨证，最后才能处方。

接着我们来看几则我亲身治疗的医案，详细地讲述一下病脉证治的过程。

首先解释一下"主诉"二字，主诉指患者最主要的痛苦，也是患者最想解决的问题。患者最想解决什么，作为医生，就要为患者解决什么，因此我们的工作重心应该放在主诉上。

例一 男，40多岁，我村里的患者，身体健壮。主诉：咳嗽1个月。主诉为咳嗽，那么，我们就可以从2套方案去病脉证治：第一套是六经病的病脉证治，第二套是金匮病的病脉证治。

我们先来看六经病的诊断条文。

第1条 太阳之为病，脉浮，头项强痛而恶寒。

第180条 阳明之为病，胃家实是也。

第182条 问曰：阳明病外证云何？答曰：身热，汗自出，不恶寒，反恶热也。

第263条 少阳之为病，口苦咽干，目眩也。

第264条 少阳中风，两耳无所闻，目赤，胸中满而烦者，不可吐下，吐下则悸而惊。

第266条 本太阳病不解，转入少阳者，胁下硬满，干呕不能食，往来寒热，尚未吐下，脉沉紧者，与小柴胡汤。

第273条 太阴之为病，腹满而吐，食不下，自利益甚，时腹自痛，若下之，必胸下结硬。

第277条 自利不渴者，属太阴，以其脏有寒故也，当温之，宜服四逆辈。

第282条 少阴病，欲吐不吐，心烦，但欲寐，五六日自利而渴者，属少阴也，虚故引水自救。若小便色白者，少阴病形悉具。小便白者，以下焦虚有寒，不能制水。故令色白也。

第326条 厥阴之为病，消渴，气上撞心，心中疼热，饥而不欲食，食则吐蛔，下之利不止。

上面这么多的条文，我们该如何六经定病呢？还是从病例来详细解说吧。

患者主诉咳嗽1个月，六经病问诊如下：头不痛，脖子不难受，怕冷，怕风，易出汗，脉浮有力。口不苦，咳嗽剧烈时震得胁痛，不咳嗽时胁不痛。口不渴，不怕热，大便不干。吃凉东西不难受，手脚不凉。精神可，休息可。

从六经病的问诊单可以知道，患者为太阳病，且出汗怕风，属于桂枝剂。咳嗽剧烈时胁痛，不咳嗽时胁不痛，说明胁痛是咳嗽的伴随症状，因此可以忽略，排除了少阳病。脉有力，治从三阳病。最后，患者六经病定为太阳病之桂枝剂。现在来看症，咳嗽、怕风、怕冷、自汗、脉浮，该用什么方呢？

第18条 喘家作，桂枝汤加厚朴杏子。

第43条 太阳病，下之微喘者，表未解故也，桂枝加厚朴杏子汤主之。

桂枝三两（去皮），甘草二两（炙），生姜三两（切），芍药三两，大枣十二枚（擘），厚朴二两（炙，去皮），杏仁五十枚（去皮尖）。

上七味，以水七升，微火煮取三升，去渣，温服一升，覆取微似汗。

所以，我的分析过程是：病（太阳病），脉（脉浮有力），证（咳嗽、自汗、怕风），治（桂枝加厚朴杏子汤），微汗即愈。

处方：桂枝加厚朴杏子汤。

桂枝12克，甘草、厚朴、杏仁各8克，生姜、白芍各12克，大枣4枚。

泡半小时，水开后煮半小时。喝药后喝粥盖被取微汗，避风1日。1剂后，当晚身出微汗，咳嗽顿止，避风1日，痊愈。顺便说一句，经方中凡是治喘的处方都能治咳嗽，凡是治咳嗽的处方也都能治喘。

病治好了，我来补充一下患者的得病史。起初感冒无汗高热，到了村里的诊所，肌内注射安痛定后立即输液，热退，然后开始咳嗽，身上一直出汗，觉得怕风，只要出了门风一吹就觉得不适加重。又大剂量的先锋霉素和清开灵注射液连用7日，谁知咳嗽日渐加重。于是到县医院检查，诊断为急性支气管炎，服用消炎药和止咳的中药口服液，仍然无效，没有办法了，这才来找我用中药。我心想，幸亏患者体格好，病情才能在一误再误的情况下，终在太阳经。

第43条　太阳病，下之微喘者，表未解故也。

第15条　太阳病，下之后，其气上冲者，可与桂枝汤。

静脉注射大剂量清开灵注射液和先锋霉素，相当于用了下法，误用下法后，患者出现咳嗽，这就是气上冲。气上冲，就是咳，就是喘。

如果从金匮辨病来考虑，该患者又该如何辨病呢？首先，我们通过《金匮要略》的目录可以知道，与咳嗽病有关的是：肺痿肺痈咳嗽上气病脉证治第七、痰饮咳嗽病脉证治第十二。再来看，此咳嗽属于痰饮咳嗽吗？

在第十二篇里，有这样的几个条文，"饮后水流在胁下，咳唾引痛，谓之悬饮""病悬饮者，十枣汤主之""咳逆倚息，短气不得卧，其形如肿，谓之支饮"。

患者感冒后出现胁痛，此胁痛为咳嗽剧烈时才可引起，但悬饮的症状却是轻微的咳嗽就会牵拉引起胁痛，悬饮的患者往往吓得不敢咳嗽，甚至连打喷嚏都不敢。说明该患者的咳嗽不属于悬饮范畴。

讲到这里，解释一个名词：胁下。胁下可以有2层含义：第一，指从胁的皮肤向身体的内部叫胁下；第二，指从胁的部位往身体下面叫胁下，比如大腿、小腿、脚都可以称为胁下。我研究了很多医案，也在临床做了验证，认为这2个含义都正确。

大家知道，腰椎间盘突出症的患者疼痛剧烈时连咳嗽一声都不敢，这就是咳唾引痛。腰的位置又在胁的下面，这不正是饮后水流在胁下，咳唾引痛，谓之悬饮吗？所以我认为，腰椎间盘突出症的疼痛是由悬饮导致。医圣又告诉我们，"病悬饮者，十枣汤主之"。因此，用十枣汤治疗腰椎间盘突出症是完全依据医圣的教导而做的。同时，临床上也验证了十枣汤治疗此病的疗效。这样就从理论到临床都为十枣汤治疗腰椎间盘突出症提供了依据。

然后我们再看支饮的特点，"咳逆倚息，短气不得卧，其形如肿"。该患者还远远没到这个程度，因此，不属于支饮。既不是悬饮咳嗽，也不是支饮咳嗽，所以该患者肯定不是《金匮要略》中的痰饮咳嗽病。

我们再来分析肺痿肺痈咳嗽上气病脉证治第七。肺痿的特点是吐黏条，肺痈的特点是吐臭脓，上气肺胀的特点是喘而燥。显然该患者都不是，因此，便排除了金匮病。

例二 某女，30多岁，也是我们村的。主诉：颈椎病。头不痛，脖子僵硬，怕冷，怕风，易出汗。口苦，胁不痛，嗓子干，口不渴，不怕热。大便正常，吃凉东西不难受，手脚不凉。休息可，精神好，脉浮有力。

大家来分析一下，脉浮、怕冷、怕风、自汗出，是太阳病桂枝剂。脖子僵硬，是葛根证。口苦，是少阳病柴胡剂。第一个处方用桂枝加葛根汤肯定没有疑问。

第14条 太阳病，项背强几几，反汗出恶风者，桂枝加葛根汤主之。

葛根四两，芍药二两，生姜三两（切），甘草二两（炙），大枣十二枚（擘），桂枝二两（去皮）。

上七味，以水一斗，先煮葛根，减二升，去上沫，内诸药，煮取三升，去渣。温服一升，覆取微似汗，不须啜粥，余如桂枝法将息及禁忌。

关键是柴胡剂的选择。我们知道，柴胡剂一共有9个，即小柴胡汤、柴胡加龙骨牡蛎汤、柴胡桂枝汤、柴胡加芒硝汤、大柴胡汤、四逆散、柴胡桂枝干姜汤、柴胡去半夏加瓜蒌汤、鳖甲煎丸。由于患者大便正常，排除柴胡加龙骨牡蛎汤、柴胡加芒硝汤、大柴胡汤。手脚不凉，排除四逆散。口不渴，排除柴胡去半夏加瓜蒌汤。无肿块，排除鳖甲煎丸。无太阴病，排除柴胡桂枝干姜汤。最后剩下小柴胡汤和柴胡桂枝汤。又由于患者有明显桂枝证，排除小柴胡汤。所以，最后柴胡剂定为柴胡桂枝汤。

该患者最后处方：桂枝加葛根汤合柴胡桂枝汤。

第 146 条　伤寒六七日，发热，微恶寒，支节烦疼，微呕，心下支结，外证未去者，柴胡桂枝汤主之。

桂枝一两半（去皮），黄芩一两半，人参一两半，甘草一两（炙），半夏二合半（洗），芍药一两半，大枣六枚（擘），生姜一两半（切），柴胡四两。

上九味，以水七升，煮取三升，去渣，温服一升。

我的处方是：柴胡、葛根各 16 克，桂枝、黄芩、人参、炙甘草、生半夏、白芍、生姜各 6 克，大枣 3 枚。7 剂。

服药后取微汗，避风。1 剂后汗出症减，3 剂后症状全消，共服 7 剂，几年未复发。

顺便谈一下药物的问题，我用的人参都是红参代替，从不用党参代替。另外，经过临床验证，白色葛根效果要比灰色葛根效果好很多。

那么，该患者有没有金匮病呢？《金匮要略》痉湿暍病脉证治第二 "太阳病，发热，脉沉而细者，名曰痉，为难治。""太阳病，其证备，身体强，几几然，脉反沉迟，此为痉，瓜蒌桂枝汤主之。"该患者脉不沉，反为浮，因此不可能是痉病，所以没有金匮病。

《伤寒论》和《金匮要略》中，当两个字重复时，有时候只写一个字。比如 "痉湿暍病脉证治第二"，这个题目中就省略了一个 "病" 字。也就是说，原文实际上是 "痉湿暍病病脉证治第二"。

另外，为了追求更好的疗效，能用一个处方时就不用两个。该患者我讲的是用桂枝加葛根汤合柴胡桂枝汤，这是为了方便学习，正确做法应该是柴胡桂枝汤加葛根。

例三　女，外地人，28 岁。主诉：高热不退 23 日。六经问诊如下：头身疼痛，咳嗽吐痰，怕冷，无汗。口苦，咽喉疼痛，咽干，不思饮食，恶心。心烦，黄昏时体温升高明显。5 日未大便，想吃凉东西，吃凉东西舒服，手脚凉，精神不振，休息差。脉浮数滑有力。

该患者都是哪些经有问题呢？太阳经、少阳经、阳明经、厥阴经、少阴经，5条经都有问题，病情非常复杂。然后，我们分析脉象，脉有力，所以不必考虑阴经的问题，即不必考虑厥阴病和少阴病，只需从三阳论治。得到的结论是：该患者三阳合病，即太阳病、少阳病、阳明病，属于太阳病之麻黄剂，少阳病之柴胡剂，阳明病之石膏剂和大黄剂。处方：葛根汤合白虎汤合大柴胡汤。

柴胡、生石膏各27克，葛根18克，麻黄、甘草各5克，桂枝、白芍、黄芩、生半夏、生姜、知母、大黄、枳实各9克，大枣4枚。3剂。

服药后，热退症消痊愈。

第350条 伤寒脉滑而厥者，里有热，白虎汤主之。

上述处方已经含有了四逆散。该患者病情复杂，须要注意的是：手脚凉，但脉滑有力，属于白虎汤证。还有一点，患者手脚凉，没精神，但口苦，脉有力，这正是第138条中所写，"少阴病，四逆，其人或咳，或悸，或小便不利，或腹中痛，或泄利下重者，四逆散主之。"医圣在此特意指出，部分患者没有精神，手脚冰凉，与四逆汤证十分相像，但却是阳郁于里，脉有力的四逆散证。

我们学会病脉证治的方法以后，在临床上就可以化繁为简，就可以从形形色色的症状中解脱出来。我们需要的是辨六经病、金匮病。大家不要慌，今天重点谈了六经病的辨证，金匮病的辨证以后会讲。

太阳病诊断标准：怕冷和脉浮。其中无汗是麻黄剂，有汗是桂枝剂，颈部、背部僵硬是葛根剂。少阳病诊断标准：口苦和胁胀胁痛。若患者口苦、胁胀、胁痛，应该考虑少阳病。阳明病诊断标准：怕热、汗出、大便干。

对于三阳病来说，问诊就是如此，肯定不是十分的全面，也不是绝对的正确，但从临床来说，正确率达到90%我还是有把握的。

对太阴病来说，提纲证可以诊断，自利不渴也可以诊断，但我在临床上总结的经验是：进食凉物后难受，为太阴病，这是我从无数医案和患者中总结出来的。但问题是极少数患者，我问他们说："你吃了凉东西难受吗？"患者说："我从来不吃凉的，所以吃了凉东西是不是难受我也不知道。"这样的情况需要用别的诊断方法。

用厥阴病提纲证来诊断厥阴病，当然可以，但在临床上不太方便。我的方法是问患者是否手脚凉，如果手脚凉，则考虑有厥阴病的可能。记住，是可能而不是一定。如果手脚不凉，则排除厥阴病。

对于少阴病，则采用提纲证来诊断，脉微细，但欲寐。我的经验是，少阴病患者共性是精神疲倦，休息差。因此，少阴病问诊应问患者是否有精神，睡眠怎么样。

 ## 《金匮要略》的核心也是病脉证治

我们先来看《金匮要略》的目录：脏腑经络先后病脉证第一、痉湿暍病脉证第二、百合狐惑阴阳毒病脉证治第三、疟病脉证并治第四、中风历节病脉证并治第五、血痹虚劳病脉证并治第六、肺痿肺痈咳嗽上气病脉证并治第七、奔豚气病脉证治第八、胸痹心痛短气病脉证治第九、腹满寒疝宿食病脉证治第十、五脏风寒积聚病脉证并治第十一、痰饮咳嗽病脉证并治第十二、消渴小便不利淋病脉证并治第十三、水气病脉证并治第十四、黄疸病脉证并治第十五、惊悸吐衄下血胸满瘀血病脉证治第十六、呕吐哕下利病脉证治第十七、疮痈肠痈浸淫病脉证并治第十八、趺蹶手指臂肿转筋阴狐疝蛔虫病脉证治第十九、妇人妊娠病脉症并治第二十、妇人产后病脉证治第二十一、妇人杂病脉证并治第二十二。

从上面的目录中，我们又看到了熟悉的文字——病脉证治。下面来看2则医案。

例一　女，26岁，产后心中烦躁，恶心呕吐，自言精神错乱，特别是小孩子吃奶时心烦加重，西医诊断为产后抑郁症。该患者该怎么治疗呢？让我们用病脉证治之金匮辨病的方法来治疗吧。

第一，患者是生小孩后得的病，因此，诊断为金匮病之产后病。

第二，**《金匮要略》妇人产后病脉证治第二十一**　妇人乳中虚，烦乱呕逆，安中益气，竹皮大丸主之。

生竹茹二分，石膏二分，桂枝一分，甘草七分，白薇一分。

上五味，末之，枣肉和丸，弹子大，以饮服一丸，日三夜一服。有热者，倍白薇；烦喘者，加柏实一分。

第三，根据原文来处方。患者不喘，因此不加柏实；不热，因此也不倍白薇。然后改丸为汤处方如下。

生竹茹、生石膏各 6 克，桂枝、白薇各 3 克，甘草 21 克。3 剂。

疗效：1 剂后症状大减，3 剂后症状全消。服药期间未哺乳，服药后哺乳也未出现症状，乳汁量也未减少，半年后随访未复发。

该患者采用金匮辨病很简单，同时疗效也非常显著，如果采用脏腑辨病或者伤寒辨病，疗效真的不敢保证。

从这里可以明确看出，《伤寒论》采用伤寒辨病的程序，《金匮要略》采用金匮辨病的程序。也就是说，经方的病脉证治包括 2 套程序：一是伤寒辨病的病脉证治；二是金匮辨病的病脉证治。采用病脉证治的程序来治疗，还有一个很大的好处，就是一百位掌握了此程序的医生，面对上述患者时，会开出同一个经方，并且都能取得明显疗效。这样，经方的应用就有了规矩。

例二 女，11 岁，起初感冒发热，输液后热退，开始咳嗽，服用多种中西药治咳嗽，均无效。经大医院检查后，确诊为变异性哮喘，让患者每日喷剂治疗。即使这样，仍然会咳嗽。

我见到患儿时，她嗓子里呼噜呼噜地响个不停，于是我就问她："咳嗽最严重的时候能平躺吗？"小女孩说："不能平躺，必须得坐起来，等不咳嗽了才能再躺下去。"又问了二便、休息、饮食、寒热等情况均正常。

现在我们用病脉证治的程序来治疗该患者。

第一，咳嗽严重时不能平躺，这叫咳而上气，所以用金匮辨病法诊断为咳嗽上气病。

第二，《金匮要略》肺痿肺痈咳嗽上气病脉证并治第七 咳而上气，喉中水鸡声，射干麻黄汤主之。

射干十三枚，麻黄四两，生姜四两，细辛、紫菀、款冬花各三两，五味子半升，大枣七枚，半夏（大者，洗）八枚。

上九味，以水一斗二升，先煮麻黄两沸，去上沫，内诸药，煮取三升，分温三服。

第三，遵医圣之训，服用射干麻黄汤，并停用喷剂。1 剂后咳嗽停止，2 剂后痰鸣音消失。共用 7 剂，8 个月后随访未复发。

大家看一看，用金匮辨病法治疗金匮病多么简单，多么容易学会，疗效又这么明显。更重要的一点是，大家都用同一套辨证体系，就会辨出同一个处方，再也不会出现同一患者十人十方的局面。这样，中医就有了标准，经方就有了标准。标准就是病脉证治，就是伤寒辨病、金匮辨病。

综上所述，经方的核心就是4个字——病脉证治。在接下来的文章里，我们将一起学习如何病脉证治。学习的过程中会用到一些名人医案，也会用到我自己的医案，目的都是更好地掌握病脉证治这个辨证体系。

 伤寒辨病治疗顺序和原则

1. 伤寒辨病程序

今天写这个程序，目的是从理论上说明临床上如何应用。

从理论上来说，我们需要学会伤寒辨病之霍乱病、阴阳易差后劳复病。但从目前临床来看，霍乱病基本已无须辨证，阴阳易也很少见。因此我们只需辨六经病还有差后病，所以问诊单中只包括了六经病和差后病，且差后病发热与六经病处理方法一致，因此也不必再入差后病辨证范围。

太阳病诊断：一是提纲证诊断，二是时间诊断。阳明病的诊断也是这2条。事实上，六经病的诊断都具备这2条，不同的是，少阳病诊断中还有排除诊断法。脉有力，诊断为三阳病，若患者既没有太阳病，又没有阳明病，就可以确诊为少阳病。厥阴病也具有排除诊断法。脉无力，诊断为三阴病，若患者既没有太阴病，也没有少阴病，就可以确诊为厥阴病。

差后病有下列情况：劳复、食复、喜唾、腰以下肿、疲乏气短欲吐。为了方便学习和应用，非常有必要把差后病另列一篇。六经辨病中，还有些特殊情况须要辨别，比如痞证、黄证、瘀证、水证、吐法、结胸病等，这些一并单独列出。

结胸病有大结胸病和小结胸病，最主要的是学习小结胸病之正在心下，脉浮滑，按之则痛，用脉诊和腹诊来确诊。大结胸病也靠腹诊来确诊。结胸病处方包括大结胸丸、大结胸汤、小结胸汤、三物白散。痞证主要通过问诊和脉诊，处方包括5个泻心汤，另外还有水痞的五苓散等共9个。黄证通过望诊就可以确诊，处方包括茵陈蒿汤、栀子柏皮汤、麻黄连翘赤小豆汤、小柴胡汤等。瘀证特征是少腹硬满压痛，处方包括桃核承气汤、抵当丸、抵当汤。水证特征是头眩，悸，小便不利，舌苔水滑，处方包括苓桂术甘汤、苓桂枣甘汤、五苓散、茯苓甘草汤、猪苓汤、真武汤等。

按照上述辨病程序，伤寒证的处方基本上就包括在内了。除此之外，还需要掌握炙甘草汤和文蛤散，文蛤散特点是：口不渴，但想喝水。

2. 问诊单

太阳病问诊：头痛吗？脖子难受吗？怕风吗？怕冷吗？鼻子透不透气？痒不痒？出汗怎么样？属于提纲证诊断。太阳病分麻黄证、桂枝证、葛根证，鼻塞、鼻痒是麻黄证，脖子难受是葛根证，怕风是桂枝证，无汗是麻黄证，出冷汗是桂枝证。太阳病还有脉诊诊断，即脉浮。确切地说是三部脉都浮，或者寸脉浮，关脉、尺脉沉，脉有力。具有典型时间规律的太阳病，用时间诊断法直接诊断即可。其他六经病的时间诊断法也不再重复讲述。

阳明病问诊：汗黏吗？怕热吗？心中懊恼吗？大便困难吗？口渴吗？阳明外证特征，怕热、出汗多、汗黏为石膏剂；心中懊恼是栀子剂；腹胀、腹痛、大便干是大黄剂。白虎汤口不太渴，而白虎加人参汤则口渴甚。此处口渴可以不列入问诊单，只列入证的归纳范围，因为这是先辨病。

少阳病问诊：口苦吗？胸胁苦满吗？这是少阳病最准确的 2 条特征，实际上百分百正确的是胸胁苦满。值得注意的是若患者胸胁苦满，必须用柴胡剂治疗。口苦脉有力属于少阳病，口苦脉无力属于厥阴病。

太阴病问诊：腹胀吗？饮食如何？进食凉东西难受吗？太阴病提纲，"腹满而吐，食不下，自利益甚，时腹自痛"。我的看法是，通过腹胀、脉无力可以确诊为太阴病。另外，太阴病和阳明病一阴一阳，所以大便难，脉无力也是太阴病；同样道理，腹满而吐，食不下，但脉有力也是阳明病。临床上凡是进食凉物（冷饮、水果等）后难受的都是太阴病。

少阴病问诊：精神怎么样？睡眠如何？四肢凉吗？少阴病提纲证，"脉微细，但欲寐"。明显是脉无力，精神差，怕冷。因此，怕冷、脉无力是少阴病；脉无力，精神极差是少阴病；此外，四肢凉，即胳膊和腿凉也是少阴病。怕冷的问题在太阳病问诊时已经问过，所以不再重复。

厥阴病问诊：手脚凉不凉？厥阴病提纲，"消渴，气上冲心，心中疼热，饥而不欲食，食则吐蛔"。实际上此提纲证指的是乌梅丸证，见到饥而不欲食，见到蛔虫病就用乌梅丸。厥阴病的本质是手脚凉。记住，厥阴病只是手脚凉，如果已经出现四肢凉，就不是厥阴病，而是少阴病。厥阴病手凉不过腕，脚凉不过踝。

六经病问诊结束，现在可以开始脉象了，脉有力无力可以定虚实，定阴阳。脉是沉是浮，沉浮在哪个位置，可以定表里。所以问诊是：脉有力还是无力？脉浮还是沉？沉浮在哪个位置？

举例来说，患者发热，头痛，身体疼痛，辨病为太阳病。脉无力，所以是虚证。寸浮、关浮、尺沉，定为沉脉，沉脉位于尺部，定为里证。因此不能解表，要治里。脉无力属于三阴病，所以选择四逆汤。《伤寒论》第 92 条 "病发热头痛，脉反沉，若不差，身体疼痛，当救其里，四逆汤。"

再举个例子，患者腹胀，吃不下饭，大便稀，大便次数多，用辨病法诊为太阴病。脉有力，定为实证。寸浮、关沉、尺沉，定为浮脉，浮脉的位置在寸部，定为表证。因此要解表，用桂枝汤。《伤寒论》第 276 条 "太阴病，脉浮者，可发汗，宜桂枝汤。"

学会了上面的内容,《伤寒论》的大问题就解决了，但是还要完善和细化，因此很有必要继续下去。

瘥后病：瘥后病包括劳复、食复、腰以下肿、喜唾、病后乏力气短恶心。因此直接列出表格，进行方证相对的辨证会更加简单实用。劳复用枳实栀子豉汤，食复用枳实栀子豉大黄汤，腰以下水肿用牡蛎泽泻散，喜唾用理中丸，病后乏力气短恶心用竹叶石膏汤。

结胸病：结胸病诊断首先靠腹诊，凡心下至少腹硬满痛，定为大结胸病；凡脉浮滑，心下按之则痛，定为小结胸病。热结胸病必定舌苔干燥，寒结胸病必定舌苔湿润。因此，辨病程序如下：心下至少腹硬满痛，舌苔干燥，项强者，大陷胸丸；项不强者，大陷胸汤；心下至少腹硬满痛，舌苔湿润，三物小白散；正在心下，按之则痛，脉浮滑，小陷胸汤。结胸病只有 4 个处方，很容易鉴别，其中腹诊很重要。

痞证：痞证在经方中地位特殊，有表证时先解表，没有表证，要判断是否有痞证，如果有痞证必须先治痞。那么如何确诊痞证呢？痞证既不是胃部灼热，也不是胃部疼痛，更不是胃部懊恼，而是一种说不清的感觉，总之，胃部胀可以认为是痞证，另外患者说胃里难受，也是痞证。胃胀指的是心口胀，心口胀之外的其他腹部胀叫腹胀，又叫腹满。

痞证的治疗，除了 5 个泻心汤之外，还有十枣汤、五苓散、旋覆代赭汤、桂枝人参汤。具体的鉴别点如下：痞伴口臭，生姜泻心汤；痞伴失眠，甘草泻心汤；痞伴口腔溃疡，甘草泻心汤；痞伴嗳气，旋覆代赭汤；痞伴表证及下利，桂枝人参汤；痞伴消渴小便不利，五苓散；痞引胁下痛，十枣汤；痞伴呕而肠鸣，或者什么都不伴，半夏泻心汤；关脉浮，大黄黄连泻心汤；关脉浮又恶寒汗出，附子泻心汤。

关于痞证的讲解，有本书写得非常棒，名字叫《走近伤寒论》，作者是金梅、吕旭升，建议大家购买阅读。

黄证：黄证指身体黄，可能是黄疸，也可能不是黄疸。总之，身体黄。身体黄的第一印象是脸发黄，或者眼珠黄。鉴别如下：伴胁下及心痛者，小柴胡汤；伴腹痛而呕者，柴胡剂；小便正常，脉无力者，小建中汤；小便正常，少腹硬满者，抵当汤；太阴病身黄，茵陈五苓散加术附；大便不通为主者，茵陈蒿汤；小便不通为主者，栀子柏皮汤；不出汗为主者，麻黄连翘赤小豆汤。

身黄证和黄疸有区别，同时也密切相关，应该和黄疸篇一起鉴别应用。

瘀血证：《伤寒论》中瘀血证处方有 3 个：抵当丸、抵当汤、桃核承气汤。诊断瘀血证时，必须有少腹症状。左腹股沟压痛者，桃核承气汤；少腹硬满者，抵当汤或抵当丸；瘀血身黄者，抵当汤。

水证：水证的诊断第一靠舌象，凡舌上水滑，就可以诊断为水证。第二个特点是悸，即有跳动感。第三个特点是小便不利。我个人感觉第一条更为重要，当然了，这 3 条都很重要，但是我们要想快速诊断，便要以望诊为主。

特征鉴别如下：头项强痛，小便不利者，桂枝去桂加茯苓白术汤；脐下悸，苓桂枣甘汤；起则头眩，苓桂术甘汤；气上冲胸，后背巴掌大寒冷者，苓桂术甘汤；水证伴少阴病，烦躁者，茯苓四逆汤；水证伴口渴小便不利者，五苓散；水证伴手脚凉，胃部跳动者，茯苓甘草汤；水证伴身瞤动，真武汤；水证伴泌尿系症状者，猪苓汤。

中医学习的关键是诊断和鉴别诊断

中医最大的特点是辨证论治，比如有十位患者，都患有口舌生疮，这十个人很可能需要用十个不同的处方才能治好。即使是同一人，去年得的口舌生疮所用处方，很可能今年用就无效，这就涉及诊断和鉴别诊断。中医里面最重要的就是诊断和鉴别诊断。

例一 患者血压低，在别处用十全大补汤、乌鸡白凤丸、补中益气丸等补剂，血压仍不升。原本只是头晕乏力，服药后病症更多，不思饮食，胸闷气短。我把脉后发现脉有力，说明患者不是虚证，而是实证。不是虚证，却用了补药，病自然不会痊愈，只能加重。以前的医生只是对西医的检查结果"低血压"3个字进行了诊断，而没有从中医角度进行诊断，导致了误诊误治。患者诊断为实证之后，首先停服一切补药和补品，其次服用保和丸，一段时间后血压恢复了正常，其他症状也逐渐消失。

分析： 第一，中医的诊断与西医的检查结果和病名没有任何关系。见到低血压、贫血、甲状腺功能减退等的患者就认为是虚证，需要补的观念是完全错误的，这不是诊断，而是没有诊断就用了药。

第二，脉有力无力定虚实，这是一个大方向。脉沉按时有力为实证，沉按时无力为虚证。一手脉沉按时有力，另一手脉沉按时无力，属于虚实夹杂证。

第三，特殊情况下，患者双手脉都摸不到，该怎么办呢？这时要摸脚上的动脉，脚上脉有力是实证，脉无力是虚证。有的人会问：那要是手上摸不到脉，脚上也摸不到脉了呢？我的回答是：该患者已经不需要你的治疗，你赶紧回家吧。

例二 阳痿，患者自认为肾虚，巧的是，中医也这样认为，于是用补法。医生要是不用补药，患者甚至还会跟医者着急呢，有的人补的开始流鼻血，仍在补。患者舌苔黄厚腻，舌质红，舌苔干，明显是湿热病，却用鹿茸、海马等。我让患者立即停用一切补药，改用清热利湿的处方，服用一段时间后，舌苔变白，阳痿亦痊愈。这又是一个大家凭想象做出的诊断，完全不是中医辨证论治的思维。必须牢记，阳痿不等于肾虚，要想治好病，前提是学好诊断。

分析: 第一, 临床上见到阳痿、早泄、遗精等就大补肾, 甚者见到肾炎也认为是肾虚而大用补法。这种做法实在是不诊断、乱诊断。中医诊断的关键环节, 一是脉象, 二是舌苔舌质。

第二, 患者舌苔厚腻, 说明有湿; 苔干燥, 说明有热, 因此定为湿热。

第三, 舌苔厚腻为湿, 薄少为燥, 这是湿和燥的鉴别要点。

例三 我曾经治过一位妇女, 20来岁就开始咳嗽, 咳嗽了40年, 各种检查都正常, 中药、西药服用无数, 从未见效。我见到患者时, 发现患者面部有淡白色的圆斑, 这是虫癣; 又看到巩膜上有蓝色斑点, 这是虫斑。因此诊断为虫咳。服用阿苯达唑片, 几日后痊愈。当然, 也可以用乌梅丸来治疗。

分析: 第一, 大家都知道, 怪病多痰, 其实怪病亦多虫之病, 切不可忽视。可以这样说, 有很多乌梅丸验案的患者, 其实都是虫病, 为什么呢? 因为虫全身皆可到。有的关节痛也是由虫引起, 却一直以风湿、类风湿治疗, 如何能好?

第二, 患者被误诊40年, 教训深刻啊。虫病的诊断, 可以借助西医的检查, 这叫西为中用。另外, 我们必须认识虫癣、虫斑。我曾见过很多的小孩子, 脸上的虫癣居然一直以皮肤病治疗, 多可怕呀!

第三, 小儿病中, 虫病非常多, 成人病中也会见到。可是, 大家想一想, 有几个人真正认识虫病呢?

第四, 西医化验嗜酸性粒细胞增高就要考虑到虫病。

大便干的患者中, 误诊也很多, 患者一直服用果导片、番泻叶, 医生又给开排毒养颜胶囊、复方芦荟胶囊之类, 根本不辨证。只要患者大便干, 就用大黄, 这么简单的思维, 想治好病比登天还难。但很多医者偏偏还一根筋, 用大黄后效果不好, 就加大大黄剂量, 给患者带来了极大伤害。患者也不知情, 还以为自己的病比较顽固呢。我治过几例顽固性的大便干, 若患者脉无力, 用魏龙骧老先生的经验——大剂量白术治便秘, 疗效非常好。此外, 脉有力的大便干也不是必须用承气类、大黄类。比如有的痤疮患者, 大便干、脉有力, 但汗多、怕热, 不大便肚子也不难受。我让患者服用白虎汤, 结果痤疮好了, 大便亦通畅, 这才是诊断。

分析: 脉无力的大便干是太阴病, 用大剂量白术。脉有力的大便干, 若患者不大便肚子不难受, 就不需要处理大便干, 而是要仔细辨证后, 再用方。疾病的诊断不是大家想象中的那么简单，而是有规格程序的。对经方来说，程序就是病脉证治。

会诊断，更要会鉴别诊断。白虎汤和白虎加人参汤要鉴别诊断，桂枝汤和桂枝加附子汤也要鉴别诊断。正确诊断是第一步，正确的鉴别诊断是第二步。中医的学习，不必把精力耗费在无用的东西上，只需把精力全部投入到诊断和鉴别诊断上即可。疾病的诊断和鉴别诊断，脉的诊断和鉴别诊断，证的诊断和鉴别诊断，脏与腑的诊断和鉴别诊断，寒与热的诊断和鉴别诊断，以及其他如痰、瘀、虫等的诊断和鉴别诊断，都要学会并掌握。一旦掌握了中医的诊断和鉴别诊断，那么就将无往而不利。

 ## 学习《伤寒论》最容易犯的错误

我们在临床治病，最怕患者不按书上说的得病。第二怕就是患者不按书上说的那样叙述病情。其实就算患者按书上说的得了病，很多人也看不出来。

比如，患者就诊时自诉，青光眼，眼睛痛，疼痛发作时恶心，饭都吐了。又一位患者自诉，慢性中耳炎，耳朵有时候会痛，流清水，稍恶心。上述患者该用什么处方呢？此时若患者自诉，头痛、干呕、吐涎沫。我们肯定会毫不犹豫地用吴茱萸汤。但上面2位患者，我们就不是毫不犹豫，而是犹犹豫豫，最后也不见得用吴茱萸汤，问题出在哪里呢？

其实很简单，我来举个例子。比如中央下达我们要大力建设河南的水利设施，那么中央建设洛阳的水利设施对不对，建设开封的对不对，建设郑州的对不对。都对。这就是大包括小，宏观包括微观，整体包括局部。

"头痛，干呕，吐涎沫，吴茱萸汤主之。"此处头痛包括了头部任何一个部位的疼痛，也就是说，只要是头部的疼痛都叫头痛。有人说《伤寒论》中没有五官科，这是不对的，凡条文中涉及头部症状，就包括了五官科。

同样的道理，我再解释一个条文，"饮水流行，归于四肢，当汗出而不汗出，身体疼重，谓之溢饮。病溢饮者，当发其汗，大青龙汤主之，小青龙汤也主之。"现在患者自诉，关节炎，膝盖里有积液，膝盖疼痛，此为溢饮，应该用大小青龙汤。为什么？因为局部包括在整体之内，膝盖是四肢的一部分，所以它就适用于该条文。也就是说，四肢的任何一个部位，出现水肿或积液，都叫溢饮。

再来看一个条文，"奔豚病，从少腹起，上冲咽喉，发作欲死，复还止"。就是说，从少腹上冲到咽喉叫奔豚，从少腹上冲不到咽喉，只上冲到胸部也叫奔豚。只要是少腹到咽喉这条线路上的上冲，都叫奔豚。这就是大包括小，长包括短。

明白了这一点，西医中很多疾病就会豁然开朗，原来很多患者都是按条文得的病啊。

经方中一两等于多少克

《伤寒论》第12条　太阳中风，阳浮而阴弱，阳浮者，热自发，阴弱者，汗自出，啬啬恶寒，淅淅恶风，翕翕发热，鼻鸣干呕者，桂枝汤主之。

桂枝三两（去皮），芍药三两，炙甘草二两（炙），生姜三两，大枣十二枚（擘）。

上五味，㕮咀三味，以水七升，微火煮取三升，去渣，适寒温，服一升。服已须臾，啜热稀粥一升余，以助药力。温覆令一时许，遍身漐漐微似有汗者益佳，不可令如水流漓，病必不除。若一服汗出病瘥，停后服，不必尽剂。若不汗，更服依前法。又不汗，后服小促其间，半日许，令三服尽。若病重者，一日一夜服，周时观之。服一剂尽，病证犹在者，更作服。若汗不出，乃服至二、三剂。禁生冷、黏滑、肉面、五辛、酒酪、臭恶等物。

今后，我们将系统地学习《伤寒论》，首先要解决的一个问题是：《伤寒论》中一两到底等于多少克？这个问题很重要，因为我们看医案时，有时一两等于3克把病治好了，有时一两等于15克也把病治好了，这太奇怪了。

为了回答这个问题，我给大家讲一件生活中的事情。陌生的客人到你家中做客时，你肯定要炒上几个菜，然后打开一瓶白酒来招待。为了招待好客人，你的做法肯定是：先倒上一酒杯，让客人喝，喝了后，再倒上一杯……就这样慢慢喝。然后观察客人的反应，如果客人已经喝得差不多了，你就不再劝酒，如果还没有喝到量，你肯定还会继续劝酒，直到客人喝好喝高兴为止。

为什么要这样做呢？因为面对陌生的客人，我们不可能知道他的酒量是多少，所以我们要一杯一杯地慢慢喝。如果每次只让客人用筷子蘸点酒尝尝，那客人能满意吗？如果让客人一口气喝一斤白酒，又有几个人能受得了呢？

经方治病也是如此。日本汉方用量偏小，结果很多患者要服药 3 个月或半年才能治好，这就相当于让客人一直用筷子蘸酒。而目前的火神派初起就大剂量使用附子，附子起步 30 ～ 50 克，这就相当于让客人一口气喝了一斤白酒，很容易出现副作用。

我觉得还是按照医圣的方法最科学。第一次先少喝点儿，然后看情况，身上微汗，就不再用药。若 2 小时后，身上没有出微汗，再服用一次。说老实话，目前中医每 2 小时 1 次的用药方案，实行起来很困难。我在临床上琢磨出了一个好办法，下面举个病例。

例　男，中年，籍贯湖南。起初打电话问诊，患者自称得了疑难病，10 年了，四处求医，始终不见效，希望我能帮助他。我问他得的什么病，他说做了好多检查都正常，他想做个研究对象让我研究他的疾病，并说他的病是世界怪病。越说越神秘，反倒引起了我的兴趣，我说那你来一趟吧，我倒要看看是什么怪病，遂来我处就诊。

患者精神很好，身体也比较强壮。主诉是手脚肿胀疼痛。六经问诊结果：怕冷，不出汗，其他都正常。脉浮有力。大家看，这是什么病呢？

首先是太阳病，其次是太阳病之麻黄剂。那属于《金匮要略》中的什么病呢？**痰饮咳嗽病脉证治第十二**　"饮水流行，归于四肢，当汗出而不汗出，身体疼重，谓之溢饮"，所以该患者为溢饮。"病溢饮者，当发其汗，大青龙汤主之，小青龙汤也主之。"所以该患者要么用大青龙汤，要么用小青龙汤。**《伤寒论》第 38 条**　"太阳中风，脉浮紧，发热恶寒，身疼痛，不汗出而烦躁者，大青龙汤主之"。此处讲大青龙汤证要求有烦躁，而该患者不烦躁，所以，最终处方为小青龙汤。

患者路途遥远，每 3 天换 1 次处方显然不可能，我采用的办法是：麻黄、白芍、干姜、炙甘草、桂枝、五味子、生半夏各 6 克。50 剂。

回家后，第 1 日 1 剂，服药后喝粥盖被子，注意别受凉，身上出微汗即可。如果不出汗，第 2 日改为每次煮 2 剂，如果还不出汗，第 3 日改为每次煮 3 剂……嘱患者身上什么时候出了汗，什么时候打电话给我。患者拿了 50 剂药就回家了。

有一天患者打电话给我，说直到一次煮了5剂药，身上才出了汗，然后手脚肿胀减轻，疼痛也减轻。我说太好了，继续吃药，不需要加量，等手脚不肿胀，也不痛了，再打电话给我。患者每次5剂，共服用4次，手脚肿胀全消，疼痛也全消。于是打电话给我，我让患者减量，每日减1剂，减到1剂时，慢慢吃，把剩下的药吃完就可以了。该患者就这样治好了。

我算了一下，该患者最终的见效剂量是：麻黄、白芍、细辛、干姜、炙甘草、桂枝、五味子、生半夏各30克。

如果按一两等于3克服药的话，估计患者要吃半年药才能治好，但是，我不是岳美中，也不是郝万山，患者会在我处用半年药吗？显然不可能。再来看，如果按一两等于15克服药的话，剂量就是：麻黄、白芍、细辛、干姜、炙甘草、桂枝、五味子、生半夏各45克。服药后可能会出汗过多，然后引起新的症状，现在的医疗纠纷这么多，我们敢冒险吗？这不就相当于客人是半斤的酒量，我们一次性让客人喝了八两，客人能不难受吗？我不是王正龙，也不是全小林，出了副作用患者能答应吗？

所以说，量大也好，量小也好，关键不是多大量，而是要从小量开始，逐渐加量，这就叫因人而异。普通的患者，我们按一两等于5克就可以治病。疑难病、大病，大家最好是用此药量逐渐递增的方法。

其实临床上还可以采用另一种方法。前段时间，有位牙龈癌肺转移的患者，一直高热，最高可达40℃以上，必须用尼美舒利，服用后大汗出，体温降到38℃多，等尼美舒利的药效过去了，体温又上升。十几天的工夫，患者迅速消瘦40斤（看来出汗减肥更快），幸亏患者原来190多斤。该患者还想去化疗，结果住院1周，发热始终退不下来，没法化疗，遂来找我。患者只提了一个要求，就是把体温降下来。问诊结果：头不痛，脖子不难受。发热时怕冷，不怕风，服药后浑身出汗。口苦口涩，吃饭没味道，吃凉东西不难受。口不渴，平时怕热，手脚不凉。大便正常，休息可。

上述患者平时怕热，体温高时怕冷，又口涩口苦，脉有力，显然属于少阳病。

处方：柴胡120克，黄芩90克，连翘80克，甘草40克。5剂。（注：这是黄煌老师的退热方。）

患者看到处方吓坏了，说："这么大的量，吃了药出了事儿怎么办？"我说："你放心，按我的方法吃，保你安安全全。"

方法：冷水泡半小时，水开后煎半小时，煎成一碗药，先喝 1/3，2 小时后再喝 1/3，过 2 小时再喝剩下的 1/3。这样的话，每次等于只用了柴胡 40 克，还怕什么呢？患者听了，觉得有理，就放心了，于是拿药回家。

结果，1 剂后，体温 38℃多，3 剂药喝完，体温 36.5℃。后来患者胆子大了，药熬好后，不再分 3 次服用，一次性服下，也没什么感觉。该患者又取了 5 剂药，体温再也没高过。

大家看上面这 2 种方法都能用，病情重，用第二种方法，直接上大剂量，药煮好后，先喝 1/3，2 小时后再喝 1/3，又 2 小时后服用最后的 1/3。病情较缓的慢性病按第一种方法，多抓几剂药，每日加量，见效即止。

所以，我总结说，量大量小不是关键，关键是用药的方法。我们要按照医圣的方法用药，才能达到理想疗效，既见效快又安全，而不是在一两等于多少克的问题上争论来争论去。经方里剂量的问题我就谈到这里。

 ## 提高疗效的方法

提高疗效的第一个方法是把药粉碎。

先来看《伤寒论》中桂枝汤下的一段话，"上五味，咬咀三味，以水七升，微火煮取三升，去渣，适寒温，服一升。"这句话说，桂枝、芍药、炙甘草要像用嘴嚼过一样，也就是说将药材变成小颗粒状。临床上用药一定要切碎，我平日里很多药材都是用粉碎机粉碎，明显提高了效果。医圣认为，生姜要切，我都是让患者切成碎末入药；大枣用手掰成小块，凡是虫蛀的不用，不用去核。这样的话，等于 5 味药都要弄碎。《伤寒论》第 31 条葛根汤最后一句，"余如桂枝法将息及禁忌，诸汤皆仿此。"明确提出所有处方的药都要粉碎，用药时要注意这一点。经方也好，时方也好，药物都要粉碎，类似于煮散的形式，这样用的话，疗效最起码能提高一成。

可是如果药物粉碎得过细，煮出来的药水就会太稠，患者没法服用。我的办法是用布包煎，用布包煎要注意：第一，不能包得太紧；第二，布袋下面用一次性筷子绑个十字架担在砂锅底，防止布袋焖底；第三，往药锅加冷水时，用手摁住布袋，水超过布袋2厘米即可；第四，煎药时万一水不够，可以加开水；第五，煎药过程中，把布袋翻一翻，目的是把药煎透。

裴永清著的《伤寒论临床应用五十论》第49页写道：余曾治宋姓女，患妊娠腹痛，投当归芍药散加减3剂。不料患者服2剂后腹痛不减，持所剩1剂药前来告余：腹痛不愈，恐要流产。余查点所带之药，竟然见芍药呈圆柱状二段，如拇指大，未切成饮片。余乃虑其不效之故恐即在此，遂仍投原方，叮嘱病家将芍药打碎入煎，果然服后病愈。药物不粉碎的害处由此可见。

《伤寒论》第12条桂枝汤　上五味，哎咀三味，以水七升，微火煮取三升，去渣，适寒温，服一升。服已须臾，啜热稀粥一升余，以助药力。温复令一时许，遍身絷絷微似有汗者益佳，不可令如水流漓，病必不除。若一服汗出病瘥，停后服，不必尽剂。若不汗，更服依前法。又不汗，后服小促其间，半日许，令三服尽。若病重者，一日一夜服，周时观之。服一剂尽，病证犹在者，更作服。若汗不出，乃服至二三剂。

这一段写得很详细，就是讲怎么服药。医圣认为，中药只煎一遍，不煎第二遍。我对一部分患者是这样要求的，但还做不到让所有患者只煎一遍，因为他们觉得太浪费。药熬好后，先服用1/3，服用桂枝汤后，要喝热稀粥。有的汤剂服用后不必喝热稀粥，但桂枝汤要求必须喝。我一般让患者服药后，喝一碗热开水，效果也很好。记住，热稀粥或热开水的量要大于药量。服药后，患者应进到被窝里，盖2层被子，最少2小时。患者觉得身上发热，微微要出汗，或者已出少量的汗，即可去掉一层被子，同时不再服药。为什么？因为病已经好了。

我治过一位40岁的男患者，身强力壮，感冒发热后在家输液半月，用了大量的抗生素和清开灵片，热退。身上一直出汗，怕风、咳嗽、无力、浑身不舒服，又服用一段时间西药，总不好。我开方如下：桂枝、白芍、生姜各9克，炙甘草、厚朴、杏仁各6克，大枣5枚。2剂。按上述方法服药，服药1次，微汗出，遂停止服药，嘱次日不要出门，注意避风，感冒咳嗽痊愈。

医圣接着讲，如果患者服用1/3的药，也喝了粥，盖了被，2小时后没出汗，那就再服用1/3，出微汗，停；若不出，1小时后再服用剩下的1/3。半日许令三服尽，就是说6小时内要把这剂药喝完。一般情况下，患者会出微汗，继而痊愈。但若是重症患者就不行了，服药 3 次，仍不出汗，怎么办？"一日一夜服"，即接着服用。2 小时、2 小时、再 1 小时，间隔用药。"周时观之"，即观察患者，直到出微汗为止。最多可以用到 3 剂，如果还不行，就等到第 2 日再用。

　　轻症患者一般用不到 3 剂，但重症、久病或顽固性患者，就要用这个办法。我治过一位腰椎间盘突出好几年的患者，处方麻黄附子细辛汤，用上述方法服药，当天服药 8 次才出微汗，次日见效，服药 5 次出微汗。我把这样的服药法叫中药汤剂输液法。医圣为什么让患者这样服药呢？好处显而易见，安全有效，成功解决了个体差异导致的药物中毒问题，又能保证患者当天见效。我在临床上，为方便患者，让患者每次煎 3 剂药，分 9 份，每 2 小时服用 1 份，出微汗，停药，剩下的药放冰箱冷藏。《伤寒论》第 31 条葛根汤最后一句，"诸汤皆仿此"，就是说都要用这样的服药方法。对重症、慢性病或顽固性疾病的患者，只能用该服药法，不然很难让患者当天见效。患者当天见效，就会信心大增。我觉得，大家水平都很高，用上中药汤剂输液法以后，一定会疗效大增。你想想，患者去过很多地方，治疗好多年的疾病，到你这里，当天见效，多高兴啊。所以我说，只药方对还不够，还要听医圣的话，用医圣的服药方法，才能当天见效。

经方与《黄帝内经》

　　今天我大胆地将经方与《黄帝内经》结合一下，不当之处，请大家批评指正，算是一个探索吧。

　　以麻杏石甘汤为例，麻杏石甘汤治疗的是太阳病麻黄证加上阳明病白虎证。从《黄帝内经》脏腑角度讲，该方治疗的是肺里热外寒。肺主呼吸，肺之窍为鼻，所以，鼻子的里热外寒也是麻杏石甘汤证。因此，鼻炎、鼻窦炎患者，若遇冷加重，流稠鼻涕，要用麻杏石甘汤治疗。肺主皮毛，即很多皮肤疾病，里热外寒者，也是麻杏石甘汤证。因此，皮肤病遇冷加重，口干渴，咽喉痛，特别是并发咳喘者，要考虑麻杏石甘汤。肺与大肠相表里。痔疮是直肠病，还有结肠炎、结肠息肉、直肠癌、结肠癌患者，只要伴有咳喘或者表证，又有里热症状，就可以用麻杏石甘汤治疗。肺脏本病。麻杏石甘汤治疗肺炎、支气管炎、感冒等肺脏本病时，自然是大有用武之地。

下面再以白头翁汤为例，白头翁汤是厥阴篇处方，因此是肝经处方。根据《黄帝内经》理论，肝开窍于目，因此，一些眼科疾病，特别是湿热实证的眼科病，就是白头翁汤证。女，脉有力，眼睛红肿疼痛，流眼泪，有大量分泌物，舌苔黄腻，处以白头翁，1剂即愈。

肝之病在筋。男，62岁，脑梗死后，自觉筋短，脉滑有力，舌质红，苔黄腻，饭量大，有口臭，大便黏，小便黄红，处以白头翁汤，10剂后症状减轻，20剂筋恢复正常，走路也比以前轻快许多。用白头翁汤治筋之病，就是源于内经理论。

肝之本脏病。曾治一肝硬化患者，大便黏，舌质红，苔黄腻，脉有力，肝功不正常，处以白头翁。20剂后，肝功全部正常，大便也恢复了正常。之所以用白头翁汤治肝病，是因为肝为厥阴，而白头翁是厥阴病之处方。

肝与胆为表里。曾治疗一胆囊炎患者，男，42岁，平时嗜烟嗜酒，口苦，胆区疼痛，在他处服用消炎利胆片、大柴胡汤、四逆散等效不佳，见其舌红苔腻，处以白头翁汤，8剂即愈。

今天仅以此2个处方为例，用于《黄帝内经》与经方应用的联系。实际上，经络与经方运用也有密切的联系，这个问题以后再谈。内经与经方结合可以拓展临床思路，比如白头翁汤治疗肝病，麻杏石甘汤治疗痔疮，如果把其他的经方也与内经结合，相信能治好更多的患者。

经方增效剂

学习了各种酒的用法之后，我发现一个问题，经方不用酒已经很久了，且很少有人用，这是为什么呢？

我私下揣测，可能有以下几种原因。

第一，有些人看书不认真，根本就不知道还要用酒这回事。可以这样说，很多人从来就没仔细看过《伤寒论》和《金匮要略》的原文，如果你跟他说，当归芍药散需要用酒，他就是一脸的茫然。有的则是看了书，但一扫而过，心里根本就没这回事儿。

第二，有些人口头上重视《伤寒论》，一上临床就忘，总觉得自己的经验才可靠，认为自己的治疗方法比医圣还高明。所以，医圣说需要用酒，他根本就不继承。

第三，担心用酒后出了医疗事故没法交代。现在基本上所有的疾病都要求患者忌烟忌酒，万一我的中药里加了酒以后，患者病情加重，来闹，我找谁说理去。说实话，我就有这个担心。

第四，有一个误区，大家都认为用酒煮药相当于患者服药时喝酒，其实，这是大错特错。用酒煮药时，不要盖盖子，水开半小时后，就没有一点儿酒味了，因为酒精早就挥发完了。

第五，用酒冲服，担心一些女性不耐酒力，或者对酒精过敏。

此外，还有其他各种复杂的原因，总之一句话，临床上用酒十分罕见。那么，用与不用有差别吗？来看一则医案。

袁晋河医案

韩某，女，10 岁，学生。1992 年 10 月 2 日因持续性上腹钻痛，曾有吐蛔虫现象发生，每次发作数小时后缓解，此次发作持续 1 日不解，伴有呕吐清水，烦躁不安，舌淡苔白，脉弦。诊为蛔厥，投乌梅丸方。

乌梅、当归、川椒各 6 克，干姜 4 克，制附子、黄连、黄柏、桂枝、党参各 3 克。2 剂。水煎服，服后疼痛反甚，烦躁加剧，嘱服米醋 30 毫升，服后10 分钟痛止。后用上方加米醋 30 毫升同煎，连服 3 剂，病愈。至今未复发。

本案所视为蛔厥证无疑，用乌梅丸治疗也属对证，然服后痛反剧，烦反增，究其因乌梅未用醋渍，《伤寒论》要求"以苦酒渍乌梅一宿"，医者不遵，故于病不应。后药与米醋同煎，其效大捷。

《伤寒论》中与酒相关的方剂如下。

第 177 条　伤寒脉结代，心动悸，炙甘草汤主之。

甘草四两（炙），生姜三两（切），人参二两，生地黄一斤，桂枝三两（去皮），阿胶二两，麦门冬半升（去心），麻仁半升，大枣三十枚（擘）。

上九味，以清酒七升，水八升，先煮八味取三升，去渣，内胶烊消尽，温服一升，日三服。一名复脉汤。

第352条 若其人内有久寒者，宜当归四逆加吴茱萸生姜汤。

当归三两，芍药三两，甘草二两（炙），通草二两，桂枝三两（去皮），细辛三两，生姜半斤，吴茱萸二升，大枣二十五枚（擘）。

上九味，以水六升，清酒六升和，煮取五升，去渣，温分五服。

第312条 少阴病，咽中伤，生疮，不能语言，声不出者，苦酒汤主之。

半夏十四枚（洗，破如枣核），鸡子一枚（去黄，内上苦酒，着鸡子壳中）。

上二味，内半夏著苦酒中，以鸡子壳置刀环中，安火上，令三沸，去渣，少少含咽之，不差，更作三剂。

第338条 伤寒脉微而厥，至七八日肤冷，其人躁，无暂安时者，此为脏厥，非蛔厥也。蛔厥者，其人当吐蛔。令病者静，而复时烦者，此为脏寒。蛔上入其膈，故烦，须臾复止，得食而呕，又烦者，蛔闻食臭出，其人常自吐蛔。蛔厥者，乌梅丸主之。又主久利。

乌梅三百枚，细辛六两，干姜十两，黄连十六两，当归四两，附子六两（炮，去皮），蜀椒四两（出汗），桂枝六两（去皮），人参六两，黄柏六两。

上十味，异捣筛，合治之，以苦酒渍乌梅一宿，去核，蒸之五斗米下，饭熟捣成泥，和药令相得，内臼中，与蜜杵二千下，丸如梧桐子大，先食饮服十丸，日三服，稍加至二十丸。禁生冷、滑物、臭食等。

第233条 阳明病，自汗出，若发汗，小便自利者，此为津液内竭，虽硬不可攻之，当须自欲大便，宜蜜煎导而通之。若土瓜根及大猪胆汁，皆可为导。

大猪胆一枚，泻汁，和少许法醋，以灌谷道内，如一食顷，当大便出宿食恶物，甚效。

《金匮要略》中与酒有关的处方如下。

疟病脉证并治第四 病疟，以月一日发，当以十五日愈，设不差，当月尽解；如其不差，当云何？师曰：此结为癥瘕，名曰疟母，急治之下，宜鳖甲煎丸。

鳖甲十二分（炙），乌扇三分（烧），黄芩三分，柴胡六分，鼠妇三分（熬），干姜三分，大黄三分，芍药五分，桂枝三分，葶苈一分（熬），石韦三分（去毛），厚朴三分，牡丹五分（去心），瞿麦二分，紫葳三分，半夏一分，人参一分，䗪虫五分（熬），阿胶三分（炙），蜂巢四分（炙）。赤硝十二分，蜣螂六分（熬），桃仁二分。

上二十三味为末，取煅灶下灰一斗，清酒一斛五斗，浸灰，候酒尽一半，着鳖甲于中，煮令泛烂如胶漆，绞取汁，内诸药，煎为丸，如梧子大，空心服七丸，日三服。

《千金方》用鳖甲十二片，又有海藻三分，大戟一分，䗪虫五分，无鼠妇、赤硝二味，以鳖甲煎和诸药为丸。

中风历节病脉证并治第五　侯氏黑散，治大风，四肢烦重，心中恶寒不足者。《外台》治风癫。

菊花四十分，白术十分，细辛三分，茯苓三分，牡蛎三分，桔梗八分，防风十分，人参三分，矾石三分，黄芩三分，当归三分，干姜三分，川芎三分，桂枝三分。

上十四味，杵为散，酒服方寸匕，日一服，初服二十日，温酒调服，禁一切鱼肉大蒜，常宜冷食，六十日止，即药积在腹中不下也，热食即下矣，冷食自能助药力。

防己地黄汤，治病如狂状，妄行，独语不休，无寒热，其脉浮。

防己一分，桂枝三分，防风三分，甘草二分。

上四味，以酒一杯，渍之一宿，绞取汁，生地黄二斤，㕮咀，蒸之如斗米饭久，以铜器盛其汁，更绞地黄汁，和分再服。

崔氏八味丸，治脚气上入，少腹不仁。

干地黄八两，山茱萸、薯蓣各四两，泽泻、茯苓、牡丹皮各三两，桂枝、附子（炮）各一两。

上八味，末之，炼蜜和丸梧子大，酒下十五丸，日再服。

血痹虚劳病脉证并治第六　天雄散方。

天雄三两（炮），白术八两，桂枝六两，龙骨三两。上四味，杵为散，酒服半钱匕，日三服，不知稍增之。

虚劳诸不足，风气百疾，薯蓣丸主之。

薯蓣三十分，当归、桂枝、曲、干地黄、豆黄卷各十分，甘草二十八分，人参七分，川芎、芍药、白术、麦冬、杏仁各六分，柴胡、桔梗、茯苓各五分，阿胶七分，干姜三分，白敛二分，防风六分，大枣百枚（为膏）。

上二十一味，末之，炼蜜和丸，如弹子大，空腹酒服一丸，一百丸为剂。

　　五劳虚极羸瘦，腹满不能饮食，食伤、忧伤、饮伤、房室伤、饥伤、劳伤、经络营卫气伤，内有干血，肌肤甲错，两目黯黑。缓中补虚，大黄䗪虫丸主之。

　　大黄十分，黄芩二两，甘草三两，桃仁一升，杏仁一升，芍药四两，干地黄十两，干漆一两，虻虫一升，水蛭百枚，蛴螬一升，土鳖虫半升。

　　上十二味，末之，炼蜜和丸如小豆大，酒饮服五丸，日三服。

　　胸痹心痛短气病脉证并治第九　　胸痹之病，喘息咳唾，胸背痛，短气，寸口脉沉而迟，关上小紧数，栝蒌薤白白酒汤主之。

　　栝蒌实一枚，薤白半升，白酒七升。上三味，同煮，取二升，分温再服。

　　胸痹不得卧，心痛彻背者，栝蒌薤白半夏汤主之。

　　栝蒌一枚，薤白三两，半夏半斤，白酒一斗。上四味，同煮，取四升，温服一升，日三服。

　　九痛丸，治九种心痛。

　　附子（炮）三两，生狼牙（炙香）一两，巴豆（去皮心，熬，研如脂）一两，人参、吴茱萸、干姜各一两。

　　上六味，末之，炼蜜丸如梧子大，酒下。强人初服三丸，日三服；弱者二丸。兼治卒中恶，腹胀痛，口不能言；又治连年积冷，流注心胸痛，并冷冲上气，落马坠车血疾等，皆主之。忌口如常法。

　　腹满寒疝宿食病脉证治第十　　寒气厥逆，赤丸主之。

　　茯苓、半夏各四两，乌头二两，细辛一两。

　　上四味，末之，内真朱为色，炼蜜丸，如麻子大，先食酒饮下三丸，日再夜一服，不知，稍增之，以知为度。

　　黄疸病脉证并治　　《千金》麻黄醇酒汤，治黄疸。

　　麻黄三两。

　　上一味，以美清酒五升，煮取二升半，顿服尽。冬月用酒，春月用水煮之。

　　妇人妊娠病脉证并治第二十　　师曰：妇人有漏下者，有半产后因续下血都不绝者，有妊娠下血者。假令妊娠腹中痛，为胞阻，胶艾汤主之。

　　川芎、阿胶、甘草各二两，艾叶、当归各三两，芍药、干地黄各四两。

　　上七味，以水五升，清酒三升，合煮，取三升，去渣，内胶，令消尽，温服一升，日三服，不差，更作。

妇人怀妊，腹中绞痛，当归芍药散主之。

当归三两，芍药一斤，茯苓、白术各四两，泽泻、川芎各半斤。

上六味，捣为散，取方寸匕，酒和，日三服。

妇人妊娠，宜常服当归散主之。

当归、黄芩、芍药、川芎各一斤，白术半斤。

上五味，捣为散，酒饮服方寸匕，日再服。妊娠常服即易产，胎无苦疾，产后百病悉主之。

妊娠养胎，白术散主之。

白术、川芎各四分，川椒三分，牡蛎二分。

上四味，捣为散，酒服一钱匕，日三服，夜一服。但苦痛，加芍药，心下毒痛，倍加川芎；心烦吐痛，不能食饮，加细辛一两，半夏大者二十枚，服之后更以醋浆水服之，若呕，以醋浆水服之复不解者，小麦汁服之；已后渴者，大麦粥服之。病虽愈，服之勿置。

妇人产后病脉证并治第二十一 师曰：产妇腹痛，法当以枳实芍药散，假令不愈者，此为腹中有干血着脐下，宜下瘀血汤主之。也主经水不利。

大黄二两，桃仁、土鳖虫各二十枚。

上三味，末之，炼蜜合为四丸，以酒一升，煎一丸，取八合，顿服之。新血下如豚肝。

妇人杂病脉证并治第二十二 带下，经水不利，少腹满痛，经一月再见者，土瓜根散主之。

土瓜根、芍药、桂枝、土鳖虫各三分。

上四味，捣为散，酒服方寸匕，日三服。

妇人六十二种风，及腹中血气刺痛，红蓝花酒主之。

红蓝花一两。

上一味，以酒一大升，煎减半。顿服一半，未止，再服。

水气病脉证并治第十四 问曰：黄汗之为病，身体肿，发热汗出而渴，状如风水，汗沾衣，色正黄如柏汁，脉自沉，何从得之？师曰：以汗出入水中浴，水从汗孔入得之，宜芪芍桂酒汤主之。

黄芪五两，芍药、桂枝各三两。

上三味，以苦酒一升，水七升，相和，煮取三升，温服一升，当心烦，服至六七日乃解，若心烦不止者，以苦酒阻故也。

需要用酒的处方有炙甘草汤、当归四逆加吴茱萸生姜汤、鳖甲煎丸、侯氏黑散、防己地黄汤、天雄散、薯蓣丸、赤丸、《千金》麻黄醇酒汤、胶艾汤、当归芍药散、当归散、白术散、下瘀血汤、土瓜根散、红蓝花酒、崔氏八味丸（即肾气丸）。

临床常用处方有炙甘草汤、当归四逆加吴茱萸生姜汤、侯氏黑散、防己地黄汤、薯蓣丸、大黄䗪虫丸、瓜蒌薤白白酒汤、瓜蒌薤白半夏汤、胶艾汤、当归芍药散、下瘀血汤、肾气丸。

特别补充《伤寒论》第124条　太阳病六七日，表证仍在，脉微而沉，反不结胸，其人发狂者，以热在下焦，少腹当硬满，小便自利者，下血乃愈。所以然者，以太阳随经，瘀热在里故也，抵当汤主之。

水蛭、虻虫各三十个，桃仁二十个，大黄三两（酒洗）。

上四味，以水五升，煮取三升，去渣，温服一升，不下，更服。

今后我们该怎么办？在酒的应用上，我做了一些验证。第一个验证的结果是：酒入煎剂时不需要担心酒精的问题。我用过白酒、米酒、黄酒，只要不盖盖，煮十几分钟以上，酒精就全部挥发了。当然了，通过我们努力地学习之后，今后凡经方里用酒之处，我们都用黄酒。我个人的经验，女儿红就很不错。但是，黄酒煎过之后有一个问题，就是会非常甜，所以糖尿病患者必须注意。是不是糖尿病患者就一定不能用黄酒呢？这个问题我还无法给出答案，没有验证过我不能乱说。红花加女儿红煮几分钟后就一点儿酒味儿也没有了，喝到肚子里会热乎乎的，入口甘甜可口，我尝过之后，味道终身难忘，就是不知道红蓝花酒对男子六十二种风会不会有效。

所以，我给的第一个答案是，酒入煎剂时无须考虑酒量和酒精过敏问题，正因如此，心脏病患者可以放心大胆应用炙甘草汤、瓜蒌薤白白酒汤、瓜蒌薤白半夏汤。

第二个验证的结果是加黄酒之后疗效成倍提高。有位脑梗后合并高血压的患者，我用了侯氏黑散的煎剂，处方如下。

菊花40克，白术、防风各10克，细辛、茯苓、牡蛎、人参、白矾、黄芩、当归、干姜、川芎、桂枝各3克，桔梗8克。15剂。

冷水泡半小时，水开后煮半小时。半个月后复诊，有效果，患者感觉症状去了1/3。处方不变，令泡药时加黄酒女儿红1两，再予15剂。结果疗效显著，症状很快全消，患者又取15剂中药巩固。对于此患者我还有遗憾之处，如果我们不用水酒各半的煎法，单用酒，疗效会不会更快更好呢？

此外还有当归芍药散，大家可以说是经常用，加了黄酒同煎之后也可以使疗效大增，特别是治疗女性妇科病，效果更是明显提高。

第三个验证的结果是：有些女性患者，不愿意用黄酒来服药丸，比如肾气丸。我要求患者用黄酒来送服，她们却反映难以下咽，对于这些患者，改成汤剂，水酒同煎可以让她们顺利接受。

现在我告诉大家一种情况，比如说治疗卵巢囊肿，用卵巢囊肿基本方时，可以再加黄酒1两同煎，疗效会进一步提高。

 ## 失眠的特殊解决方案

先来看几个病例。

例一 男，40岁左右，因为妻子突发车祸身亡而悲痛不已，进而失眠，只有喝了白酒才能入睡。

我问他："如果你不喝白酒的话，几点才能入睡？"答："晚上11时以后才能入睡。"

我又问他："白天呢？"

答："白天中午12时以后能睡着一会儿。"

问："有其他难受的症状吗？"

答："只要睡眠好，第二天就不难受，如果睡眠不好，第二天就会没精神，头昏昏沉沉的。"

至此，问诊结束。

处方：麻黄附子细辛汤。

麻黄、黑附子、细辛各9克。5剂。

泡半小时，煮半小时，每日1剂，分2次于早上、中午饭后服用，晚上不用。

5 剂后，患者睡眠已经恢复正常，晚上 20—21 时可以入睡，可一直睡到次日上午 6—7 时。我让他继续吃药，他说已经好了，不想再吃药了。

问一：此患者属于六经病中的什么病？答：属于六经病之太阳病、少阴病。

问二：为什么属于太阳病？答：患者最主要的痛苦是失眠，但中午 12 时以后能睡一会儿，说明失眠在中午 12 时以后减轻，根据《伤寒论》第 9 条 "太阳病欲解时，从巳至未上"，得出患者属于太阳病。

问三：能解释一下第 9 条的含义吗？答：太阳病在一天当中巳午未这 3 个时辰时，病情会减轻。巳时是上午 9—11 时，午时是 11—13 时，未时是 13—15 时。

问四：此患者属于太阳病我理解了，但为什么又属于少阴病呢？答：患者在不喝酒的情况下，晚上 11 时之后才能入睡，根据《伤寒论》第 291 条 "少阴病，欲解时，从子至寅上"，得出属于少阴病。

问五：可以解释一下第 291 条的含义吗？答：这句话的含义是少阴病患者在子丑寅这 3 个时辰时症状减轻。子时是晚上 11 时至次日 1 时，丑时是 1—3 时，寅时是 3—5 时。患者晚上 11 时之后可以入睡，符合少阴病欲解时，所以是少阴病。

问六：患者属于太阳、少阴同病我明白了，那为什么要用麻黄附子细辛汤呢？答：麻黄附子细辛汤正好是太阳、少阴同病的解决方案。

问七：麻黄附子甘草汤可以吗？其他的处方呢？答：麻黄附子细辛汤治疗的是少阴表证兼饮病，其中细辛去水饮。麻黄附子甘草汤治疗的是少阴表证，但患者身体虚弱，担心麻黄配细辛后发汗力量太大，因此用甘草代替了细辛，来缓和麻黄的发汗作用。

问八：用麻黄附子细辛汤治疗失眠有些意外，麻黄不是个兴奋神经的中药吗？答：从西医的角度来看，麻黄附子细辛汤确实有兴奋神经的作用。早上、中午服用，会让人更精神，晚上不服药，则兴奋的神经可以得到休息，从而帮助人们入睡。

大家可以看中医师承实录《中医临证思辨方法》中最后一段文章，原文如下：回忆 30 年前，笔者在成都读书时，我校刘教授颇善医道，唯自身常年失眠一证，遍用诸方，疗效平平，深以为苦。因闻城里一老中医一年四季治病，无论男女老幼，也无论所患何病，开手便麻黄附子细辛汤，竟尔门庭若市，门诊人次逾百，且经年不衰，于是"火神菩萨"声名鹊起，便往一试之。即至，老中医令其伸舌，随口吟曰："麻黄附子细辛汤"，助手立即抄方与之。刘教授悻悻然，又转思何不姑妄从之，遂抓药 2 剂。不意服完 1 剂，当夜竟然安睡。

笔者因讶其异，曾访问过一些病者。据说此老中医经年累月如此开方，偾事者偶尔有之，但有效率仍然很高。至于其观舌之"诀窍"则是：凡舌质不现明显热象者，便一律使用麻黄附子细辛汤，此与明代张介宾治病"凡无热象者便常用温补药物"，岂非如出一辙？笔者附记于此，绝非欣赏这种置四诊八纲于不顾的简单化、公式化的所谓"绝招"，只不过是说明麻黄附子细辛汤适用范围广，运用机会多而已。若能讲究临证思维方法，其效必彰！

上面病例，我们运用了时间辨证的方法。针对失眠，采用时间辨证最合适，但是必须注意 2 点：第一点，必须以失眠为主证；第二点，入睡时间，必须是无药物干扰状态的时间，这个很关键。比如一位患者失眠，服用安眠药后入睡，那么他的入睡时间就不能作为判断标准，我们需要知道患者在自然状态下的入睡时间。

例二　主诉：失眠。入睡时间 22 时（不借助药物），但次日 3 时即醒，醒后就再也睡不着了，每天中午饭后能睡 1 小时，即 13—14 时。

问九：此患者该怎么判断呢？答：患者 13 时能睡到 14 时，符合"太阳病欲解时，从巳至未上"，即 9—15 时。所以患者有太阳病。患者 22 时开始睡，次日 3 时醒，这段时间正好是亥子丑。《**伤寒论**》**第 275 条** "太阴病欲解时，从亥至丑上"，即 21 时至次日 3 时。因此，患者属于太阳病、太阴病，也就是太阴表证。太阴表证处方是桂枝汤，因此，处以桂枝汤。

桂枝、白芍各 30 克，甘草 20 克，生姜 30 克，大枣 8 枚。5 剂。

结果：5 剂后次日 3 时不再醒来，继服 5 剂巩固。

问十：这个方法这么简单，令人难以相信，是真的吗？答：只要验证过就会知道，利用时间来辨六经，准确度极高。对经方来说，判断出患者属于哪个经的病至关重要。

例三　女，42 岁，工人。失眠 8 年，日渐加剧。最近几个月来，整夜不能入睡，患者感觉头都要炸了一样的难受。为了治疗失眠，患者用了很多方法，时效时不效，最终的结果是越来越严重。因为失眠，患者痛不欲生。

我问："晚上一夜不睡，那白天呢？"

答："白天能睡1～2小时。"

问："白天何时能入睡？"

答："多是上午10—11时。"

问："还有其他不舒服的吗？"

答："即使睡着了梦也特别多，平时心慌，易出汗。"

处方：桂枝甘草龙骨牡蛎汤。

桂枝15克，甘草、牡蛎、龙骨各30克。5剂。

结果：5剂后入睡好转，又服15剂，基本正常。改为间断服药。

问十一：该患者属于哪条经的病呢？

答：患者整夜不能入睡，排除三阴经。在上午10—12时之间能睡一会儿，属于太阳病。出汗多，属于太阳病之桂枝证；多梦，属于龙骨牡蛎汤证；心慌，属于桂枝甘草汤证。所以患者最终处方为桂枝甘草龙骨牡蛎汤。

《伤寒论》第118条 火逆，下之，因烧针烦躁者，桂枝甘草龙骨牡蛎汤主之。

桂枝一两，甘草（炙）、牡蛎（熬）、龙骨各二两。

上四味，以水五升，煮取二升半，去渣，温服八合，日三服。

例四 男，38岁，因生意压力太大而失眠5年多，整夜不能入睡，只有每天早上8—9时能睡1个多小时，为此四处求医，曾用过西药苯巴比妥、地西泮、奋乃静、阿米替丁、氯丙嗪等无效，后来又服用安神镇静的中药亦无效，患者不得已加大剂量服用，睡觉不见好转，反而出现很多不良反应。

根据**《伤寒论》第272条** "少阳病，欲解时，从寅至辰上"即从上午3—9时，定为少阳病。又询问患者得知：口苦，胸胁窜痛，食欲不振，心烦。

处方：柴胡加龙骨牡蛎汤。

柴胡40克，龙骨、牡蛎、黄芩、生姜、代赭石、人参、桂枝、茯苓、半夏各15克，大黄10克，大枣6枚。

泡半小时，煮半小时，去渣再煎，5剂。

结果：患者当晚即入睡1～2小时，5剂用完，每晚可以入睡4～5小时，后又用药 20 剂，休息基本正常，此后改为间断用药。

《伤寒论》第 **107** 条　伤寒八九日，下之，胸满烦惊，小便不利，谵语，一身尽重，不可转侧者，柴胡加龙骨牡蛎汤主之。

柴胡四两，龙骨、黄芩、生姜（切）、铅丹、人参、桂枝（去皮）、茯苓各一两半，半夏（洗）二合半，大黄二两，牡蛎（熬）一两半，大枣（擘）六枚。

上十二味，以水八升，煮取四升，内大黄，切棋子大，更煮一两沸，去滓，温服一升。

根据欲解时，我们可以得出患者为少阳病，再结合其他症状得出柴胡加龙骨牡蛎证，结果疗效显著。

例五　患者自诉 22 时左右入睡，最痛苦的是次日 3 时必醒，醒后则再也难以入睡。

根据《伤寒论》第 275 条，"太阴病，欲解时，从亥至丑上"，即晚上 9 时至次日 3 时。因此定为太阴病。

再问患者症状：腹胀，大便稀溏。

处方：附子理中汤。

5 剂后，腹胀减轻，睡眠好转，继服 10 剂，可睡到早上 6—7 时，后改吃丸剂巩固。

例六　女，每日 2 时后才能入睡，却只能睡 2～3 小时，痛苦不堪。

根据《伤寒论》第 **328** 条　"厥阴病欲解时，从丑至卯上"，即 1—7 时。该患者定为厥阴病。

其他症状：手脚凉，脉细无力。

处方：当归四逆汤。

当归、桂枝、白芍、细辛各 30 克，甘草、木通各 20 克，大枣 12 枚。5 剂。

结果：5 剂后好转，继服 15 剂，基本痊愈。

《伤寒论》第 **351** 条　手足厥寒，脉细欲绝者，当归四逆汤主之。

当归、桂枝、芍药、细辛各三两，甘草、通草各二两，大枣二十五个。

上七味，以水八升，煮取三升，去渣，温服一升，日三服。

例七　男，每日 2 时之后才能入睡，也是只能睡 2～3 小时，同样定为厥阴病，但该患者舌红少苔，平时易腹泻。

处方：乌梅丸。

乌梅 60 克，细辛、黑附子、桂枝、黄柏各 18 克，干姜 10 克，黄连 6 克，当归、川椒、人参各 12 克。5 剂。

煮时加蜜、米醋，同煮。

结果：5 剂后，症状明显减轻，继服 10 剂巩固，后改为丸剂维持。

失眠治疗总结：失眠的治疗，首先要辨病。辨病的主要方法是时间辨病。该方法要知道患者原始状态下的入睡时间，且患者必须是以失眠为主症。该方法同样适用于其他疾病，前提是有明显时间规律性的疾病。

六经病欲解时，《伤寒论》中的记载如下。

第 9 条　太阳病欲解时，从巳至未上。

第 193 条　阳明病欲解时，从申至戌上。

第 272 条　少阳病欲解时，从寅至辰上。

第 275 条　太阴病欲解时，从亥至丑上。

第 291 条　少阴病欲解时，从子至寅上。

第 328 条　厥阴病欲解时，从丑至卯上。

六经病现代时刻表。

太阳病：上午 9 时至下午 15 时。

阳明病：下午 15 至 21 时。

少阳病：上午 3 时至 9 时，

太阴病：晚上 21 时至次日上午 3 时。

少阴病：晚上 23 时至次日上午 5 时。

厥阴病：上午 1 时至 7 时。

我们根据上面的时间可以很容易地判断出患者属于哪个经的病，然后再根据脉证来判断用什么处方。

经方失眠辨治要点如下。

《伤寒论》第 303 条　少阴病，得之二三日以上，心中烦，不得卧，黄连阿胶汤主之。

黄连四两，黄芩、芍药各二两，鸡子黄二枚，阿胶三两。

以上五味，以水六升，先煮三物，取二升，去滓，内胶烊尽，水冷，内鸡子黄，搅令相得，温服七合，日三服。

黄连阿胶汤的特点是脉细，心烦，不得卧。什么叫不得卧呢？不得卧就是患者感到心中烦闷不适，活动或游走后即感到心胸舒适。不能躺在床上，必须得活动。有的患者说夜里不能睡，必须得在床下或者院子里来回走才行，这就叫不得卧。

《伤寒论》第76条　发汗吐下后，虚烦不得眠，若剧者，必反覆颠倒，心中懊恼，栀子豉汤主之。

栀子十四枚，香豉四合（绵裹）。

上二味，以水四升，先煮栀子，得二升半，内豉，煮取一升半，去滓，分为二服，温进一服，得吐者，止后服。

栀子豉汤的特点是病闷乱不堪，神若无主，辗转床褥，不得安眠。患者常常说在床上翻过来倒过去，就是睡不着。临床上小儿夜啼，夜里躁动不安，也属于栀子豉汤证。最基本的特点是：心中懊恼，在床上翻来覆去睡不着。

《金匮要略》血痹虚劳病脉证并治第六　虚劳虚烦不得眠，酸枣仁汤主之。

酸枣仁二升，甘草一两，知母、茯苓、川芎、生姜各二两。

以水八升，煮酸枣仁，得六升，内诸药，煮取三升，分温三服。

酸枣仁汤的患者是虚劳病，脉浮大无力，失眠的特点是虚烦。

《伤寒论》第79条　伤寒下后，心烦腹满，卧起不安者，栀子厚朴汤主之。

栀子十四个，厚朴四两，枳实四枚。

上三味，以水三升半，煮取一升半，去渣，分二服，温进一服，得吐者，止后服。

卧起不安指患者一会儿躺下，一会儿又下床来回走，躺下或站着都不舒服，又叫坐卧不安，患者烦得四肢没地方搁。此方与黄连阿胶汤不同，黄连阿胶汤是不得卧，患者不想躺在床上，下床来回走走就会感到舒服。栀子厚朴汤的患者，躺着不舒服，不躺着也不舒服，所以患者一会儿躺着，一会儿下床来回走，但不管怎么样都不舒服。所以叫卧起不安。

《金匮要略》百合狐惑阴阳毒病证治第三　狐惑之为病，状如伤寒，默默欲眠，目不得闭，卧起不安，蚀于喉为惑，蚀于阴为狐，不欲饮食，恶闻食臭，其面目乍赤、乍黑、乍白。蚀于上部则声喝，甘草泻心汤主之。

甘草四两，黄芩、人参、干姜各三两，黄连一两，大枣十二枚，半夏半升。

上七味，水一斗，煮取六升，去渣，再煎，温服一升，日三服。

蚀于下部则咽干，苦参汤洗之。

苦参一升。

以水一斗，煎取七升，去渣，熏洗，日三服。

蚀于肛者，雄黄熏之。

雄黄。

上一味为末，筒瓦二枚合之，烧，向肛熏之。

狐惑病之卧起不安，也是躺着、起来都难受，另外还默默欲眠，目不得闭，即患者想睡觉，但是不能闭眼，闭上眼睛后难受。现在，我们来看这个患者，患者想睡觉，躺下后不能闭眼，闭上眼睛后难受，那干脆坐起来吧，坐起来也难受，躺着坐着都难受。

《伤寒论》第112条 伤寒脉浮，医以火迫劫之，亡阳必惊狂，卧起不安者，桂枝去芍药加蜀漆牡蛎龙骨救逆汤主之。

桂枝、生姜、蜀漆各三两，甘草二两，大枣十二枚，牡蛎五两，龙骨四两。

上七味，以水一斗二升，先煮蜀漆，减二升，内诸药，煮取三升，去渣，温服一升。

救逆汤中也有卧起不安。那么，这3个卧起不安的方子该如何鉴别呢？栀子厚朴汤：腹满，即患者腹胀。甘草泻心汤：目不得闭。救逆汤：惊狂。

说到卧起不安，我想到了一则医案。

例八 患者40多岁，大医院诊断为抑郁症。患者有强烈的自杀念头，每天会打好几个电话给儿子，说要跟儿子永别。在医院住了几个月还是不行，患者仍想自杀。找到我的时候，主诉是失眠，另外就是坐着不舒服，躺下也不舒服。

我当时用了甘草泻心汤，效果特别好，3日后患者就不想自杀了。但失眠无改善，这是我治疗的第一个失眠患者，以前我认为失眠是个小病，该患者让我开了眼，真的是太难治了，我想了各种办法，都没能治好，至今引以为憾。也正是从这个患者开始，我开始深入探讨失眠的治疗方法，最终从"欲解时"找到了答案，后来用"欲解时"的方法来解决失眠，疗效显著。

前一段时间我治疗了一例精神分裂症患者，女，失眠，眼球不灵活，24时以后才能入睡，属少阴病。又中午能午休一会儿，因此定为麻黄附子细辛汤。白天没精神，总想睡觉，但又睡不着，总想闭眼，这叫但欲寐，因此合用四逆汤。眼球不灵活，基本上不转动，这叫目中不了了，属于大黄证。又左腹股沟压痛，因此合用桃核承气汤。最后处方：麻黄附子细辛汤合四逆汤合桃核承气汤，共服用 50 剂后痊愈。

　　我看过很多名家治疗失眠的医案，医案中对患者何时入睡，何时醒来，都不重视，仅仅描述患者夜里只能睡 1～2 小时，然后就用药，最后痊愈。可以说，医者本人也属偶然命中，后学者更是难以掌握本质规律。

　　另外有些医案，不强调方证的特殊之处，似是而非，都对后学者造成了困惑。比如，医者用黄连阿胶汤治好了一例失眠，却没有描述患者不能躺，需要不停地走动这一特征，以致后学者见到这样的患者，根本就想不到黄连阿胶汤。

　　最后总结一下治疗失眠的经方的特点：黄连阿胶汤，患者躺在床上难受，下床走动后舒服。栀子豉汤，患者不下床，在床上翻过来倒过去，睡不着。栀子厚朴汤，患者躺着坐着都难受，同时肚子胀。甘草泻心汤，患者想睡觉，却不能闭眼，闭上眼睛后难受，坐着难受，躺着也难受。救逆汤，患者害怕、胆小、发狂、坐卧不安。百合病，患者想躺，但躺下后不舒服，又想出去走走，但活动也不舒服。至于酸枣仁汤我还没有搞清楚，等经验成熟了再告诉大家。

第二讲 伤寒辨病

 ## 太阳病病脉证治

1. 名词解释"伤寒"

要想研究《伤寒论》，就必须得研究"伤寒"这个词，这2个字的含义搞不清楚，根本就无法研究《伤寒论》。

以**第 177 条**为例，"伤寒脉结代，心动悸，炙甘草汤主之。"古人惜墨如金，如果伤寒二字不重要，直接写"脉结代，心动悸，炙甘草汤主之"不行吗？为什么非得加上"伤寒"二字呢？

原来，其中大有深意。第一，感冒发热以后，出现脉结代，心动悸者，用炙甘草汤。病毒性心肌炎就属于这种情况，这是发病史。第二，遇感冒发热就会复发，病情加重者，用炙甘草汤，这是诱因。第三，遇寒后病情加重，比如天气寒冷、天气转冷、受凉、遇冷水，甚至进食凉东西后，病情都会加重，用炙甘草汤，这是怕冷，又叫恶寒。

具备上面 3 个特点，同时又脉结代，心动悸者，才可以用炙甘草汤治疗。这一点心里必须清楚，这也是第 177 条前面要冠以"伤寒"二字的原因。同样的道理，第 260 条茵陈蒿汤、第 261 条栀子柏皮汤、第 262 条麻黄连翘赤小豆汤，这 3 条前面也冠了"伤寒"二字，与第 177 条是一个意思，3 个条文中的身黄都是伤寒身黄。

把"伤寒"二字理解清楚了，里面的很多条文就会迎刃而解。第 40 条小青龙汤"伤寒表不解"，因此小青龙汤所治咳喘，或感冒后遗症，或感冒后复发或加重，或冬天严重，或遇寒诱发。总之，还是伤寒二字本来含义的体现。不符合伤寒含义的咳喘用小青龙汤是无效的，比如半夏厚朴汤前面没有伤寒二字，所以半夏厚朴汤所治疗的咳喘就不具有小青龙汤的特点。半夏厚朴汤证咳喘特点是，患者闻香烟、油烟或辣椒油烟时咳喘加重，但遇寒却不加重。为了方便应用和讲述，我把前面伤寒的 3 个含义统称为三义，即条文前面冠了伤寒二字，就是指伤寒三义。

比如**第 73 条**，"伤寒，汗出而渴者，五苓散主之。"这里有伤寒二字，就是指伤寒三义，且伴有汗出、口渴，用五苓散治疗。如果没有伤寒三义，仅仅只有汗出而渴，不能只用五苓散治疗。**第 26 条** "服桂枝汤，大汗出后，大烦渴不解，脉洪大者，白虎加人参汤主之。"本条文也是汗出而渴，却使用白虎加人参汤，充分证明第 73 条伤寒二字缺不得。**第 100 条** "伤寒，阳脉涩，阴脉弦，法当腹中急痛，先与小建中汤，不差者，小柴胡汤主之。"显然不可能阳脉涩，阴脉弦，就会腹中急痛，必须符合伤寒三义，才会有这种情况。**第 102 条** "伤寒二三日，心中悸而烦者，小建中汤主之"。若患者心中悸而烦，我们并不能确定用小建中汤，但加上伤寒三义后，就一定是小建中汤。既然有伤寒三义，就会有中风三义，同样包括了发病史、诱因、恶风三个含义。

在这里强调几个概念：

第一，伤寒必恶寒，依据是**第 3 条** "太阳病，或已发热，或未发热，必恶寒，体痛，呕逆，脉阴阳俱紧者，名为伤寒。"

第二，中风必恶风，又叫伤风。依据是**第 13 条** "太阳病，头痛，发热，汗出，恶风，桂枝汤主之。"

第三，阳明必恶热，又叫伤热。依据是**第 182 条** "问曰：阳明病外证云何？答曰：身热，汗自出，不恶寒，反恶热也。"实质上是伤热证。

第四，伤湿必恶湿，伤暑必恶暑，伤燥必恶燥。这都是必有之义。

例如风湿之病，必然同时符合伤风三义和伤湿三义。简单地说，必须同时恶风、恶湿才可以。比如有的关节炎患者，阴雨天加重，只能说明是湿病，但如果兼有大风天加重，就可以确定是风湿病了。

我曾听好几位患者说过膝盖痛，阴雨天就不必说了，天气预报嘛，可怕的是，外面刮大风也不行。刮大风时，患者关紧门窗，盖好被子，捂得严严实实的，照样疼痛加重，充分说明了天气对疾病的重要性。

有了上述的认识后，现在来看**第174条** "伤寒八九日，风湿相搏，身体疼烦，不能自转侧，不呕不渴，脉浮虚而涩者，桂枝附子汤主之。若其人大便硬，小便自利者，去桂加白术汤主之。"

分析：患者伤寒，又风湿相搏，因此，必然是恶寒、恶风又恶湿。所以，第174条是治疗风寒湿的处方。

风寒湿的治疗分2种情况：第一，大便硬，小便正常者，用去桂加白术汤。第二，小便难，大便正常者，用桂枝附子汤。

为什么这样来鉴别呢？第174条方后注写得很清楚，"此本一方二法"。大便硬，小便自利，去桂也。大便不硬，小便不利，当加桂。很显然，2个处方的鉴别点是二便，但它们都是治疗风寒湿的处方。

临床上骨质增生和风湿病必须鉴别。骨质增生的患者不怕湿，阴雨天不加重。而风湿病的患者阴雨天必定加重。伤寒三义搞清楚后，整部《伤寒论》就容易理解了，还有一些其他名词，日后再专门解释。

2. 太阳病分析麻黄汤

太阳病的定义是脉浮、头项强痛、恶寒三联征。我一直在思考太阳病的实质是什么？后来，似乎明白了。先举个例子：高压锅里面添水后加温，随着水温的升高，会有水蒸气产生。水蒸气越来越多，到一定程度，高压锅锅盖上的阀门就会打开，会有水蒸气呼啸而出，如果把手放到水蒸气上，肯定会烧伤。

现在我们来设想一下，如果阀门坏了，打不开了，会是什么结果？结果只有一个，高压锅爆炸，彻底报废，不能用了。人也是这样，毛孔就是排气阀，如果毛孔都闭合，不出汗了，会有什么表现呢？

由于身体内部产生的水蒸气需要排出去，但毛孔闭合了。水蒸气的特点是带有大量的热量，同时它的特性是向上和向外运动。水蒸气向上运动就到了头颈部，出不去，就会头痛、脖子硬。水蒸气向外运动到了人身体的最外面，出不去，就会身体疼痛。这时候身体表面的温度就会高，有的患者医生摸着会感到烫手，为什么会烫手呢？因为含有大量热能的水蒸气出不去，于是发热。患者体内的废气、废水蒸气需要血液的流动来排出，也就是说红细胞里含有大量的废气、废水蒸气排不出去，于是红细胞体积增大，血管弹性阻力增高，这就是浮脉。脉浮的原因是血管里气体增多，就像轮胎一样，气体越多，轮胎越鼓。

我们再来想一下，如果一直给轮胎充气，最后的结果必然是爆胎。人也是这样，如果毛孔一直打不开，而废气源源不断，结果也必然是血管破裂，而最大的可能是脑血管破裂，就是脑溢血。所以有的中医用麻黄汤来治脑溢血是有道理的，用了麻黄汤后，毛孔打开，血管里的废气减少，脑血管自然就停止了出血。人体为了保护自己，防止脑血管破裂，就想办法来排出废气，用什么办法呢，那就是咳嗽、喘。

我认为，太阳病是身体散热出了问题，而且是体内气体的散热出了问题。由于气体有向上向外的特点，所有太阳病表现为身体上部和身体表面的症状。

人体内有纯气体和水蒸气2种气体。现在来看麻黄汤的条文**第35条** "太阳病，头痛发热，身疼腰痛，骨节疼痛，恶风，无汗而喘者，麻黄汤主之。"

麻黄三两（去节），桂枝二两（去皮），甘草一两（炙），杏仁七十个（去皮尖）。

3. 太阳病麻黄汤演变

太阳病诊断标准："太阳之为病，脉浮，头项强痛而恶寒。""太阳病欲解时，从巳至未上。"

太阳病麻黄汤证，**第35条** "太阳病，头痛发热，身疼腰痛，骨节疼痛，恶风，无汗而喘者，麻黄汤主之。"病（太阳病），脉（浮紧有力），证（头痛发热，身疼腰痛，骨节疼痛，恶风，无汗而喘），治(麻黄汤)。俗称麻黄八证，其中疼痛占了4个，必备特征是无汗。

下面就麻黄汤问题一一探讨。

第一，麻黄汤证伴大便干的处理方案为麻黄汤。依据是**第36条** "太阳与阳明合病，喘而胸满者，不可下，宜麻黄汤。"**第235条** "阳明病，脉浮，无汗而喘者，发汗则愈，宜麻黄汤。"

第二，麻黄汤证伴烦躁的处理方案为大青龙汤。依据是**第38条** "太阳中风，脉浮紧，发热恶寒，身疼痛，不汗出而烦躁者，大青龙汤主之。"

第三，麻黄汤证伴衄血的处理方案用麻黄汤。依据是**第46条** "太阳病，脉浮紧，无汗，发热，身疼痛，八九日不解，表证仍在，此当发其汗，服药已微除，其人发烦目瞑，剧者必衄，衄乃解。所以然者，阳气重故也。麻黄汤主之。"**第47条** "太阳病，脉浮紧，发热，身无汗，自衄者，愈。"**第55条**"伤寒脉浮紧，不发汗，因致衄者，麻黄汤主之。"

第四，麻黄汤证伴项背强几几的处理方案为葛根汤。依据是**第31条** "太阳病，项背强几几，无汗，恶风，葛根汤主之。"**第32条** "太阳病与阳明病合病者，必自下利，葛根汤主之。"**第33条** "太阳与阳明合病，不下利，但呕者，葛根加半夏汤主之。"

谈到麻黄汤，就必须学习辨脉法第一篇里的2句条文，"寸口脉浮为在表，沉为在里"。意思是若患者寸关尺脉均为浮，则病在表，比如麻黄汤证；若寸关尺脉均为沉，则病在里，比如四逆汤证。"寸口脉浮而紧，浮则为风，紧则为寒。风则伤卫，寒则伤荣，荣卫俱病，骨节烦疼，当发其汗也。"

医案详解：一人，伤寒四五日，吐血不止，医以犀角地黄汤、茅花汤治而反剧。陶切其脉，浮紧而数，曰：若不汗出，邪何由解？进麻黄汤一服，汗出而愈。或曰：仲景言衄家不可发汗，亡血家不可发汗，而此用麻黄，何也？曰：久衄之家，亡血已多，故不可汗。今缘当汗不汗，热毒蕴结而成吐血，当发其津液乃愈。故仲景又曰：伤寒脉浮紧，不发汗，因致衄者，麻黄汤主之。益发其汗，则热越而出，血自止也。

分析一：第86条 "衄家不可发汗。"和**第87条** "亡血家不可发汗。"医圣明确指出，衄家、亡血家不可发汗。衄家，指经常衄的人；亡血家，指经常亡血的人。并不是偶尔或刚刚衄血之人，也不是偶尔或刚刚亡血之人，而是指久衄之人、久亡血之人。因为久衄、久亡血，血流失太多，不可再发汗。

分析二：从该医案用麻黄汤的效果来看，脉必定是浮紧有力。**第50条** "脉浮紧者，法当身疼痛，宜以汗解之。"和**第51条** "脉浮者，病在表，可发汗，宜麻黄汤。"这里的"宜"字作"比如"解。**第52条** "脉浮而数者，可发汗，宜麻黄汤。"这里的脉浮紧有力分2种情况：要么是寸关尺都浮紧有力；要么是寸脉浮紧有力，关沉尺沉有力。这2种情况都叫脉浮紧有力的麻黄汤证。

分析三：太阳伤寒而见吐血不止，当辨病仍在表，抑或邪气传里，热入营血，必以脉证为辨。若属热入营血者，则吐血量多，且见舌绛、身热、脉数等症，治当用清热凉血大法。而本案虽吐血不止，但无汗、脉紧等伤寒表证仍在，则非热入营血，乃外邪闭表，阳郁太甚，不得汗解，而内通营血所致，故治用犀角地黄汤等清热凉血剂不效。因吐血乃伤寒表实所致，故仍当用麻黄汤发之，得表开邪散，则郁阳自伸，营血自无邪扰，而吐血自止。至于案中见脉数之象，乃发热时所暂现，仍可遵**第 52 条**所云，"脉浮而数者，可发汗，宜麻黄汤"之则。此案与**第 55 条**所云，"伤寒脉浮紧，不发汗，因致衄者，麻黄汤主之"其理一也，学者当深思。

太阳表证见吐血，衄血用辛温解表之法，当掌握以下原则：第一，出血后表证仍在，其脉证未有改变，表实者，可用麻黄汤；表虚者，则宜桂枝汤。第二，确无热入营血之症状，也无亡血之迹象者。第三，小便清白，确无里热证者。第四，无外感风热之象者。第五，即便可用辛温发汗解表者，也当慎之，因麻桂有辛温燥血之弊。

病（太阳病），脉（浮紧而数），证（吐血不止），治（麻黄汤）。

张锡纯医案

曾治一人冬日得伤寒证，胸中异常烦躁，医者不识大青龙汤证，竟投以麻黄汤。服后分毫无汗，胸中烦躁益甚，自觉屋隘莫能容。诊其脉洪滑而浮，治以大青龙汤证加天花粉。服后 5 分钟，周身汗出如洗，病若失。

分析：烦躁是麻黄汤所不备也。病（太阳病），脉（浮、洪、滑），证（伤寒烦躁无汗），治（大青龙汤加天花粉）。

麻黄证兼寒湿时的处理方案是麻黄加术汤。依据**痉湿暍病脉证治**"湿家身烦疼，可与麻黄加术汤发其汗为宜，慎不可以火攻之"。

4.一例口酸患者的病脉证治

前一段时间我接诊了一位嘴里发酸的女患者，44 岁，主诉就是口酸，做了检查都正常，中西药也用过。

面对这样的患者，我的诊疗思路如下：第一步，金匮病里没有口酸病，所以排除金匮病，那么患者属于伤寒病。第二步，伤寒辨病法，望诊无黄疸排除黄证，另外排除阴阳易病。通过问诊排除霍乱病、差后病和劳复病。通过按压心口，无疼痛排除结胸病。通过腹诊，左腹股沟无压痛，少腹正常，排除瘀血病。通过问诊，饮食正常，胃部不难受，排除痞证；无脐下悸，无心下悸，小便正常，也能站稳，排除水病。第三步，六经辨病，脉有力，属于三阳病，因此排除三阴病。问诊太阳病症状有易出汗、怕风、怕冷、脖子不难受。少阳病症状无口苦，无胸胁苦满，无寒热往来。阳明病症状不怕热，大便正常。确诊：病（太阳病），脉（有力），证（自汗，怕风），治（桂枝汤）。

处方：桂枝、白芍各9克，炙甘草6克，大枣3枚，生姜3片。

结果：1剂后，口酸消失。3剂后，自汗、怕风消失。继服5剂巩固。后因其他病就诊，口酸再未发作。

第12条 太阳中风，阳浮而阴弱。阳浮者，热自发，阴弱者，汗自出。啬啬恶寒，淅淅恶风，翕翕发热，鼻鸣干呕者，桂枝汤主之。

桂枝三两（去皮），芍药三两，甘草二两（炙），生姜三两（切），大枣十二枚（擘）。

我们治疗疾病，不论大病小病，或疑难怪病，全部都按病脉证治的程序来诊治。可以这样说，像这个患者，我根本就没有考虑如何治疗口酸问题，只是按照病脉证治，通过金匮辨病、伤寒辨病，最后确诊为桂枝汤证，3剂痊愈。临床上，很多时候患者的症状都是无效症状，只有符合病脉证治程序的症状才是有效症状，这是我们在临床中必须重视的问题。

在以后的病例中，我会反复地讲如何金匮辨病，如何伤寒辨病，因为只有这样，我们才能更深刻地理解医圣当年是如何病脉证治的。

5. 喝粥和温覆

喝粥和温覆的重要性，在这2方面我有深刻的印象。

例一 女，50多岁，安阳人，体胖。3年前确诊胃贲门失弛缓症，不能吃东西，去过很多地方，最后在北京治愈。北京的专家对她说，以后尽量不要用西药。胃病治好后得了鼻窦炎，我给她用中药也治好了。半年后又得了感冒，患者不敢吃西药，就来找我。我开玩笑说，我可不治感冒。问症状，口苦、自汗、头痛、鼻塞、怕风、不想吃饭，典型的经方证。处以柴胡桂枝汤，3剂。然后对患者说不用来了，吃完就能痊愈。结果第4日患者又来了，说有效，但不彻底，还有症状。这让我很意外，一个小感冒，3日还没搞定？问口不苦，饮食可，但头痛、出汗、怕风。我只好又处以桂枝汤原方，3剂。嘱患者服药后喝白开水并盖被子出微汗。3日后，患者打电话给我，说都好了。

该患者让我深思，明明应该一次即好，为什么没有痊愈呢？我反复研究桂枝汤和柴胡桂枝汤的原文，最后我想会不会问题出在服药后喝粥和温覆的环节上了呢？

例二 女，40 岁左右，颈椎病、肩周炎。脖子难受，头晕，肩膀发沉，胳膊抬不起来。我想起了以前老家村里一位患者，症状一模一样，当时用柴胡桂枝汤原方，用药 20 多剂后，痊愈。现在还用柴胡桂枝汤原方，不同的是多了一个环节，即每晚服药后喝白开水一碗，盖 2 层被子，身上微微出汗后，去掉一层，然后睡觉。避风，不要出门，不要洗澡。5 剂后，痊愈。

服药方法原来如此重要。我曾想，如果让患者完全按桂枝汤后的服药方法，每 2 小时 1 次，应该会在 1 日内痊愈吧。这个我还没试过，等用过后再告诉大家。仲景的汗法是必须出汗才会见效，而喝粥温覆对出汗有帮助作用，当然见效会快。

下面是我的一些总结。

《伤寒论》中明确要求服药后喝粥加温覆的方剂有：桂枝汤、桂枝加附子汤、桂枝去芍药汤、桂枝去芍药加附子汤、桂枝麻黄各半汤、桂枝二麻黄一汤。

《伤寒论》中要求温覆，但可以不喝粥的方剂有：麻黄汤、桂枝汤加厚朴杏仁、葛根汤、葛根加半夏汤、大青龙汤。

《伤寒论》中要求多喝热水，但可以不温覆的方剂有：五苓散。

《伤寒论》中要求喝热粥，但可以不温覆的有：理中丸方。

我个人的看法是，凡是含有桂枝的方剂都应该喝粥加温覆，但桃核承气汤也许是个例外。另外凡是经方后要求出汗，比如写着汗出愈的方剂也都应该喝粥加温覆。

6. 服用小青龙汤的亲身感受

例 本人，感冒，10 日。自服一粒复方氨酚烷胺胶囊，症状明显缓解，却遗留了每日 2～3 次的咳嗽，心里想，扛一扛就过去了。5 日前我去外县出诊，车里有点热，患者家属给买了一瓶饮料，喝着很舒服。我喝了一瓶，晚上咳嗽猛地加剧，心里也不在意，谁知病情有增无减，前天晚上吃了凉的扒鸡，喝了半两白酒，半夜咳嗽得觉都睡不成，真痛苦啊，于是开始吃中药。

症状：身上无汗，轻度鼻塞，咳嗽痰少、色白、微黏、容易咳出。喝水少时小便发黄，喝水多时小便发白，大便偏溏。口不苦、不干，咽不干，口不渴，饮食正常，无胸闷，无胁满。舌苔薄白，舌质淡红，边有齿痕。

处方：麻黄、五味子各5克，白芍、细辛、干姜、甘草、桂枝、生半夏各10克。

上药用冷水浸泡30分钟，沸水煮40分钟，煮了大约一碗中药。我怕苦，加了白糖，先喝了半碗。药水一点也不苦，酸酸甜甜的，像酸梅汤，不过有姜的辛辣味。服药2分钟后，感到舌头麻，心知是辛辣的原因。我赶紧进被窝，自觉身上发热，我穿着睡衣坐在被窝里，又等了3分钟，只觉得身上热，但没出汗。于是脱掉睡衣完全进被窝里，把头也蒙住，不到20秒就出了汗，头上也全是汗。坚持了1分钟，怕出大汗，遂把头露出了被窝。汗出后，自觉咽喉部舒畅了许多，舌麻、口麻的感觉减退，觉得嗓子有点麻。8分钟后，所有麻的感觉全部消失。睡觉前小便2次，咳嗽6声，没有吐痰，夜里又小便1次，量特别多，没有咳嗽，口不渴。睡前喝1次温开水，夜里只要把被子盖严就会微微出汗。早上起床后，咳嗽一两声，自觉好了七八成。有意思的是，起床前放了一个又长又响的屁，觉得肚子舒服多了。这个现象让我思考：心下有水饮，通过出汗和小便已经排出，那么咳嗽还有气上逆，是不是肺与大肠相表里，通过放屁可以把气体降下呢？这也许就是桂枝加厚朴杏子汤用厚朴、杏子，金沸草散用旋覆花的原因吧。因为我皮肤较白，属于虚胖体质，夏天时特别爱出汗，所以麻黄用量较少。次日早上又把剩下的一半药服下，痊愈。

我本人的体会是盖被子温覆有助于提高疗效。服药后会感到发困，看来麻黄对部分失眠患者确实有催眠作用。

7. 经方如何出汗

凡是含有麻黄、桂枝的处方，都要求出汗。那么，我们应该怎样让患者出汗呢？

正确的方法是中药煎好后，趁热喝，当然不能太烫，服药后立即喝比较热的稀米汤或者热开水一碗，然后马上进被窝，从头到脚都盖住。注意，是从头到脚都盖住，不能让头露在外面，这样不到1分钟，患者就会感觉身上微微出汗。

我在临床上碰到过下列情况。

第一，患者服药后即汗出，那以后服药就不用再喝稀粥、盖被子。

第二，患者进被窝，并喝了热开水，身上也不出汗，此时应该要求患者把头也蒙住。特别是冬天，只要不把头蒙住，一般是出不了汗的。但是只要把头蒙住了，很快就会出汗。

第三，患者服药后，喝了热开水，也盖住了全身，头也蒙了，就是不出汗。这时候不能强求出汗，蒙头3分钟还不出汗，就不再要求患者出汗。这时要分析原因，是不是辨证错误，是不是药量太小，或是不是患者血虚等。

第四，为了帮助出汗，我有时会给患者用一粒复方氨酚烷胺胶囊，然后服用中药，再喝稀粥、盖被子，这样很有效。

第五，有的患者，比如曾有一位膝关节痛的患者，平时身上其他地方都出汗正常，只有膝关节不出汗。此类患者服用中药，喝了稀粥，盖了被子后，全身其他地方都出汗，偏偏膝关节不出汗。我的解决办法是，在膝关节处包上3层保鲜膜，再吃药、喝稀粥、盖被子，很快膝关节就会出汗。

第六，患者身上微汗出后，可以把头露出来，准备2条干毛巾，把出汗太多的地方擦一擦。

第七，患者出汗后，切忌洗澡，有的人必须每天洗澡，那就让他洗澡后再吃药。

第八，患者出汗后，最好的做法是睡觉。不要出门，不要洗澡，不要碰冷水，次日上午最好待在家里不要出门，不要进食凉东西。

依上法，很多疾病在出汗后就可痊愈。

8. 经方的六经分类

经方的六经分类一直存在很大的争议，我想谈谈自己的看法。

第一，分类的目的不是为了分类而分类，而是为了方便学习和应用。

第二，经方的六经分类从一开始就走入了误区，包括一些名医大家在内。为什么这样说呢？因为大家都想当然地认为一个经方只能是一条经的处方。以栀子干姜汤为例，该方既是太阴方又是阳明方，是太阴阳明合病的处方。现在硬要把栀子干姜汤归到一条经，就会发现，单独归入哪条经都不正确。又比如柴胡桂枝汤，有人将此方归于少阳经，但实际上该方也可归于太阳经，因为里面有桂枝。所以，大家只要不硬把处方归于一条经，那么所有的争论就可戛然而止。

第三，以我目前的水平，还无法把所有的经方都正确归经，我只能将有把握的告诉大家。

第四，按我说的方法将经方归经以后，可以在学习和应用时起到极大的帮助。

下面开始讲经方如何分类。

凡是含有麻黄的处方都归太阳经。《伤寒论》中有 14 方次，《金匮要略》中有 23 方次。如麻黄汤、大青龙汤、小青龙汤、桂枝二麻黄一汤、桂枝麻黄各半汤、麻黄升麻汤、麻黄杏子甘草石膏汤、葛根加半夏汤、葛根汤、《千金》三黄汤、《古今录验》续命汤、越婢加术汤、《千金》麻黄醇酒汤、小青龙加石膏汤、越婢汤、防己黄芪汤（加减）、甘草麻黄汤、还魂汤、桂枝去芍药加麻黄附子细辛汤、射干麻黄汤、麻黄加术汤、麻杏苡甘汤、麻黄附子汤（即麻黄附子甘草汤）、越婢加半夏汤、桂枝二越婢一汤、桂枝芍药知母汤、乌头汤。

此外，还有麻黄附子细辛汤、麻黄附子甘草汤，这 2 个处方都是太阳经的处方，又是少阴经的处方。这样来分，大家就不用争论了，而且分类之后有很多好处。临床上，当我们遇到一位患者，既有太阳经症状，又有少阴经症状，同时无汗，这时就可以在这 2 个处方中选一个来治疗。并且，这样选出来的处方，效果往往很理想。

例一　窦某，女，39 岁。患哮喘 10 多年，每因降温或者天气寒冷而发病。此次发病时六经病问诊如下：恶寒、无汗、哮喘、胸闷。精神差，休息差。脉沉迟。其他经正常。显然该患者有太阳病，又有少阴病。太阳病无汗选麻黄，少阴病选附子，于是我选用麻黄附子细辛汤。

麻黄、细辛、附子各 9 克。3 剂。

服药后用微汗法（服药、喝稀粥、盖被子），进被窝 30 秒，身上出微汗，哮喘即止。以后服药不再取微汗，3 剂后改桂附地黄丸常服。

凡是含有桂枝的方剂归于太阳经。桂枝这味药《伤寒论》中有 43 方次，《金匮要略》中有 56 方次。如桂枝甘草汤、桂枝加桂汤、茯苓桂枝甘草大枣汤、桂苓五味甘草汤、茯苓桂枝白术甘草汤、茯苓甘草汤、茯苓泽泻汤、麻黄汤、麻黄加术汤、大青龙汤、葛根汤、葛根加半夏汤、续命汤、桂枝二麻黄一汤、桂枝麻黄各半汤、桂枝二越婢一汤、桂枝加附子汤、桂枝去芍药加麻黄附子细辛汤、桂枝芍药知母汤、甘草附子汤、桂枝附子汤、桂枝去芍药加附子汤、乌头桂枝汤、桂枝汤、小建中汤、《千金》内补当归建中汤、桂枝加芍药汤、桂枝加大黄汤、桂枝加葛根汤、柴胡桂枝汤、柴胡桂枝干姜汤、四逆散（加减）、桂枝甘草龙骨牡蛎汤、桂枝去芍药加蜀漆牡蛎龙骨救逆汤、桂枝加龙骨牡蛎汤、风引汤、黄芪桂枝五物汤、黄芪芍药桂枝苦酒汤、桂枝加黄芪汤、炙甘草汤、温经汤、新加汤、泽漆汤、桂枝人参汤、黄连汤、桃核承气汤、鳖甲煎丸、桂枝茯苓丸、厚朴七物汤。

例二 女，28岁，头痛、发热、自汗、怕风、腹痛，4日无大便，脉浮滑有力。其他正常。

头痛、发热、自汗、怕风，属于太阳病；腹胀、腹痛、便干，属于阳明病，所以该患者是太阳病和阳明病。怕风、自汗是桂枝证，腹胀、腹痛、便干是大黄证。桂枝和大黄同用的处方有4个：桃核承气汤、鳖甲煎丸、桂枝加大黄汤、厚朴七物汤。该患者无瘀血证，所以排除桃核承气汤；无癥瘕，排除鳖甲煎丸；无太阴病，排除桂枝加大黄汤。最后处方：厚朴七物汤。

厚朴40克，甘草、大黄、枳实各15克，大枣10枚，桂枝10克，生姜25克。1剂。

服药后患者大便很多，症状全消，嘱清淡饮食，2日后痊愈。

以此为例，我把厚朴七物汤归于太阳经是完全正确的，但同时把厚朴七物汤归于阳明经，也是正确的。这就是我的目的，一切为了学习和临床。

凡是含有柴胡的方剂归于少阳经。《伤寒论》中有7方次，《金匮要略》中有7方次，如小柴胡汤、大柴胡汤、柴胡桂枝干姜汤、柴胡去半夏加瓜蒌汤、柴胡加龙骨牡蛎汤、柴胡桂枝汤、四逆散、柴胡加芒硝汤、鳖甲煎丸。

例三 女，六经病的问诊情况：怕风自汗，头痛不舒，这是太阳经。同时口苦、不思饮食，这是少阳经。无其他症状。很简单，太阳病中怕风自汗是桂枝证，少阳经中口苦、不思饮食是柴胡证。那么，同时含有桂枝和柴胡的方剂，也就是说既归于太阳经，又归于少阳经的处方有：柴胡加龙骨牡蛎汤、柴胡桂枝汤、柴胡桂枝干姜汤、鳖甲煎丸、四逆散加减方。由于患者大便不干，排除柴胡加龙骨牡蛎汤；大便不稀，无太阴病，排除柴胡桂枝干姜汤；手脚不凉，排除四逆散加减方；无癥瘕，排除鳖甲煎丸。最后处方：柴胡桂枝汤。

柴胡 16 克，桂枝、黄芩、人参、生半夏、白芍、生姜各 6 克，炙甘草 4 克，大枣 3 枚。2 剂。

去渣再煎。结果，1 剂而愈。

经过这样的病例分析，大家可以看到把柴胡桂枝汤归于 2 条经的好处，这样的归经方法符合临床实际。凡是硬要把柴胡桂枝汤归于一条经的做法都是错误的，凡是想当然认为一个处方只能归于一条经的想法都是错误的，包括《皇汉医学》也是采用了错误的归经方法。所以归到最后，汤本求真，自己都觉得没法归经了。当然，我是很崇拜汤本求真老前辈的。

凡是含有黄芩的方剂都归于少阳经。《伤寒论》中有 16 方次，《金匮要略》中有 20 方次。如黄芩汤、黄芩加半夏生姜汤、奔豚汤、当归散、黄连阿胶汤、黄土汤、葛根黄芩黄连汤、半夏泻心汤、生姜泻心汤、甘草泻心汤、干姜黄芩黄连人参汤、小柴胡汤、柴胡桂枝汤、柴胡加芒硝汤、柴胡桂枝干姜汤、柴胡去半夏加瓜蒌汤、大柴胡汤、柴胡加龙骨牡蛎汤、《外台》黄芩汤、泽漆汤、《千金》三物黄芩汤、泻心汤、附子泻心汤、麻黄升麻汤、侯氏黑散、《千金》三黄汤。

凡是含有大黄的方剂归于阳明经。《伤寒论》中有 14 方次，《金匮要略》中有 23 方次。如大黄甘草汤、大陷胸汤、大陷胸丸、调胃承气汤、大承气汤、小承气汤、厚朴三物汤、麻子仁丸、厚朴七物汤、桃核承气汤、抵当汤、抵当丸、大黄䗪虫丸、大黄牡丹皮汤、下瘀血汤、茵陈蒿汤、栀子大黄汤、大黄硝石丸、大黄黄连泻心汤、泻心汤、附子泻心汤、大黄甘遂汤、桂枝加大黄汤、大柴胡汤、鳖甲煎丸、大黄附子汤、己椒苈黄丸、苓甘五味姜辛汤。

例四　患者，长期便秘，腹胀不舒，同时精神很差，干什么都没有劲儿，只想打瞌睡，脉沉细无力。

便秘、腹胀不舒，为阳明病大黄证；精神差，干什么都没劲儿，只想打瞌睡，脉沉细无力，为少阴病附子证。

那么，同时归经于阳明经和少阴经的处方有哪些呢？有附子泻心汤和大黄附子细辛汤。其中，附子泻心汤由大黄、黄连、黄芩、附子组成，这是个归于少阴、阳明、少阳 3 条经的处方，因此排除。所以最后使用了归阳明、少阴 2 条经的方剂，大黄附子汤。

大黄、附子各 9 克，细辛 6 克。

患者服药后霍然而愈。从这则医案里大家可以感受到把处方归经后带来的巨大好处，同时也看到，如果硬把一些处方归于一条经是多么不符合临床实际。

　　凡是含有石膏的方剂都归于阳明经。《伤寒论》中有 7 方次，《金匮要略》中有 13 方次，如白虎汤、白虎加人参汤、白虎加桂枝汤、竹叶石膏汤、桂枝二越婢一汤、大青龙汤、麻黄升麻汤、续命汤、小青龙加石膏汤、麻黄杏仁甘草石膏汤、越婢汤、越婢加术汤、越婢加半夏汤、文蛤汤、风引汤、厚朴麻黄汤、木防己汤、竹皮大丸。

　　凡是含有干姜的方剂归于太阴经。如半夏泻心汤、生姜泻心汤、甘草泻心汤、干姜黄芩黄连人参汤、黄连汤、通脉四逆汤、通脉四逆加猪胆汁汤、四逆汤、四逆加人参汤、茯苓四逆汤、白通汤、白通加猪胆汁汤、人参汤（即理中丸）、桂枝人参汤、厚朴麻黄汤、小青龙汤、苓甘五味姜辛汤、干姜附子汤、赤石脂丸、九痛丸、小柴胡汤及其加减、柴胡桂枝干姜汤、栀子干姜汤、甘草干姜汤、半夏干姜散、大建中汤、桃花汤、柏叶汤。

　　例五　患者，慢性胃炎，不能进食凉物，吃了就大便稀，大便次数多，自觉胃部发凉、进风，常年戴着棉布兜，其他都正常。

　　患者自觉胃部发凉，这是怕冷；自觉胃部进风，这是怕风，属于太阳病桂枝证。不能进食凉物，属于太阴病干姜证。大便稀，认为是大肠黏膜出汗。那么，同时归太阳经（桂枝）和太阴经（干姜）的处方有：黄连汤、桂枝人参汤、柴胡桂枝干姜汤。由于患者无少阳证，排除柴胡桂枝干姜汤；无任何热象，排除黄连汤。所以，最后的处方是：桂枝、甘草各 20 克，白术、人参、干姜各 15 克。3 剂。

　　结果：3 剂后，痊愈。

　　凡是含有当归的方剂都归于厥阴经。《伤寒论》中有 4 方次，《金匮要略》中有 15 方次，如当归四逆汤、当归四逆加吴茱萸生姜汤、内补当归建中汤、乌梅丸、当归散、胶艾汤、当归芍药散、温经汤、奔豚汤、麻黄升麻汤、当归生姜羊肉汤、当归贝母苦参丸。

　　凡是含有附子的方剂都归于少阴经。如桂枝加附子汤、桂枝去芍药加麻黄细辛附子汤、桂枝芍药知母汤、甘草附子汤、桂枝附子汤、桂枝去芍药加附子汤、乌头桂枝汤、四逆汤、四逆加人参汤、通脉四逆汤、通脉四逆加猪胆汁汤、茯苓四逆汤、理中汤及其加减、术附汤、去桂加白术汤、附子汤、真武汤、麻黄附子甘草汤、麻黄附子汤、乌头汤、越婢汤及其加减、大黄附子汤、附子泻心汤、干姜附子汤、赤石脂丸、九痛丸、白通汤、白通加猪胆汁汤、赤丸、麻黄附子细辛汤、薏苡附子散、薏苡附子败酱散、黄土汤、八味丸、乌梅丸、四逆散及其加减、小青龙汤及其加减。

关于经方分类我就先讲到这里。以我目前的水平，还做不到全部分类，但把一半以上的处方分类还是可以做到的。以后我会继续研究，继续临床验证，争取把经方分类分得更好更多，到那时再分享给大家。

9. 桂枝加厚朴杏子汤

第 18 条 喘家作，桂枝加厚朴杏子汤。

第 43 条 太阳病，下之微喘者，表未解故也，桂枝加厚朴杏子汤主之。

第 18 条讲平时气喘的患者，比如慢性支气管炎、肺心病、肺气肿、心力衰竭等慢性病患者，得了桂枝汤证，即感冒后，恶风、自汗、发热，同时喘加重，这时候用桂枝汤加厚朴杏子治疗。

第 43 条讲感冒后，应该用汗法，却错误地用了下法，比如服用清热解毒口服液，或清开灵片后，患者开始咳嗽，甚者还会喘，这时候要用桂枝汤加厚朴杏子来治疗。

第 43 条所讲的情况，可以说很常见，每天都有数不清的患者因为感冒误治而咳嗽，甚至喘。我村的一位中年男性，起初感冒，身上冷、高热、不出汗，这是典型的麻黄汤证。服用西药退热药，仍高热，于是开始输液，大剂量的先锋霉素和清开灵注射液，连输 10 日，热退。但开始出汗，咳嗽剧烈，喘。又胡乱用药 20 日，病情加重，无奈找我治疗。我当时用的是桂枝汤加厚朴杏子，嘱患者服药后喝粥温覆。1 剂，汗止，咳嗽、喘消失。又让患者避风 1 日，痊愈。该患者如果不用经方治疗，必然会发展成为慢性支气管炎、哮喘。

患者得太阳病后，气体要出去到体外，有 3 条路：食管口腔鼻通道，支气管肺鼻通道，血管肌肉毛孔通道。显然，肺通道和毛孔通道工作量最大。如果患者毛孔通道不通（麻黄汤证时），那么气体就要更多地通过肺部排出，于是患者会咳嗽，会喘。还有一部分会通过食管排出，于是患者会干呕。同理，毛孔通道不畅时（桂枝汤证时），也会出现上面的代偿情况。

桂枝加厚朴杏子汤中，杏仁降肺部的气体，厚朴降食管和胃部的气体。

柯雪帆医案

昌某，老年男性，高热 3 日，咳嗽、咳痰不爽，经治后高热已退，但低热 1 周不退，体温 37.6～38.0℃，轻微怕冷。出汗后，热退一些，仍有咳嗽，咳痰少，精神差，胃口不太好。继续用抗生素，低热还是不退。脉缓，舌色正常，苔薄白腻。

处方：桂枝、白芍、生姜各 12 克，炙甘草、杏仁各 9 克，制川朴 6 克，红枣 12 枚。3 剂。

药后，发热退，诸症消除而出院。

10. 感冒后咳嗽的治疗

患者感冒后咳嗽，怎么办？很多医生都会面临这个问题，可不要小看咳嗽，要想治好它不是一件容易的事。

西医中能有效治疗咳嗽的药物并不多，我对抗生素进行了筛选，只有红霉素有效，后来红霉素的升级产品阿奇霉素也有效，但有副作用，对胃的刺激比较大。我在论坛上发表过帖子，讲过红霉素加氯丙嗪的方案，治疗嗓子痒的咳嗽，当日见效，这个经验大家可以验证。

其实，治疗咳嗽最好的方法还是中药。下面我通过病例谈如何用经方来治疗咳嗽。

例一 男，中年人。起初恶寒、无汗、高热，经肌内注射安痛定，又输液后恶寒、高热消失，转为特别怕风，身上一直出汗，并且出现了咳嗽。继续输液，用大剂量的抗生素、清开灵注射液，症状却不见好转。

刻诊：怕风明显，风一吹就觉得身上酸痛，不停地出汗，咳嗽剧烈，痰白易吐，X 线检查见支气管炎，其他症状均无，脉浮有力。

分析： 患者刚开始是太阳表实证，本应用麻黄汤，结果一误再误，最终形成了今天的局面。

第 13 条 太阳病，头痛发热，汗出恶风，桂枝汤主之。

第 18 条 喘家作，桂枝汤加厚朴杏子佳。

第 43 条 太阳病，下之微喘者，表未解故也，桂枝加厚朴杏子汤主之。

目前该患者汗出、怕风、脉浮有力，属于太阳病之桂枝剂，又兼有咳嗽，咳嗽就是气上冲。根据**第15条**"太阳病，下之后，其气上冲者，可与桂枝汤"，定为桂枝汤。另外，患者无口苦，吃饭正常，大便也正常，所以没有传少阳，也没有传阳明。根据是**第5条**"伤寒二三日，阳明，少阳证不见者，为不传也。"

处方：桂枝加厚朴杏子汤。

桂枝、白芍、生姜各15克，甘草10克，大枣6枚，厚朴、杏仁各12克。2剂。

结果：患者服药后取微汗，1剂即愈。

该患者病（太阳病），脉（脉浮有力），证（自汗怕风咳嗽），治（桂枝加厚朴杏子汤）。

总结：尽管患者从开始得病到治愈将近1个月，但仍然是太阳病。临床上，太阳病存在几个月，几年，甚至几十年的患者都有，因此，见到患者，必须考虑是否有太阳病。

太阳病提纲：太阳之为病，脉浮，头项强痛而恶寒。

该患者就诊时还说了一句话，他说到太阳底下晒晒就觉得病情减轻，为什么呢？因为恶寒。**第9条**"太阳病欲解时，从巳至未上"，即上午9时至下午15时。我私下分析，患者应该是在这个时间段去晒的太阳。

例二 女，9岁，喝冷饮料后开始咳嗽，期间服用西药抗生素和止咳的中成药，病情不减反增。患者嗓子痒，咳嗽剧烈，目前不思饮食，无力，痰不多、也不黏，大小便正常，脉浮有力。咳嗽已近1个月，家长心里很焦急，四处求医，做了好几项检查都正常。

分析： 患者嗓子痒、咳嗽、脉浮，这是有太阳病；不想吃饭，又是个小孩子，这是合并了食积；因进食凉物引起咳嗽，说明合并有太阴病。

第273条"太阴之为病，腹满而吐，食不下，自利益甚，时腹自痛。"患者不想吃饭，除食积因素外，还与太阴病有关，因此，该患者属于太阳太阴合病。

第40条 伤寒表不解，心下有水气，干呕发热而咳，或渴，或利，或噎，或小便不利，少腹满，或喘者，小青龙汤主之。

麻黄（去节）、芍药、细辛、干姜、甘草（炙）、桂枝各三两（去皮），五味子半升，半夏半升（洗）。

上八味，以水一斗，先煮麻黄，减二升，去上沫，内诸药，煮取三升，去渣，温服一升。若渴，去半夏，加栝楼根三两。若微利，去麻黄，加荛花，如一鸡子，熬令赤色，若噎者，去麻黄，加附子一枚。若小便不利，少腹满者，去麻黄，加茯苓四两，若喘，去麻黄，加杏仁半升，去皮尖。

处方：麻黄、白芍、细辛、干姜、甘草、桂枝、五味子、半夏各6克。3剂。同时服用保和丸。

结果：1剂效，2剂痊愈，停药后未反复。

该患者，病（太阳太阴），脉（浮），证（咳嗽不能食），治（小青龙合保和丸）。

小青龙汤在当今社会是治感冒后咳嗽的最重要的一个处方。为什么这样说呢？因为小青龙治疗的情况是外寒内饮。外寒是表证，目前表证十分常见，平时的感冒多是表证，现在夏天由于空调的出现，导致表证外寒的患者非常多。内饮呢，就更多了。冷饮、冰镇饮料、水果等都可以导致内饮。另外还有一个重要因素：输液。感冒患者输液后，第一可导致外寒不解，第二可直接形成内饮。而小青龙汤解决的正好是伤寒表不解，心下有水气这样的情况。因此，小青龙汤治疗感冒后咳嗽在临床上应用非常广泛。

然而，临床上患者病情却千差万别。下面我把小青龙汤常见的特殊情况作一个小结：第一，自汗出者，去麻黄，加杏仁。第二，咽干者，加桔梗。第三，痰黏者，加葶苈子。第四，口渴者，加生石膏。第五，嗓子痛者，加连翘。第六，身体弱者，加人参。第七，精神差者，加附子。第八，脉细、贫血者，加当归。第九，腹胀者，加厚朴。

现在，我们来逐条分析为什么要这样加减。

太阳病分2大类，第一类是无汗的麻黄剂，如麻黄汤、葛根汤、大青龙汤等。第二类是自汗出的桂枝剂，如桂枝汤、桂枝加厚朴杏子汤等。小青龙汤一般用于无汗或少汗的患者。若出汗特别多，也可以用小青龙汤，只是需要把麻黄去掉，同时为了增加止咳效果，又加了杏仁。

患者身体弱，处于虚弱状态时，应加人参来补元气。如果精神不振，昏昏欲睡，属于阳虚，应加附子。如果脉细贫血，属于血虚，应加当归。

我原准备把每种情况都找些医案来，后来一想，医案不是关键，关键是学会加减，让处方与疾病更对证。

例三 女，42岁，感冒10多日，输液8日。当时的情况是：不怕冷，体温正常。休息可，二便可。口苦，苔薄白。咳嗽频繁，吐少量稀痰。脉有力。

该患者，病（少阳病），脉（有力），证（口苦、咳嗽），治（小柴胡汤）。

处方：小柴胡汤加减。

柴胡40克，黄芩、半夏、甘草各15克，干姜、五味子各10克。3剂。

结果：1剂咳止，3剂愈。

当今社会，感冒后主动要求输液者，大有人在，好多人认为输液见效快，干净卫生，省事。但输液后很多人会出现咳嗽，这时经方要辨认属于什么证。

第96条 伤寒五六日中风，往来寒热，胸胁苦满，嘿嘿不欲饮食，心烦喜呕，或胸中烦而不呕，或渴，或腹中痛，或胁下痞硬，或心下悸、小便不利，或不渴，身有微热，或咳者，小柴胡汤主之。

柴胡半斤，黄芩三两，人参三两，半夏半升（洗），甘草（炙）、生姜各三两（切），大枣十二枚（擘）。

上七味，以水一斗二升，煮取六升，去渣，再煎服三升，温服一升，日三服。若胸中烦而不呕者，去半夏、人参，加栝楼实一枚；若渴，去半夏，加人参合煎成四两半，栝楼根四两；若腹中痛者，去黄芩，加芍药三两；若胁下痞硬，去大枣，加牡蛎四两；若心下悸，小便不利者，去黄芩，加茯苓四两；若不渴，外有微热者，去人参，加桂枝三两，温覆微汗愈。若咳者，去人参、大枣、生姜，加五味子半升，干姜二两。

例四 女，22岁，感冒，经治疗感冒症状消失，唯独咳嗽越来越厉害，不能闻烟味和油烟味，一闻到就咳嗽不止。这样的患者临床也很常见。

处方：半夏厚朴汤。

半夏、紫苏梗各20克，厚朴、生姜各30克，茯苓40克。3剂。

结果：1剂效，3剂愈。

《金匮要略》妇人杂病脉证并治第二十二 妇人咽中如有炙脔，半夏厚朴汤主之。

半夏一升，厚朴三两，茯苓四两，生姜五两，干苏叶二两。

上五味，以水七升，煮取四升，分温四服，日三夜一服。

例五 女，17岁，起初鼻塞，自购感冒药，服用后出现咳嗽，于是又用消炎药、抗生素、急支糖浆、蛇胆川贝液等，均无效。现咳嗽剧烈，遇冷就咳嗽，痰少、痰黏、痰黄，鼻塞流涕，口苦，不思饮食，易汗出，怕冷，脉浮有力。

分析：该患者，病（太阳、少阳），脉（脉浮有力），证（自汗出、怕冷、口苦），治（柴胡桂枝汤）。

处方：柴胡桂枝汤加味。

柴胡40克，桂枝、黄芩、人参、半夏、白芍、生姜各15克，甘草、桔梗各10克，大枣3枚。3剂。

该患者痰少难咯，所以加了桔梗。

结果：3剂愈。

第146条　伤寒六七日，发热微恶寒，肢节烦疼，微呕，心下支结，外证未去者，柴胡桂枝汤主之。

桂枝一两半（去皮），黄芩一两半，人参一两半，甘草一两（炙），半夏二合半（洗），芍药一两半，大枣六枚（擘），生姜一两半（切），柴胡四两。

上九味，以水七升，煮取三升，去渣，温服一升。

例六　男，17岁，身体健壮。感冒20多日，输液后感冒好转，遗留咳嗽频频，痰很少，咳剧时胸痛，口苦、口黏、口干，却不想喝水，大便稀不成形，脉一般。

该患者为太阳少阳太阴同病。处方：柴胡桂枝干姜汤。

柴胡40克，桂枝、黄芩各15克，干姜、牡蛎、甘草、桔梗各10克，天花粉20克。5剂。

结果：3剂即愈。

第147条　伤寒五六日，已发汗而复下之，胸胁满微结，小便不利，渴而不呕，但头汗出，往来寒热，心烦者，此为未解也，柴胡桂枝干姜汤主之。

柴胡半斤，桂枝三两（去皮），干姜二两，栝楼根四两，黄芩三两，牡蛎二两（熬），甘草二两（炙）。

上七味，以水一斗二升，煮取六升，去渣，再煎取三升，温服一升，日三服。初服微烦，复服汗出便愈。

例七　男，30岁，感冒后自服速效伤风胶囊，感冒痊愈，开始咳嗽。出汗多，怕热，不口苦，不怕冷，不怕风，小便黄，干咳无痰，大便干，脉沉滑有力，烦躁。

分析： 该患者，病（阳明病），脉（沉滑有力），证（大便干结，咳嗽），治（调胃承气汤）。

酒大黄 12 克，甘草 8 克，芒硝（冲服）4 克。3 剂。

结果：1 剂后，便通咳减，3 剂痊愈。

临床上，遇到阳明咳嗽的患者可以选择升降散，即僵蚕、蝉蜕、姜黄、大黄，也可以选调胃承气汤，轻者用保和丸或果导片也可以。总之，泄热通腑。

经方治疗感冒后咳嗽基本上就这些内容，肯定不全面，遇到特殊情况我们再分析，比如射干麻黄汤、麻杏石甘汤等也适合部分感冒后咳嗽，我只是把最常见的类型讲了讲而已。

时方中治疗感冒后咳嗽疗效较好的处方有 2 个：一个是止嗽散，另一个是金沸草散。还有一个更好的，那就是金沸草散合止嗽散。

对于感冒后咳嗽来说，嗓子痒首选小青龙汤，闻到异味咳嗽者用半夏厚朴汤。有的属于太阳病，如桂枝加厚朴杏子汤证；有的属于少阳病，如小柴胡汤证；有的属于阳明病，如调胃承气汤证。时方里有保和丸、升降散、金沸草散。大家治疗时要细心辨病，该合方时必须合方。止嗽散的有效率可达 70% 左右。我认识一位医生，他治疗咳嗽都用止嗽散，有位患者咳嗽十几年了，最后也是用止嗽散治愈。嗓子里有痰鸣音者，用射干麻黄汤来治疗，特别是被诊断为变异性哮喘者，嗓子里响个不停，射干麻黄汤有特效。自诉嗓子难受，干咳无痰者，用麦门冬汤，疗效神奇。身体严重虚弱者，比如卧床不起，或消耗严重的患者，感冒后咳嗽用补中益气丸，取土能生金之意。这样的患者万万不可用发散之药，只用补即可。贞芪扶正颗粒也会有效，但最明显的是补中益气丸，特别是针对一些老年性肺炎。

11. 小青龙汤

我在临床上常用小青龙汤，特别是用于治疗鼻痒、打喷嚏、流清水鼻涕的过敏性鼻炎患者，此外还用于咳嗽、咽痒、吐清水痰的患者。

第 40 条 伤寒表不解，心下有水气，干呕发热而咳，或渴，或利，或噎，或小便不利，少腹满，或喘者，小青龙汤主之。

麻黄（去节）、芍药、细辛、干姜、甘草（炙）、桂枝各三两（去皮），五味子半升，半夏半升（洗）。

上八味，以水一斗，先煮麻黄，减二升，去上沫，内诸药，煮取三升，去滓，温服一升。

分析： 第 40 条开篇讲伤寒表不解，心下有水气，然后列出很多症状。我个人理解是太阳太阴合病，小青龙汤证的患者既有太阳病，又有太阴病。

那么，怎么诊断患者有太阳病呢？

第一，根据提纲证，"脉浮，头项强痛而恶寒"。

第二，根据患者怕风可直接诊断为太阳病。恶风是太阳病特有的症状。怕风、怕电扇吹，身上某处有进风感，都叫恶风。有了恶风，就必定有太阳病。大家可以看第 35 条麻黄汤，"恶风无汗而喘"，第 31 条葛根汤，"无汗恶风"，而桂枝剂的恶风更是明显。

第三，怕冷、打寒战，一定是太阳病。患者觉得身上一阵儿一阵儿冷，这就是太阳病的恶寒特征。这种情况在发热患者中十分常见，但找到中医治疗时，寒战怕冷的情况就比较少了。

第四，根据患者特有的症状来判断。我认为鼻塞就是个典型特征，因为鼻孔是人身上最大的毛孔，鼻孔都塞了，说明毛孔不通，所以是太阳病。打喷嚏自然也是，肌肉疼痛、关节疼痛也是。就是说，若患者有恶风、肌肉或关节疼痛、打喷嚏、寒战、鼻塞等症状，我们就可以认为患者有太阳病。如果脉学精通的话，脉浮紧有力或脉浮缓有力，肯定也是太阳病。

临床上，患者感冒发热，只要输液，就很容易变成小青龙汤证。为什么？因为有冰凉的液体进入体内，形成了干姜证。感冒后，进食生冷的水果或者冷饮也会形成小青龙汤证。

大青龙汤和小青龙汤的鉴别：两者都有太阳表证，前者有石膏，后者有干姜，因此两者的区别就是里面的水气性质。大青龙汤中的水气热，患者外在表现是烦躁，因此用石膏。小青龙汤中的水气冷，患者外在表现是咳喘，因此用干姜。《金匮要略》痰饮咳嗽病脉证治第十二 "病溢饮者，当发其汗，大青龙汤主之，小青龙汤也主之"，也说明了溢饮患者，热溢饮用大青龙汤，冷溢饮用小青龙汤。

第 38 条　太阳中风，脉浮紧，发热恶寒，身疼痛，不汗出而烦躁者，大青龙汤主之。若脉微弱，汗出恶风者，不可服之。服之则厥逆，筋惕肉瞤，此为逆也。

麻黄六两（去节），桂枝二两（去皮），甘草二两（炙），杏仁四十枚（去皮尖），生姜三两（切），大枣十枚（擘），石膏如鸡子大（碎）。

上七味，以水九升，先煮麻黄，减二升，去上沫，内诸药，煮取三升，去滓，温服一升，取微似汗。汗出多者，温粉粉之。一服汗者，停后服。若复服，汗多亡阳遂虚，恶风烦躁，不得眠也。

谈到这里，正好把《伤寒论》和《金匮要略》中重复的处方统一整理分析一下。重复的处方有：十枣汤、甘草汤、炙甘草汤、大青龙汤、大承气汤、大柴胡汤、小青龙汤、小建中汤、小承气汤、小柴胡汤、文蛤散、乌梅丸、五苓散、甘草干姜汤、甘草附子汤、甘草泻心汤、四逆汤、白虎加人参汤、白头翁汤、瓜蒂散、半夏泻心汤、柴胡桂枝汤、三物白散、抵当汤、茵陈蒿汤、茯苓桂枝甘草大枣汤、吴茱萸汤、栀子豉汤、桂枝汤、桂枝加桂汤、桂枝附子汤、桂枝救逆汤（又叫桂枝去芍药加蜀漆牡蛎龙骨救逆汤）、桔梗汤、柴胡桂枝干姜汤、通脉四逆汤、黄芩加半夏生姜汤、麻黄附子甘草汤、猪苓汤、葛根汤、白术附子汤。

12. 麻黄剂

麻黄一药，最有用也最难用，如何准确应用，始终是一个临床难题。经反复临床验证，细心思索，我认为麻黄的应用指征如下：鼻塞、嗓子痒，或者身上痒，以后为了方便，一律称嗓子痒。

为什么？道理就在于鼻孔是人身体上最大的毛孔。别的毛孔我们无法确切感受到是否通畅，但鼻孔我们一定能感受到。鼻孔不通，就是毛孔不通，毛孔不通，就有麻黄证。嗓子痒，本质上可以认为是气管痒，是由气管收缩造成的，气管收缩也是麻黄证。

懂得了上面2点，用起麻黄来，就得心应手了。患者感冒，鼻塞，必须用到麻黄剂；无鼻塞，那就不用考虑麻黄剂了。嗓子痒的人必定有咳嗽，所以，有咳嗽的患者要问一下他是否嗓子痒。不咳嗽的患者，只需问一下鼻子是否通气。这样，就可把复杂的问题简单化。

肺炎患者，很多伴有高热、汗出、鼻塞或嗓子痒、咳喘，要用麻杏石甘汤来治疗。若患者鼻子通气，嗓子不痒，不可以用麻黄剂。皮肤病患者也是这样，若皮肤瘙痒、鼻塞，可以考虑麻黄剂，比如桂枝麻黄各半汤之类；若鼻子通气，嗓子不痒，绝对不能用麻黄剂。少阴病，患者脉微细沉，精神极差，如果要用麻黄附子细辛汤、麻黄附子甘草汤，患者必须兼有鼻塞或嗓子痒，否则不能用。

对于复杂的处方，比如麻黄升麻汤，又比如古今录验续命汤，同样可以这样应用。并不是所有的中风患者都可以用古今录验续命汤，或大小续命汤等续命汤系列。用续命汤系列治疗中风和脑血管疾病，必须符合一个标准：鼻塞（因为这类患者中嗓子痒、咳嗽的极为少见）。有鼻塞就一定要用续命汤系列，没有鼻塞，一定不能用续命汤系列。

高血压患者也是如此。我讲过一些用麻黄剂治疗高血压的医案，效果很好；也讲过一些高血压患者使用麻黄剂后血压反升，副作用明显的例子。实际上是因为没有掌握好麻黄的客观指征。

有人建议，若患者脉紧，特别是脉浮紧，就可以用麻黄，这种说法不太正确。首先，目前95%以上的中医师都把不出紧脉，怎么在临床上推行这个经验呢？说这话不是胡闹吗。其次，**第266条**讲，"尚未吐下，脉沉紧者，与小柴胡汤。"这里脉紧，用的就不是麻黄剂。

小青龙汤治疗的咳喘明显具有嗓子痒的特点，小青龙加石膏汤也具有这个特点，射干麻黄汤的患者同样嗓子痒。

13. 桂枝剂

桂枝剂指的是所有含有桂枝的处方，《伤寒论》和《金匮要略》中含有桂枝的方剂是最多的，我一直不敢总结，怕总结错了，影响别人的学习。但又忍不住，所以，就先写出来目前我的心得体会，也许对，也许错。若真的错了，将来再改。

我现在的认识是，桂枝解决的是水蒸气的问题。水蒸气的物理特点是向上、向外走，有下列2种情况。

第一，水蒸气有出路，能够从体内走到体外，此时患者会表现为冷汗或怕风。冷汗就是汗不黏，汗是凉的，怕风更是典型，只要患者怕风就必须用桂枝。

《伤寒论》中有关原文包括**第12条**　太阳中风，阳浮而阴弱。阳浮者，热自发，阴弱者，汗自出。啬啬恶寒，淅淅恶风，翕翕发热，鼻鸣干呕者，桂枝汤主之。

　　第 13 条　太阳病，头痛，发热，汗出，恶风者，桂枝汤主之。

　　第 14 条　太阳病，项背强几几，反汗出恶风者，桂枝加葛根汤主之。

　　第 20 条　太阳病，发汗，遂漏不止，其人恶风，小便难，四肢微急，难以屈伸者，桂枝加附子汤主之。

　　第 175 条　风湿相搏，骨节疼烦，掣痛不得屈伸，近之则痛剧，汗出短气，小便不利，恶风不欲去衣，或身微肿者，甘草附子汤主之。

　　大家应该注意到了，麻黄剂中好多条文也提到了恶风。正因为有恶风，所以处方里才有桂枝这味药。

　　比如**第 31 条**　太阳病，项背强几几，无汗恶风，葛根汤主之。

　　第 35 条　太阳病，头痛发热，身疼腰痛，骨节疼痛，恶风，无汗而喘者，麻黄汤主之。

　　正因如此，有恶风就要考虑到桂枝剂，就要想到含有桂枝的处方。比如小建中汤中含有桂枝，那么临床碰到腹痛、肚子怕风的患者，就要考虑到桂枝剂，就要考虑到小建中汤。上面讲了水蒸气跑出体外的情况，患者会出冷汗、怕风，有其中任一症状，都可以认定为桂枝证。

　　第二，水蒸气在体内出不来，没有办法排到体外，那就只好在体内乱冲。由于水蒸气的物理特性是向上、向外，向上表现为水蒸气上冲，向外表现为水蒸气外冲，因而患者会感到跳动，会悸。

　　比如**第 64 条**讲，"发汗过多，其人叉手自冒心，心下悸，欲得按者，桂枝甘草汤主之"；**第 65 条**　"发汗后，其人脐下悸者，欲作奔豚，茯苓桂枝甘草大枣汤主之"。脐下水蒸气往外冲，就会脐下悸，水蒸气向上冲，就是奔豚。

　　第 67 条　伤寒若吐，若下后，心下逆满，气上冲胸，起则头眩，脉沉紧，发汗则动经，身为振振摇者，茯苓桂枝白术甘草汤主之。此处水蒸气向上冲，上冲于胸。

　　第 102 条　伤寒二三日，心中悸而烦者，小建中汤主之。

　　第 117 条　烧针令其汗，针处被寒，核起而赤者，必发奔豚。气从少腹上冲心者，灸其核上各一壮，与桂枝加桂汤，更加桂二两也。

　　第 177 条　伤寒脉结代，心动悸，炙甘草汤主之。

　　第 318 条　少阴病，四逆，其人或咳，或悸，或小便不利，或腹中痛，或泄利下重者，四逆散主之。……悸者，加桂枝五分。

第386条 理中丸加减 若脐上筑者，肾气动也，去术，加桂四两。

考虑到桂枝剂实在太多，为了准确应用，我认为非常有必要把《伤寒论》和《金匮要略》中的方剂分开，这样可以保证准确率。在遇到下列情况任意一项时必须考虑桂枝剂：冷汗、恶风、气上冲、悸。金匮辨病时则直接按《金匮要略》的病脉证治诊断治疗即可。

《伤寒论》中桂枝剂有大青龙汤、小青龙汤、小建中汤、五苓散、甘草附子汤、四逆散及其加减、理中丸及其加减、半夏散、半夏汤、当归四逆汤、当归四逆加吴茱萸生姜汤、炙甘草汤、茯苓甘草汤、苓桂枣甘汤、苓桂术甘汤、桂枝二麻黄一汤、桂枝二婢一汤、桂枝人参汤、桂枝去芍药加附子汤、桂枝去芍药加蜀漆牡蛎龙骨救逆汤、桂枝去芍药汤、桂枝甘草龙骨牡蛎汤、桂枝甘草汤、桂枝加大黄汤、桂枝加芍药生姜各一两人参三两新加汤、桂枝加芍药汤、桂枝加附子汤、桂枝加厚朴杏子汤、桂枝加桂汤、桂枝加葛根汤、桂枝汤、桂枝附子汤、桂枝麻黄各半汤、桃核承气汤、柴胡加龙骨牡蛎汤、柴胡桂枝干姜汤、黄连汤、麻黄升麻汤、麻黄汤、柴胡桂枝汤、葛根汤、葛根加半夏汤共41个处方。

再次强调一点，厚朴解决的是身体内气体多，桂枝解决的是身体内水蒸气多。经方提到的水气指的是水，是液体。比如**第316条**真武汤，"此为有水气。"和**第42条** "伤寒表不解，心下有水气"。凡是水气，伴有小便不利，要用茯苓。

14. 感冒相关性胃炎

例 女，33岁，鹤壁人。患胃病2年多，左胁下疼痛，四处求医，中西药用过无数，均不见效。我详细地问了患者的症状，除左胁下疼痛外，还有脖子痛，两肩膀发沉，头晕。我对患者说是感冒，她和她丈夫笑了，然后说曾有一次吃西药感冒药后感觉很舒服，但胃痛加重，不敢再用。

我为什么说患者是感冒呢？因为患者除上述症状外，还有肌肉痛。尽管胃镜提示浅表性胃炎，但患者有肌肉痛，说明有感冒，即中医里的表证。

处方：柴胡24克，桂枝、白芍各9克，甘草、红参各6克，半夏、黄芩各12克，生姜1片，大枣4枚。

冷水泡半小时，水开后小火煮半小时，去渣，再煎 10 分钟。晚上服第 1 煎，服药后喝温开水 1 碗，盖被子，出微汗即可。每日 1 剂，分 2 次服下，早上不喝温开水，不盖被子。

用 1 片生姜是因为患者说一点点辣的都不能吃，吃了就难受。我一共开了 7 剂，今天下午 17 时患者给我打电话，说症状已去九成，胃部基本不痛了。估计 3 剂就可痊愈，看来药开多了。

15. 桂枝麻黄各半汤

《伤寒论》第23条　太阳病，得之八九日，如疟状，发热恶寒，热多寒少，其人不呕，清便欲自可，一日二三度发，脉微缓者，为欲愈也。脉微而恶寒者，此阴阳俱虚，不可更发汗、更下、更吐也，面色反有热色者，未欲解也，以其不能得小汗出，身必痒，宜桂枝麻黄各半汤。

桂枝一两十六铢（去皮），芍药、生姜（切）、甘草（炙）、麻黄各一两（去节），大枣四枚（擘），杏仁二十四枚（汤浸，去皮尖及两仁者）。

上七味，以水五升，先煮麻黄一二沸，去上沫，内诸药，煮取一升八合，去渣，温服六合。本云，桂枝汤三合，麻黄汤三合，并为六合，顿服。

我把条文的意思解释一下，患者脉浮，头项强痛而恶寒八九日，不呕吐，排除少阳病；大小便正常，排除阳明病；但该患者，怕冷轻发热重，时而不怕冷也不发热，时而又身上冷发热，每日发作 2～3 次，就像疟疾一样。可是我们都清楚，该患者绝对不是疟疾，而是太阳病。除上述症状外，还有面红、身痒，要用桂枝麻黄各半汤。

太阳病之麻黄汤治表实无汗，桂枝汤治表虚有汗。现两方合用，解决的是麻黄汤和桂枝汤的中间状态。简言之，桂枝麻黄各半汤治疗的是太阳病之痒，医圣称之为小汗方。

《伤寒论》中，有很多治疗中间状态的方剂，桂枝麻黄各半汤就是其中之一，应用此方只需认准"太阳病之痒"这 5 个字就行了。痒字，说的是全身之痒。身体的任何部位痒都可以，比如皮肤痒、鼻子痒、嗓子痒、眼痒、头皮痒、肛门痒、外阴瘙痒等。只要是痒，且患者有太阳病，就可以用。

面有热色，指的是面色浅红而有热感。从名家医案中，可以知道桂枝麻黄各半汤常用于急性荨麻疹、慢性荨麻疹、还有一些过敏性疾病。西医治过敏性疾病，如过敏性鼻炎、过敏性哮喘等，多用氯雷他定、泼尼松等，有效但难以根治，经方则可以达到除根之目的。

例一　女，40多岁。皮肤不能抓，一抓就起条索状物，呈红色，越抓越痒。冬天不能碰冷水，遇冷水身上就出痒疙瘩，余无他病。脉浮，问诊口不渴，饮食、休息、二便均正常。

处方：桂枝麻黄各半汤。

桂枝14克，麻黄、白芍、生姜、甘草各10克，杏仁8克，大枣4枚。3剂。

服药后取微汗。

结果：1剂而愈，3剂后得以根治。患者感慨地说，这么一个小病，纠缠了她20多年。为此曾到省城、北京就诊，均未根治，对此病早已丧失了信心。没想到，此次经方3剂如此简单，疗效却如此显著。

该患者，根据脉浮、怕冷诊为太阳病，又身痒，于是用桂枝麻黄各半汤。

我第一次用桂枝麻黄各半汤的时候，出过差错。那是一位60岁左右的妇人，身上出痒疙瘩，脉浮，怕冷。很明显是桂枝麻黄各半汤证，但当时我用麻黄与桂枝的量都是10克，结果服药后疙瘩出的更多，身上更痒了。患者又来找我，我赶紧翻书，才发现桂枝量应该大于麻黄量，两者比例是7∶5。重新调整处方后，患者痊愈。

看来学习上来不得半点儿马虎，自此后，我经常使用桂枝麻黄各半汤。

记得有一位男患者，糖尿病很严重，却不忌口。就诊时脚面红肿，微发黑。自诉脚面痒，实际上是要坏疽了。我根据患者痒，并且怕冷，使用了桂枝麻黄各半汤，疗效十分明显。几日后脚面痒止，颜色也好了很多。这就给我们一个启发，对于痒的治疗，只要是太阳病之痒，就要用桂枝麻黄各半汤。

趁着今天这节课，我们把《伤寒论》里的一些知识系统化一下。

第2条　太阳病，发热，汗出，恶风，脉缓者，名为中风。

第12条　太阳中风，阳浮而阴弱，阳浮者热自发，阴弱者汗自出。啬啬恶寒，淅淅恶风，翕翕发热，鼻鸣干呕者，桂枝汤主之。

从上述2条可得出，桂枝汤治疗发热、汗出、恶风、脉缓。

第3条　太阳病，或已发热，或未发热，必恶寒，体痛，呕逆，脉阴阳俱紧者，名为伤寒。

第35条 太阳病，头痛发热，身疼腰痛，骨节疼痛，恶风，无汗而喘者，麻黄汤主之。

从上述2条可得出，麻黄汤治疗恶寒、体痛、呕逆、脉紧。

对于有典型症状的患者，我们可以根据太阳病无汗用麻黄汤，自汗用桂枝汤的方法来处理。但临床上有很多不典型的患者，也就是我们说的中间状态，该怎么用方呢？医圣的方法是复合用方。

比如桂枝麻黄各半汤、桂枝二麻黄一汤。我仔细分析后得出结论是：麻黄汤主治恶寒，桂枝汤主治发热。为什么这样说呢？我们来看**第3条** "太阳病或已发热，或未发热，必恶寒"。就是说麻黄汤可以发热，可以不发热，但必定恶寒。由于患者介于自汗和无汗之间，那么恶寒和发热的程度就会不同。

单纯的太阳病，在没有传少阳，也没有传阳明的情况下，可以有好几种状态。第一，恶寒极重的麻黄汤证。第二，恶寒大于发热的麻黄二桂枝一汤证。特别说明一点，原《伤寒论》里并没有此方，这是根据临床需要合出的处方。第三，寒少热多，身痒的桂枝麻黄各半汤证。第四，寒更少热更多，汗自出，身不痒，口不渴的桂枝汤证。第五，寒更少热更多，汗自出，身不痒，口渴的桂枝二越婢一汤证。

医圣在《伤寒论》序中云："虽未能尽愈诸病，然可以见病知源""若能寻余所集，思过半矣"。

临床应用桂枝麻黄各半汤需要注意的问题有：第一，必须是太阳病之痒。第二，如果患者还有其他经的病，必须合用其他经的处方。

例二 男，16岁。面红，发痒，偶有皮屑，除此之外，身体很健康。大小便都正常，风吹后痒加重，脉浮大有力。脉有力，说明病在三阳经。

我问："口苦吗？"

答："不口苦。"

问："口渴吗？"

答："口渴厉害，只想喝冷水。"

诊断：太阳病、阳明病。

患者痒是因为太阳病，口渴是因为阳明病。

处方：桂枝麻黄各半汤合白虎加人参汤。

桂枝14克，麻黄、白芍、杏仁、生姜各10克，大枣4枚，生石膏32克，知母、红参、甘草各 6 克，山药 12 克。5 剂。

结果：3 剂后症状全消，5 剂后痊愈。继服 5 剂，间断用药以巩固。

例三 女，24 岁。患慢性荨麻疹多年，冬天不能碰冷水，同时对冷空气也过敏，遇冷空气后全身出现大片大片的痒疙瘩。做过过敏原试验，竟然对几十种都过敏。脉浮有力，时口苦，平时食欲不太好。

该患者是太阳少阳合病。

处方：桂枝麻黄各半汤合小柴胡汤。

桂枝 14 克，麻黄、白芍、杏仁、生姜各 10 克，大枣 4 枚，柴胡 24 克，黄芩、甘草、半夏、红参各 9 克。10 剂。

结果：10 剂后症状全消，又 20 剂，改间断用药巩固。后来得知，患者得以根治。

经方的应用就是这样，该合方时不合方，疗效就会大打折扣。因此，我们一定要先辨病，把病辨准，就成功了一大半。

胡希恕胡老的书我研读过很多次，胡老认为辨方证是辨证的尖端。现在很多人不同意胡老的说法，说句实在话，这些人的功夫连胡老的皮毛都不如。当然了，我跟胡老的水平也相距甚远，但我们大家共同努力，坚持走病脉证治之路，最终就会越来越接近于方证。我坚信，胡老肯定也是先辨病，然后辨方证。只不过，胡老水平太高，一步就辨到了方证，这是我们应该努力加以学习的地方。

经方里与痒相关的论述。

第 196 条 阳明病，法多汗，反无汗，其身如虫行皮中状者，此以久虚故也。

本条讲，阳明病本应该汗多，现在却不出汗，患者感到身上像有虫子一样的蠕动，这是身体虚弱的缘故。身体什么虚呢？津液虚，想出汗没有汗源。怎么办呢？增液汤。

增液汤是时方，那么经方呢？

第 233 条 阳明病，自汗出，若发汗，小便自利者，此为津液内竭，虽硬不可攻之，当须自欲大便，宜蜜煎导而通之。若土瓜根及大猪胆汁，皆可为导。

蜜煎方：食蜜七合。上一味，于铜器内，微火煎，当须凝如饴状，搅之勿令焦者，欲可丸，并手捻作挺，令头锐，大如指，长二寸许。当热时急作，冷则硬。以内谷道中，以手急抱，欲大便时乃去之。疑非仲景意，已试甚良。又大猪胆一枚，泻汁，和少许法醋，以灌谷道内，如一食顷，当大便出宿食恶物，甚效。

我私下推敲，阳明病津液虚时，应当用蜂蜜、猪胆、土瓜根内服以补充之，有些名家认为应该用生地黄。总之，当今临床用增液汤者甚多，疗效也很好。

增液汤组成：玄参30克，麦门冬、生地黄各24克。

《金匮要略》中风历节病脉证并治第五　邪气中经，则身痒而瘾疹；邪在于经，即重不胜；侯氏黑散，治大风，四肢烦重，心中恶寒不足者。

菊花四十分，白术十分，细辛三分，茯苓三分，牡蛎三分，桔梗八分，防风十分，人参三分，矾石三分，黄芩三分，当归三分，干姜三分，川芎三分，桂枝三分。

上十四味，杵为散，酒服方寸匕，日一服。初服二十日，温酒调服，禁一切鱼肉大蒜，常宜冷食，六十日止，即药积在腹中不下也，热食即下矣，冷食自能助药力。

从中风篇可以看出，侯氏黑散治中风身痒、瘾疹。因此，一些老年性或偏瘫后的瘙痒症，脑动脉硬化患者的皮肤病，都可以用侯氏黑散来治疗。

《金匮要略》水气病脉证并治第十四　脉浮而洪，浮则为风，洪则为气，风气相搏，风强则为瘾疹，身体为痒，痒为泄风，久为痂癞。

本条文讲，风强则为瘾疹，身体为痒，痒为泄风。那么，水肿患者，伴皮肤痒时则为风水。肾衰竭患者多皮肤瘙痒，因此可以用治风水的处方来治疗。

风水，脉浮身重，汗出恶风者，防己黄芪汤主之。腹痛加芍药。

风水恶风，一身悉肿，脉浮不渴，续自汗出，无大热，越婢汤主之。

麻黄六两，石膏半斤，生姜三两，大枣十五枚，甘草二两。

上五味，以水六升，先煮麻黄，去上沫，内诸药，煮取三升，分温三服。恶风者加附子一枚炮，风水加术四两。

胡老曾说过，越婢加术汤治肾性水肿甚效。从"痒为泄风"这4个字我们可以悟出，凡是能治风的处方都可以治疗痒，痒是皮肤病最主要的症状。请大家翻书找找，凡与痒有关，特别是与风有关的经方，都应该是治疗皮肤病的好方子，中风篇里就有好几个处方。

总结一：第一，太阳病之痒，桂枝麻黄各半汤。第二，阳明病之痒，大便干，用增液汤。第三，风水病之痒，伴水肿，用越婢加术汤。第四，中风病之痒，用侯氏黑散。

总结二：第一，太阳病痒的特点是，颜色红，每日二三度发，就是说每天有 2～3 次特别的痒。第二，阳明病痒的特点是，像有小虫子在蠕动。第三，风水病痒的特点是，伴有水肿。第四，中风病痒的特点是，四肢沉重，总觉得腿像灌了铅一样。

遇到痒的患者时，从患者的特征描述中可以做出判断。我想，这也是胡老抓主症的功夫所在吧，但愿我的猜测是正确的。

今天这节课我们学习了什么呢？最起码荨麻疹应该会治了，另外老年性瘙痒也应该会治了。请记住，该合方时必须要合方。比如老年瘙痒症，大便干，有脑梗死史，要用侯氏黑散合增液汤。

我仔细归纳了一下，"如虫行皮中状"在经方中共出现过 4 次：第一，《**伤寒论**》**第 196 条** "阳明病，法多汗，反无汗，其身如虫行皮中状者，此以久虚故也。"第二，《**金匮要略**》痉湿暍病脉证治第三防己黄芪汤方后注 "服药后当如虫行皮中，从腰下如冰，后坐被上，又以一被绕腰以下，温，令微汗，差。"第三，**水气病脉证并治第十四** "如有物在皮中状，剧者不能食，身疼重，烦躁，小便不利，此为黄汗，桂枝加黄芪汤主之。"第四，**水气病脉证并治第十四** "桂枝去芍药加麻黄附子细辛汤分温三服，当汗出，如虫行皮中，即愈。"

这 4 条如何鉴别呢？阳明病如虫行皮中，大便干，无汗，增液汤；湿病如虫行皮中，汗出，阴雨天加重，防己黄芪汤；黄汗病如虫行皮中，腰以上汗出，腰以下无汗，桂枝加黄芪汤。请大家记住这些知识点，临床上十分有用。

再附医案 2 则，供大家学习。

沈炎南医案

张某，自诉已乏力 10 余日，发热形寒近一星期，卧床 4 日。下午发热较高，微恶寒。我以芳香疏泄与之，2 剂后再诊，热势更高，烦躁夜不安卧，渴不多饮，上腹部有红疹，病似西医之肠伤寒，乃嘱服：合霉素，病仍不减。因之，病家改邀他医诊治，也予合霉素。前后共服百余粒，卧床 28 日，寒热依然不退，再邀我诊治。病者一般状况尚佳，唯每日发热 2 ～ 3 次，发热时则烦躁，皮肤灼热无汗，不恶寒，周身有痒感。因想到目前所学《伤寒论》第 23 条条文，觉得症状颇相符合，乃毅然处桂枝麻黄各半汤与之，服后一时许，得汗甚畅，次日，不再发，皮肤潮润而愈。

该患者感冒经月，病久邪微，卫阳怫郁，已成太阳轻证。由于邪微阳郁，不得泄越则身痒，正复抗邪，或进或退则寒热阵发。故取小剂量的桂枝汤，以和营卫，小剂量的麻黄汤以散表寒，刚柔相济，药到病除。

梁嵚五医案

董某，男，27 岁。自 13 岁外出淋雨后，遍体荨麻疹，未经治疗 2 日后自愈，但不时频作，诱因不明，每发时其母怕其着凉受风，闭户令在炕上覆被静卧，未见效果。出疹时奇痒，虽搔破出血也不能缓解。1959 年频来我院门诊，曾用过苯海拉明、溴化钙、葡萄糖酸钙、可的松和肾上腺素封闭等法，并严禁能诱导本病发作的一切因素，未获效果。1963 年 12 月 7 日又入我院中医病房治疗。当时胸背、四肢大片疹块，皮色苍白，脉微缓，体温 36.6℃。

处方：防风、荆芥、桂枝、地肤子、金银花、连翘、蝉虫、红花、僵蚕、苍术、苡仁、白鲜皮、甘草，无效。又续用四物消风散、升降散、蝉虫丸，外用生姜擦及针刺列缺、足三里、内关、外关、血海，以苯海拉明、可的松封闭，仍时发时止。后改用桂枝麻黄各半汤。

桂枝、赤芍各 9 克，麻黄、杏仁、生姜各 6 克，甘草 5 克，大枣 3 枚。

2 剂即获痊愈，停药 1 周观察，并给食鱼类等和物理性能导致本病诱发的条件，未见复发。于 12 月 26 日出院。随访至 1964 年 8 月底，未见复发。

接下来，我们再来学习《伤寒论》第 23 条，"太阳病，得之八九日，如疟状，发热恶寒……一日二三度发。""如疟状"就是辨证要点，意在与疟疾发作相鉴别。因发热恶寒间歇发作，与疟疾相似，但是疟疾的发作有定时，一日一发，或间日一发，而本证却是一日二三度发，自不可误诊为疟疾。然而为什么会如疟状？其机制又有许多不同，不可一概而论，必须具体分析。所以，条文接着举出 3 种情况：一是病程较长，正气不足，邪也不甚，正气仍能数与邪争，所以恶寒发热，一日二三度发。热多寒少，标示着正能胜邪，不呕，清便欲自可，标示着里和无热，那么，就更能肯定热多是正复而非热盛。再结合脉象微缓，微为邪衰，缓为正复，脉证合参，从而断定为欲愈之候。二虽是如疟状，一日二三度发，但不是热多寒少，而是恶寒明显，则应属于正虚，绝不可误作欲愈之候，而是阴阳俱虚，当以扶正，汗吐下等攻邪方法严格禁用，所以郑重提出"不可更发汗，更下，更吐也"。三是面有热色，根据一日二三度发，不呕，清便欲自可等症，可以肯定不是阴盛格阳证，而是表气怫郁所致，但是，如果是表郁，必然还兼有无汗身痒等症，这表明有目的的问诊十分重要。为何会出现面红身痒？"以其不能得小汗出"，就是具体说明。本证既不同于欲愈，又不同于阴阳俱虚，所以治疗用桂枝麻黄各半汤轻微发汗。

桂枝麻黄各半汤是伤寒转轻的类型。伤寒转轻一般是身痛、发热、恶寒等症逐渐减轻，脉由浮紧逐渐变为浮弱，从应当峻汗的麻黄汤证，变为只能适用桂枝汤的外证，然后自汗而解，或不见汗出也解。但也有其发热恶寒不是直线消退，而是变为间歇性发作，如桂麻复方证。

桂枝麻黄各半汤证的形成，是伤寒未经治疗，一经过去之后，仍未痊愈，在八九日后，由持续整日发热恶寒，变为一日二三度发，并且热多寒少，其人不呕，二便调和，面色微赤，周身发痒。一日二三度发，是说不是整日发热恶寒，而是间歇性的时作时止。间歇之时，接近于症状消失，只是在发作时才发热恶寒，显示出太阳病的热型。这说明病将愈而未彻底痊愈，尚有外邪残留。值得注意的是，不要把间歇寒热当成往来寒热，后者是发热时不恶寒，恶寒时不发热，而前者是发作时发热与恶寒同时存在，发作过后发热与恶寒俱消失。至于热多寒少是说发作时热象比较明显，恶寒则甚为轻微，并且其人不呕，清便自可，所以是正胜邪衰，而不是转属阳明或少阳。

既然本证是太阳伤寒外邪已衰，就不可用麻黄汤峻汗，但发作时的脉证还显示出相当程度的表实，也不能单用桂枝汤。因此，将桂麻二方各取其1/3，合成一方，小发其汗，既能解表邪，又不至于过峻。

16. 麻杏石甘汤

麻杏石甘汤是外寒内热的处方，是麻黄汤和白虎汤的合并状态方。有个小伙子游泳后感冒，用感冒药以后，感冒好转，竟开始喘。外证怕风、怕冷，里证口干、口渴，脉有力，处以麻杏石甘汤，2剂而愈。这是典型的外寒里热。此外还有感冒后，怕冷怕风，却鼻子干、出热气者；鼻子痒、鼻塞、打喷嚏、流清涕，但鼻子干、嗓子干者；咳嗽喘、鼻塞、怕冷，但吐黄稠痰者均为外寒里热。

《伤寒论》第 63 条 发汗后，不可更行桂枝汤，汗出而喘，无大热者，可与麻黄杏仁甘草石膏汤。

第 162 条 下后，不可更行桂枝汤，若汗出而喘，无大热者，可与麻黄杏仁甘草石膏汤。

这里的"喘"指的是太阳病麻黄证，鼻塞、怕冷、怕风、咳嗽喘、头项强痛、关节痛、体痛、脉浮紧有力等都包括在内。"汗出"指的是阳明病石膏证，此汗不是桂枝汤的汗，而是热汗、黏汗、臭汗，包括了阳明外证的咽干、咽痛、口渴等里热症状，甚至痔疮等也可以认为是里热。总之，麻杏石甘汤治疗的是实证，是太阳麻黄证和阳明石膏证的合证。

这就涉及临床的准确诊断。

第一步，如何正确诊断太阳病的麻黄证。

太阳病的诊断标准：脉浮有力，头项强痛并且恶寒；上午 9 时至下午 15 时病情最轻或最重。

麻黄证的诊断标准：太阳病脉浮紧；太阳病不汗出；太阳病鼻塞。有些人感到很奇怪，为什么把鼻塞定义为麻黄证呢？我个人认为，肺主皮毛，毛孔闭合，则不出汗，可以认定为麻黄证。肺开窍于鼻，鼻孔就是身体上最大的毛孔，现在鼻孔堵塞，最大的毛孔都不透气了，那肯定是麻黄证。

第二步，如何诊断阳明病的石膏证：怕热、汗出、不怕冷、脉大有力；或脉大有力，口渴、咽喉痛、烦躁。

临床上，口渴想喝冷水，咽喉痛、脉有力、烦躁均可认为是里热证，但这些症状不是大便燥屎，因此用石膏。肺炎患者中多见麻杏石甘汤证，咳嗽喘、鼻塞，是太阳病麻黄证；口渴，吐黄稠痰，是阳明病石膏证。因此麻杏石甘汤是最常见的证型。鼻炎患者中，遇凉气或天气转冷时，流黄稠鼻涕加重，正好是麻杏石甘汤；感冒患者中，鼻塞流涕，却鼻子干、鼻子出热气者，正好是麻杏石甘汤；支气管炎、咳喘还有肺炎患者，凡符合外寒里热，就是麻杏石甘汤；有盗汗、汗黏、平时怕冷、头痛等症状者，也是麻杏石甘汤。

在麻杏石甘汤的应用上，最值得引起重视的是两大类疾病，即肺炎、气管炎、感冒引起的咳喘和鼻炎、鼻窦炎。当今社会鼻炎、鼻窦炎患者日益增多。

鼻窦炎常见症状有头痛、头昏、鼻塞、流黄稠鼻涕、嗅觉减退、记忆力下降等，鼻塞是麻黄证，黄稠涕是石膏证，因此，是麻杏石甘汤证。此外，鼻炎、鼻窦炎患者基本上都是冬天加重，遇寒加重，更加证明了该类患者属于麻杏石甘汤证。

门纯德医案

杜某之子，15 岁。患儿自诉，鼻窍经常阻塞不通（麻黄证），嗅觉不灵，常流黄鼻涕，气味腥臭（石膏证），前额闷痛，诊其脉象略滑，舌苔薄黄。投以麻黄 5 克，杏仁 9 克，生石膏 24 克，炙甘草 6 克，辛夷 12 克，细辛 1 克，水煎，饭前服。3 剂后，诸症大减。随又处以麻黄 3 克，杏仁 6 克，生石膏 15 克，炙甘草 3 克，辛夷 12 克，地龙 9 克。5 剂。水煎，饭前服，令其隔日服 1 剂，半月而愈。

部分荨麻疹患者也属于外寒内热。外证是荨麻疹，见风寒诱发，无汗；里证是口渴，舌质红。属于麻杏石甘汤证。对于痔疮患者，痔疮属于里热，只要合并有外寒证，脉有力，就可以用麻杏石甘汤治疗。

非常值得学习的是费维光的麻杏石甘汤加味方经验。处方：麻黄、桔梗、葶苈子（布包）、旋覆花（布包）各 6 克，杏仁 12 克，甘草 5 克，石膏 18 克，芦根、牛蒡子各 15 克，治疗热性咳嗽、热性肺炎。

献曝语：笔者初学中医时，小女儿 1 岁，患咳嗽，去医院检查，诊断为百日咳。昼夜咳嗽不止，昼间施尽办法，未见寸效。夜间忽然想起福建陈氏治肺炎方，取药后煎好。唤醒妻子，试灌孩子一汤匙，看看如何。谁知一汤匙下去，咳嗽立即停止。此方的效力，我们甚为惊奇，以后，经过试验，知道此方止咳并非万能，只不过能治热性咳嗽和热性肺炎而已。所谓热性咳嗽，即舌质红而苔少或无苔；所谓热性肺炎，即舌质暗紫而乳头消失。笔者对一般咳嗽和肺炎，皆称为非热性咳嗽和非热性肺炎，济南某大医院一中医大夫的女儿，患热性肺炎，在医院输液 10 日仍未愈，后经朋友介绍，诊为热肺炎，与此方，7 剂痊愈。

又如某工厂有一工人，其女儿才 9 个月，患此热性肺炎，大医院只能维持现状，后经同学介绍，也服此方而愈。设计院欧阳院长常患感冒带喘，令笔者诊之与此方，愈后，永未再发带喘一症，只不过感冒而已。

17. 葛根证

《伤寒论》第 14 条　太阳病，项背强几几，反汗出恶风者，桂枝加葛根汤主之。看了此条文后，我把它与桂枝汤的条文"太阳病，项强几几，汗出恶风。"进行对比，得出的结论是桂枝加葛根汤比桂枝汤多了背强一症。

此处"背"指背部，从肩膀直到腰部。肩周炎、腰椎病、强直性脊柱炎、胰腺炎的背部放射痛等都属于背部。所以只要是背部的任何一个部位都属于背部，即背这个字包括了肩膀、脊柱、腰等，这就是大包括了小。我在学习《伤寒论》最容易犯的错误一节里专门谈了这个问题。

"强"是什么感觉呢？就是紧、拘束、僵硬、不灵活。有的患者描述背沉，有的说背像压着块石头，有的说背上像有个磨盘，有的说不敢扭腰，怕一扭腰就岔气，有的说肩膀憋胀，有的说按摩时背部的肌肉硬邦邦的，有的说背部一按摩就痛得受不了，有的说背酸沉，有的说背难受说不出来等，这些都叫背强，只不过把文言文变成了通俗的话。

很多人认为葛根是颈部的专药，这个有道理，但从条文分析，葛根应该是背部的专药，这样就扩大了葛根的用途，而且符合了医圣的原意。把葛根当颈部专药，就小看了葛根。桂枝加葛根汤对证的是热量大量集中于人体背部的情况。

胡希恕医案

任女，21 岁。初诊时说昨天感冒，头晕、头痛、汗出、恶风、肩背疼痛，头向左顾则左项发紧且痛，舌苔薄白，脉浮稍数。与桂枝、白芍、生姜各 10 克，大枣 4 枚，炙甘草 6 克，葛根 12 克。结果服 1 剂，症大减，2 剂症已。该患者是明显的桂枝汤证，但比桂枝汤证多了肩背疼痛的症状，于是加葛根解决。

赵明锐医案

崔女。感冒七八日，经中西药，输液等治疗无效。刻下恶寒、发热、自汗、头痛、项背强直拘急，脉大稍数，舌苔黄厚。桂枝、白芍各 12 克，甘草10 克，葛根 15 克，生姜 6 克，大枣 5 枚。服后约半小时开始减轻，下午诸证霍然痊愈，1日之内将病治愈。余也惊叹仲景辨证严密，立方之妙。该患者的舌苔和胡希恕医案中患者的舌苔完全不同，但证同于是方同。

赵明锐医案

王某，男，40岁。项部酸困疼痛2年，能俯不能仰，头项稍向后抬即感到两胳膊及两手麻木不适。经数处医院检查，诊断为颈椎骨质增生。当前缺乏有效疗法，嘱其自行调养。给服桂枝加葛根汤40余剂，此病虽未治愈，但项部的酸困疼痛感有一定好转，已不为所苦了。

看了这个医案，我的感触是，病程短者好得快，病程长者好得慢。因此对病程长的患者应该服药后喝粥加温覆，用些辅助手段来提高疗效。

18. 什么叫怕风

怕风指恶风、讨厌风。

严重的怕风患者会门窗紧闭，进到被窝里，一点点的风也会害怕，连人从面前走路都害怕。我见过5例，分别是尿毒症1例，糖尿病1例，类风湿1例，杂症2例。有的患者头部怕风，即便是夏天也戴帽子，如果摘了帽子就会觉得风吹进了脑子里。有的胃病患者觉得胃部进风，总觉得风会吹进肚子里，所以会戴肚兜兜。有的关节炎患者觉得膝盖处进风，长年用护膝。有的患者风一吹就过敏，起痒疙瘩。有的患者风一吹就打喷嚏，流清鼻涕。有的患者风一吹眼睛就流泪，俗话叫迎风流泪，西医里叫慢性泪囊炎。有的患者怕电扇吹。这些都是怕风的表现。

总而言之，见了风会难受，就叫怕风。这跟前面所讲的食积患者一样，食积患者进食后难受；怕风呢，患者见了风，症状就会加重。怕风症状十分重要，但临床上大家又很容易忽视它，或者问诊不够详细。所以这节课解释了什么叫汗，什么叫怕风。这是经方里最基本的概念，掌握之后，再学经方、用经方就会很容易。

经方中怕风的条文《伤寒论》中有：

第2条 太阳病，发热，汗出，恶风，脉缓者，名为中风。

第12条 太阳中风，阳浮而阴弱，阳浮者，热自发，阴弱者，汗自出。啬啬恶寒，淅淅恶风，翕翕发热，鼻鸣干呕者，桂枝汤主之。

第13条 太阳病，头痛，发热，汗出，恶风，桂枝汤主之。

第14条 太阳病，项背强几几，反汗出恶风者，桂枝加葛根汤主之。

第20条 太阳病，发汗，遂漏不止，其人恶风，小便难，四肢微急，难以屈伸者，桂枝加附子汤主之。

第31条 太阳病，项背强几几，无汗恶风，葛根汤主之。

第35条 太阳病，头痛发热，身疼腰痛，骨节疼痛，恶风，无汗而喘者，麻黄汤主之。

第38条 太阳中风，脉浮紧，发热恶寒，身疼痛，不汗出而烦躁者，大青龙汤主之。若脉微弱，汗出恶风者，不可服之。服之则厥逆。筋惕肉𧿹，此为逆也。

第98条 得病六七日，脉迟浮弱，恶风寒，手足温，医二三下之，不能食，而胁下满痛，面目及身黄，颈项强，小便难者，与柴胡汤，后必下重。本渴，饮水而呕者，柴胡汤不中与也，食谷者哕。

第99条 伤寒四五日，身热恶风，颈项强，胁下痛，手足温而渴者，小柴胡汤主之。

第38条大青龙汤方后注 若复服，汗多亡阳，遂虚，恶风、烦躁，不得眠也。

特别要点明的是**第168条** 热结在里，表里俱热，时时恶风，大渴，舌上干燥而烦，欲饮水数升者，白虎加人参汤主之。

经方中怕风的条文《金匮要略》中有：

水气病脉证治第十四

第1条 风水，其脉自浮，外证骨节疼痛，恶风。

第2条 风气相击，身体洪肿，汗出乃愈，恶风则虚，此为风水。

第23条 风水恶风，一身悉肿，脉浮不渴，续自汗出，无大热，越婢汤主之。其中越婢加术汤后注：恶风者，加附子一枚炮。

第20条 风水，脉浮身重，汗出恶风者，防己黄芪汤主之。腹痛加芍药。

痉湿暍病脉证治第二第24条 风湿相搏，骨节烦疼，掣痛不得屈伸，近之则痛剧，汗出短气，小便不利，恶风不欲去衣，或身微肿者，甘草附子汤主之。

19. 什么是头痛

很多人看到这个题目，一定会大笑，头痛还用说吗？

我们所接触的头痛中，90% 是由鼻窦炎引起。当我们遇到头痛患者时，千万不要相信患者所说，得了神经性疼痛或血管性头痛，做过检查了等，一定要让患者拍鼻窦 CT 才能确诊。要知道，有的鼻窦炎患者能误诊几十年之久。

经方中，脸痛叫头痛，眼痛叫头痛，耳朵痛也叫头痛，鼻子痛也叫头痛，口腔溃疡也叫头痛。也就是说头上任何一个部位的疼痛都叫头痛。

头痛之病脉证治。

例一　女，39 岁。主诉：头痛、头胀，1 年余。头部昏沉不清，记忆力下降，睡眠质量差，经常做梦，有时睡不着，即使睡着了也感觉像醒着一样，精神疲惫。舌质红，舌苔少，脉细数无力。

我当时的治病思路是：第一步，患者主诉是头痛和失眠，那么，就需要搞清楚两者的关系。是头痛引起失眠，还是失眠引起头痛呢？

问："如果晚上睡得好，头还会痛吗？"

答："如果睡得好，头就一点儿也不难受。要是睡眠不好，第二天头就会痛，就会难受。"

分析：该患者失眠是本，头痛是标。应该全力治疗失眠，失眠好了，头痛自然痊愈，这就是治病必求于本。也就是说，头痛属于无效症状，完全不予考虑。

第二步，该患者属于金匮病还是伤寒病？脉无力，精神疲惫，失眠，首先要考虑少阴病。

问："怕冷吗？"

答："不怕冷，平时心烦怕热。"

分析：排除少阴寒证，那么，会不会是黄连阿胶汤证呢？

问："夜里睡不着时能平躺吗？"

答："能平躺，躺着就迷迷糊糊。"

分析：黄连阿胶汤失眠的特点是心烦不得卧，必须要坐起来或者下地走一走。因此排除。

脉无力，失眠，不属于少阴病。又通过问诊，患者进食凉物不难受，手脚不凉，排除太阴病、厥阴病，从而排除了伤寒病。那么，患者属于金匮病中的什么病呢？

金匮病中有失眠症状的疾病有第三篇狐惑病之甘草泻心汤、赤豆当归散，第六篇虚劳病之酸枣仁汤。那么这3个处方如何鉴别呢？甘草泻心汤有口腔溃疡，声音嘶哑，失眠时卧起不安等症状，该患者没有这些症状，所以排除甘草泻心汤。赤豆当归散，目赤如鸠，该患者也无此症状，所以也排除。最后，脉无力，确定为虚劳病之酸枣仁汤。

处方：酸枣仁120克，甘草10克，知母、茯苓各20克，川芎40克。

先煮酸枣仁，半小时后再加入其他药，每日1剂，分2次服用。5剂后，睡眠显著好转，头痛也大为减轻。效不更方，继服10剂以巩固。由于患者有头痛症状，所以我在处方中加大了川芎的用量。

今天分享一个小经验，平时遇到失眠的患者，凡是失眠伴有头痛者，首选酸枣仁汤。我看过很多酸枣仁汤的医案，大部分都有这个特点，因此提出了这个看法。须强调的是，失眠是本，头痛是标。该患者我们用酸枣仁汤以治本，加大了川芎的用量以治标，这就叫标本兼治。

总结：病（虚劳病），脉（无力、细数），证（失眠、头痛），治（酸枣仁汤）。

例二 女，42岁，头痛多年，做了许多检查都正常，仍头痛。问诊结果如下：大小便正常，无心悸，无头晕。不怕冷，不怕风。口苦、口干，口不渴，出汗正常。不能进食凉物，吃了凉的会难受，手脚不凉。精神好，休息可。舌苔黄腻，脉一手有力，另一手无力。补充：患者饭量小，总是觉得胃部难受。

分析： 根据问诊结果，首先排除金匮病，其次排除表证（因为不怕冷，脉不浮）。再就是患者有痞证。根据有表先解表，无表先解痞的原则，必须先治痞证。休息可，排除甘草泻心汤；无口臭，排除生姜泻心汤。

处方：半夏泻心汤。

半夏、黄芩、干姜、人参、甘草各9克，黄连3克，大枣3枚。6剂。

泡半小时，煮半小时，去渣后再煎10分钟，每日1剂，分2次饭后服用，嘱患者清淡饮食，戒烟酒辣椒。6剂后，头痛、痞证减轻。又予6剂，痊愈。

分析： 此头痛患者经过病脉证治，确诊为伤寒病之痞证。病（痞证），脉（一手有力，一手无力），证（胃难受，伴随其他症状），治（半夏泻心汤）。

例三 男，71岁。主诉：头痛10日。问诊如下：头痛，脖子不难受，排除葛根证；怕冷、无汗、鼻塞，考虑麻黄证；口不苦，胸胁无苦满，排除少阳证、柴胡证；口不渴，不怕热，排除阳明外证；大便正常，排除阳明病；无腹胀，饮食正常，排除太阴病；手脚不凉，排除厥阴病；精神差，四肢凉，有少阴病；胃不难受，排除痞证；身不黄，排除黄证；小便正常，无头晕，无悸，舌苔不水滑，排除水证；小肚子不难受，排除瘀血证；心口及腹部无压痛，排除结胸病；脉沉细无力，确定为三阴病。

综上分析，该患者为少阴表证，处方：麻黄附子细辛汤。

黑附子 12 克，细辛 9 克，麻黄 6 克。2 剂。

服药后身上微汗出，症状霍然痊愈，头痛消失。

分析：该患者为伤寒病之少阴病，又有头痛、无汗的表证，属于少阴表证。病（少阴病），脉（沉细无力），证（头痛、怕冷、无汗、鼻塞），治（麻黄附子细辛汤）。

例四　某男，13 岁。主诉：后脑勺痛，双侧太阳穴痛，1 年余。其他症状均无，检查正常，脉象有力。

患者仅头痛，可排除金匮病确诊为伤寒病。脉有力，可以排除三阴病确诊为三阳病。后脑勺属于太阳经，则有太阳病；双侧太阳穴属于少阳经，则有少阳病，因此，该患者属于太阳少阳合病。

处方：柴胡桂枝汤，5 剂而愈。

病（太阳病少阳病），脉（有力），证（后脑勺痛，太阳穴痛），治（柴胡桂枝汤）。

20. 见效就在一瞬间

有的人夜里睡觉落枕，原因有枕头没枕好，或脖子受了凉。落枕不治也能好，一般 3 天自愈。

我有个好办法，葛根 30 克，水煎半小时，用热药水外敷颈部。让患者准备 2 条毛巾，多煮些药水，毛巾浸湿后趁热外敷。2 条毛巾换着用，毛巾凉了放药水里再浸一下，拧的不干不湿，药水凉了再热一下，或者加开水也行。患者趴到床上，毛巾敷上的那一刻就可见效，所以说见效就在一瞬间。外敷 10 分钟至半小时，1 次即愈。热敷结束后，擦干，避风半小时。

该外敷法用于颈椎病也很有效，但应多敷一段时间，有效率在 80% 左右，部分患者当天就可见效。我用葛根热敷过腰椎增生的患者，无效。热敷过跟骨增生的患者，无效。热敷过股骨头坏死的患者，无效。葛根热敷法只对颈椎病有效，我试过上百人，这才写出来。原理就不谈了，结果最重要，欢迎大家临床验证。

21. 颈椎疾病的治疗

目前颈椎疾病的发病率越来越高，其中电脑、手机起了关键作用，由于长期伏案工作，颈椎疾病呈现了年轻化趋势。学习颈椎疾病之前，我们先来学习经方中有关颈部的条文。

《伤寒论》里的条文有：

第14条 太阳病，项背强几几，反汗出恶风者，桂枝加葛根汤主之。

葛根四两，芍药二两，生姜三两（切），甘草二两（炙），大枣十二枚（擘）。，桂枝二两（去皮）。

上六味，以水一斗，先煮葛根，减二升，去上沫，内诸药，煮取三升，去渣。温服一升，覆取微似汗，不须啜粥，余如桂枝法将息及禁忌。

第31条 太阳病，项背强几几，无汗恶风，葛根汤主之。

葛根四两，麻黄三两（去节），桂枝二两（去皮），生姜三两（切），甘草二两（炙），芍药二两，大枣十二枚（擘）。

上七味，以水一斗，先煮麻黄、葛根减二升，去白沫，内诸药，煮取三升，去渣，温服一升。覆取微似汗，余如桂枝法将息及禁忌。诸汤皆仿此。

第99条 伤寒四五日，身热恶风，颈项强，胁下满，手足温而渴者，小柴胡汤主之。

第171条 太阳少阳并病，心下硬，颈项强而眩，当刺大椎、肺俞、肝俞，慎勿下之。

第131条 病发于阳，而反下之，热入因作结胸；病发于阴，而反下之，因作痞也。所以成结胸者，以下之太早故也。结胸者，项亦强，如柔痓状，下之则和，宜大陷胸丸。

大黄半斤，葶苈子半升（熬），芒硝半升，杏仁半升（去皮尖，熬黑）。

上四味，捣筛二味，内杏仁、芒硝，合研如脂，和散，取如弹丸一枚，别捣甘遂末一钱匕，白蜜二合，水二升，煮取一升，温顿服之，一宿乃下，如不下，更服，取下之效。禁如药法。

《金匮要略》中的条文有：

痉湿暍病脉证治第二　病者身热足寒，颈项强急，恶寒，时发热，面赤目赤，独头动摇，卒口噤，背反张者，痉病也。

太阳病，其证备，身体强，几几然，脉反沉迟，此为痉，栝蒌桂枝汤主之。

瓜蒌根二两，桂枝三两，芍药三两，甘草二两，生姜三两，大枣十二枚。

上六味，以水九升，煮取三升，分温三服，取微汗，食顷，啜热粥发之。

妇人产后病脉证治第二十一　产后中风发热，面正赤，喘而头疼，竹叶汤主之。

竹叶一把，葛根三两，防风、桔梗、桂枝、人参、甘草各一两，附子一枚（炮），大枣十五枚，生姜五两。

上十味，以水一斗，煮取二升半，分温三服，温覆使汗出。颈项强，用大附子一枚，破之如豆大，煎药扬去沫。呕者加半夏半升洗。

例一　刘某，男，42岁。脖子酸，脖子胀痛3年余。CT诊断为颈椎骨质增生。主诉：颈椎病。头不痛，脖子难受，怕风，易出汗。口不苦，胁部无胀痛，口不渴，不怕热，大便正常。进食凉物不难受，手脚不凉。精神可，休息可。脉浮有力。病（太阳病），脉（脉浮有力），证（脖子难受、怕风自汗），治（桂枝加葛根汤）。

处方：葛根40克，白芍、甘草、桂枝各20克，生姜30克，大枣6枚。6剂。

嘱患者吃药后微汗出，避风。3剂后症减，共服用18剂痊愈。

例二　肖某，男，28岁。主诉：感冒后脖子紧，背沉。感冒近10日，输液无效。现症：后脑勺疼痛，脖子僵硬，怕冷、怕风，自汗出，口不苦，胁部无胀痛。口不渴，不怕热，大便正常。吃凉东西不难受，手脚凉。精神不振，休息可，脉浮有力。病（太阳病），脉（脉浮有力），证（头痛、脖子硬、怕冷、怕风、自汗），治（桂枝加葛根汤）。

处方：葛根40克，白芍、甘草、桂枝各20克，生姜30克，大枣6枚。2剂。

嘱患者吃药后出微汗，避风，1剂即愈。

分析： 该患者脉有力，则三阴病均不考虑，所以是太阳病。

临床上也可以看出，没有实质性病变时，往往可以在 1～2 日治愈。若有实质性病变，比如骨质增生，则需要服药一段时间。

例三 张某，女，52 岁。主诉：颈椎病，双手麻木。问诊头不痛，脖子僵硬酸胀，易出汗，怕风、怕冷。口不苦，胁部无胀痛，口不渴，不怕热，大便正常。轻易不吃凉东西，手脚不凉，精神一般，休息基本可。脉浮，力量中等。病（太阳病、血痹病），脉（浮），证（脖子难受，怕风怕冷，自汗出，双手麻木），治（桂枝加葛根汤、黄芪桂枝五物汤）。

处方：葛根 40 克，白芍、甘草、桂枝各 20 克，生姜 30 克，大枣 6 枚，黄芪 30 克。7 剂。

嘱患者取微汗，避风。7 日后症状减轻一半，共服 11 剂痊愈。

分析： 该患者六经病辨为太阳病，金匮病辨为血痹病。

《金匮要略》血痹虚劳病脉症并治第六 血痹阴阳俱微，寸口关上紧，尺中小紧，外证身体不仁，如风痹状，黄芪桂枝五物汤主之。

黄芪三两，芍药三两，桂枝三两，生姜六两，大枣十二枚。

上五味，以水六升，煮取二升，温服七合，日三服。

该患者手脚麻木，即身体不仁，又有太阳病桂枝证，因此属于血痹。

例四 陆某，男，44 岁。主诉：颈椎病。颈部活动时有响声，头晕甚，双上肢麻木。问诊头不痛，脖子僵硬感，怕冷，无汗。口不苦，胁部无胀痛。口不渴，不怕热，大便正常，脉浮有力。病（太阳病），脉（脉浮有力），证（无汗、怕冷、脖子难受、头晕），治（葛根汤）。

处方：葛根 90 克，麻黄、生姜各 12 克，桂枝、甘草、白芍各 8 克，大枣 6 枚。3 剂。

嘱患者取微汗，避风。3 剂后微汗出，症减，共服 15 剂痊愈。

分析： 大剂量使用葛根可明显增加疗效，其中葛粉的疗效更好，只是量大时需把药沫去掉。

从上述几个案例可以看出，无汗用葛根汤，有汗用桂枝加葛根汤。另外，出汗正常者也用葛根汤。原因是患者有太阳病，但没有自汗出，认定为桂枝麻黄合剂，所以选用葛根汤。自汗出伴有麻木者合黄芪桂枝五物汤，不出汗伴有麻木者不合黄芪桂枝五物汤。这是为什么呢？

《金匮要略》血痹虚劳病脉证并治第六 问曰：血痹病从何得之？师曰：夫尊荣人，骨弱肌肤盛，重因疲劳汗出，卧不时动摇，加被微风，遂得之。但以脉自微涩，在寸口、关上小紧，宜针引阳气，令脉和紧去则愈。

条文讲，得血痹者是尊荣人。尊荣人的特点是骨弱肌肤盛，也就是平时易出汗。所以不出汗的颈椎病伴有麻木症状时，不合黄芪桂枝五物汤。

刘景祺医案

陈某，男，45岁，1979年8月17日初诊。项背强痛，胃痛呕吐5年。5年来时常胃痛，每年春秋发病，去年经X线钡剂造影，诊断十二指肠球部溃疡。近来，胃脘偏右部疼痛较剧，反酸纳呆，饭后一时许出现呕吐，并有项强、恶风无汗，脉紧，苔白腻。

中医诊断：胃脘疼痛。

辨证：表邪不解，内迫阳明。

治法：散寒解表，降逆和胃。处以葛根加半夏汤原方，服6剂，痛呕皆止，饮食如常。

按语：项强、恶风、无汗，脉浮紧，邪在太阳也；胃痛、呕吐、纳呆、反酸，内迫阳明也。故用葛根加半夏汤解表和胃，降逆止呕。

分析： 看了这则医案，可知表证在很多内科疾病中都存在。该患者5年未愈的胃病，就是因为表证一直不解，表证一解，6日而愈。所以，大家治病时，按照病脉证治的程序来思考，就不会走错路。

《伤寒论》第33条 太阳与阳明合病，不下利但呕者，葛根加半夏汤主之。

葛根四两，麻黄三两（去节），甘草二两（炙），芍药二两，桂枝二两（去皮），生姜二两（切），半夏半升（洗），大枣十二枚（擘）。

上八味，以水一斗，先煮葛根、麻黄，减二升，去白沫，内诸药，煮取三升，去渣，温服一升。覆取微似汗。

例五 田某，男，52岁。主诉：颈椎病。诊断为颈椎病后，用膏药、针灸等疗效不佳。前额痛，脖子不舒服，不怕风，不怕冷，出汗多。口不苦，胁部无痛胀。口微渴，怕热、心烦，大便偏干。吃凉东西不难受，手脚不凉。精神可，休息好，脉浮有力。病（太阳病，阳明病），脉（脉浮有力），证（前额痛，脖子不舒服，怕热，出汗），治（葛根芩连汤）。

处方：葛根 80 克，甘草 20 克，黄芩 30 克，黄连 15 克。3 剂。

结果：3 剂即愈。

分析：该患者是阳明病，兼有头颈强痛的症状，属于典型的阳明病的表证。

《伤寒论》**第 34 条** 太阳病，桂枝证，医反下之，利遂不止，脉促者，表未解也，喘而汗出者，葛根黄芩黄连汤主之。

葛根半斤，甘草二两（炙），黄芩三两，黄连三两。

上四味，以水八升，先煮葛根，减二升，内诸药，煮取二升，去渣，分温再服。

22. 口渴

口渴症状很常见，最常见的有 3 种。

第一种，天热缺水。这个好理解，天气热，就会出汗，汗出得多，就会缺水，于是出现口渴。特别是夏天，人不停地出汗，导致口渴、缺水，严重者中暑。这种情况的口渴应用白虎加人参汤治疗。白虎汤降温，人参补水。体内缺水，患者口渴，能喝很多水，小便正常。西医输液也很有效，输液可以补充水，同时液体凉，还能降温，相当于白虎加人参汤。

《伤寒论》**第 26 条** 服桂枝汤，大汗出后，大烦渴不解，脉洪大者，白虎加人参汤主之。

第二种，水不流动。实际情况是水的总量并不少，一点也不缺水，只是因为水不流动，导致有的地方水多，有的地方水少。由于水的总量并不少，所以口渴但不欲饮，或少量饮水。严重时甚至出现口渴，但喝水就吐，为什么？因为不缺水。由于水不流动，所以小便不利。小便排的是废水，水不流动，产生的废水就少，所以小便少。水流不到口腔，就会口渴；水流不到鼻腔，鼻子就会干燥；水流不到眼睛，眼睛就会干燥。这种情况的口渴用五苓散治疗。此时西医治疗效果不甚明显，为什么？因为体内根本不缺水，再往血管里加水，患者会难受，口会更干。

《伤寒论》**第 71 条** 太阳病，发汗后，大汗出，胃中干，烦躁不得眠，欲得饮水者，少少与饮之，令胃气和则愈。若脉浮，小便不利，微热消渴者，五苓散主之。

第三种，天热缺水的同时还有水不流动，即上面 2 种情况加起来。缺水，所以口渴欲饮；水不流动，所以小便不利。这种情况的口渴用猪苓汤治疗。西医输液，会见效，因为体内缺水，输液会补水因而见效。但患者同时有水不流动，小便不利，此时西医输液会加重病情，因此医生会用呋塞米来利尿。

《伤寒论》第 223 条 若脉浮发热，渴欲饮水，小便不利者，猪苓汤主之。

目前临床用五苓散较多，猪苓汤大多用于泌尿系统的炎症，如尿血、淋病、膀胱炎之类。实际上猪苓汤的作用比五苓散更大，适应证也更广，应引起经方医生的重视。

 ## 阳明病病脉证治

1. 患者故事——盗汗非常严重的初中生

我们县城的一名初三的学生，男，因鼻窦炎找我治疗。当时的症状是流稠鼻涕，头晕，我建议他吃中药治疗。患者说还有 1 个月就要中考，问有没有西药的方法。那就用西药吧，同时要求患者外用荆芥水热敷，另外再用盐酸萘甲唑林滴鼻液。5 日后，患者感觉症状大减。

他妈妈说："你能不能给他治治盗汗？"

我说："可以啊。"

患者问诊结果如下。

主诉：夜里一睡觉就出汗，大汗淋漓，每晚都把被子弄得湿淋淋的，冬夏亦如此。现不怕风，不怕冷，口不苦。口渴，想喝冷水，怕热，大小便正常。平时总觉得发困，脉浮大有力。

治疗史：曾服用六味地黄丸、知柏地黄丸、玉屏风散、虚汗停。五倍子外敷肚脐，另外还跑了好几个大城市找名中医吃过中药，慢慢对中医丧失了信心，这次鼻窦炎见效后，又想试一试中医。

我的思路：患者经过了这么多治疗，如果是阴虚盗汗早就该治好了，所以肯定不是阴虚盗汗。脉浮有力，属于太阳病，又有鼻窦炎病史，肯定有太阳病。经前面方案治疗后，鼻窦炎已经很轻微了。此外患者不怕风，不怕冷，看来太阳病不是主要问题；脉大有力，出汗、怕热，喜饮冷水，这是阳明病；大便正常，不考虑承气类处方，看来是白虎汤证无疑了，那么是否需要加人参呢？又经问诊得知口渴不甚，说明只需解决出汗，出汗解决后，口渴自然就会消失。

考虑到患者正处于备考关键阶段，遂处以白虎汤颗粒。

处方：白虎汤，每日2次，每次5克，饭后冲服，连续服用5日。

疗效：有效，但不太明显。

处方：白虎汤，每日2次，每次10克，饭后冲服，连续服用5日。

疗效：盗汗消失，口渴亦稍减，稍感乏力，嗜睡症状消失。

我建议停药，乏力症状等几日应该会自动好转。该患者我应该用白虎加人参汤，盗汗消失后口渴仍有，并且感到乏力，应该与处方不太恰当有关。1个月后，患者又来，目的是想把鼻窦炎除根。我再次询问，盗汗再未出现，口不渴，乏力也早已无影无踪。

患者经方治疗依据第182条　问曰：阳明病外证云何？答曰：身热，汗自出，不恶寒，反恶热也。

对该患者我有点遗憾，当时忘记问是否有身热，是平时就感到身热，还是睡觉后摸着身上热。看来我浪费了一次从患者那里学习的好机会。

患者经方治疗依据第168条　伤寒若吐若下后，七八日不解，热结在里，表里俱热，时时恶风，大渴，舌上干燥而烦，欲饮水数升者，白虎加人参汤主之。

我当时考虑到患者不恶风，也不是欲饮水数升，所以没有加人参，实践的结果证明我错了，应该加人参。现在来分析，口渴要加人参，口渴不甚，可以加少量人参，但还是应该加。

患者经方治疗依据第268条　三阳合病，脉浮大，上关上，但欲眠睡，目合则汗。

该患者应该就属于此条文，脉浮，有太阳病；脉大、出汗，有阳明病，以上是可以确定的。但医圣认为是三阳合病，我不明白哪些症状、体征或者脉象表明该患者有少阳病，希望懂得此知识点的朋友不吝赐教。

通过该患者的治疗，我得出，白虎加人参汤里的人参起止渴作用，并且还能解决患者因出汗导致的乏力问题。

2. 白虎加人参汤

有网友问我，白虎汤和白虎加人参汤应如何鉴别。为了回答这个问题，让我们在炎热的夏天进入一个房间吧。房间的温度很高，我们不停地出汗，然后感到口渴，喝了水还想喝水，而且想喝冰镇的绿茶，此外还会感到头晕。此时最好的办法是打开空调，随着温度的下降，一切不适都消失得无影无踪，白虎汤就是空调。

如果房间不但温度高，且空气非常干燥，此时可打开空调，再打开空气加湿器，这个就是白虎加人参汤。

按严格意义来鉴别这2个处方，那就是白虎加人参汤比白虎汤多了口渴的症状。

人的身体有3种形态：气态、液态、固态。气态包括纯气体和水蒸气；液态包括水和黏液（黏液如血液、痰之类）；固态包括固体。白虎汤解决的是气体的问题，即身体内部高温气体排不出去的问题。

白虎汤与承气汤的区别：第一，承气汤证脉多沉实，白虎汤证脉多洪大。第二，承气汤证舌多焦黄厚腻，白虎汤证舌多薄白或薄黄。第三，承气汤证热型多潮热或蒸蒸发热，白虎汤证多高热汗出。第四，承气汤证腹证多腹满，按之痛；白虎汤证少见腹满，即使有腹证也按之濡。第五，承气汤证口渴较轻，白虎汤证口渴严重。

糖尿病患者皆知，白虎汤或者白虎加人参汤可治部分消渴，我关心的是处方在血液病和其他病中的应用。

《伤寒活人指掌补注辨疑》中直接把白虎加人参汤称作化斑汤，治赤斑，口燥渴，中喝者。此处赤斑指皮肤出血。《保赤全书》中指出白虎加人参汤治暑盛烦渴，痘出不快，又解麻痘、斑疹等热毒。此处痘之类就是因为汗出不来形成的。比如我曾医治的那个青春美丽痘的小伙子，口渴、便秘，如果患者能出汗的话，肯定不会有痤疮。由此可见，气体排不出去危害很大。《皇汉医学》中指出白虎汤，治痘纯红，脸赤眼赤，口气热，唇口肿痛，烦躁闷乱，循衣摸床，小便赤，大便秘，身如火，发斑，谵语，实热等证，并主口气臭。由此可见，热气的危害极大。我一直有个想法，白虎汤也许对白血病高热有效，如果能让白血病患者用白虎汤后出汗就好了，但没有验证过，所以不能肯定它的疗效。

白虎汤对部分口臭患者有特效，但这些患者必须兼口渴、便秘。口臭的臭气来自身体的里部，有热量，幸运的是气体通过食管排出了体外，如果不排出体外，那么很可能得皮肤病、血液病、糖尿病。解决的办法是打开空调。

解某，男，8岁，自幼扁桃体反复发炎。热盛则风动，手足抽搐，牙关紧闭。后又患过敏性紫癜，故常辍学，父母甚忧之。一日携儿就诊，云为纳甚狂，放学回家，若饿虎扑食，饭后须臾，便饥肠辘辘，食量胜于大人，是以体重远超同龄儿。亦曾试图限食减肥，然孩子哭老人怨，未能行之。是儿腰粗圆，腹便便，满月脸，唇若朱，舌边红，苔薄黄。思饮欲冷，大便日一行。诊得脉象沉滑略数，触知腹壁厚实无压痛。

由是观之，此胃热也。盖小儿纯阳体，最易化热动火，加之生活条件优越，巧克力、火腿肠等高热量食品从未有缺，以至胃热益盛，消谷善饥；胃火上熏咽喉，是以扁桃体发炎化脓；内热盛则逼血妄行，肌衄紫斑。清胃之方，一白虎，一承气，何者为宜？其腹不胀不痛，大便调，一无燥实满坚之象，显然承气不宜。拟：石膏60克，知母15克，甘草6克，粳米30克。

嘱远离肥甘食品。2剂后，饥饿感明显减轻。服过5剂，已无狂食之象。

该患者的过敏性紫癜就与体内的热气不能变为汗有直接关系。空调打开，热气渐退，于是病愈。

3. 白虎汤

我一共治过2例痤疮。第一例是我老家的一位小伙子，因为谈对象，对象要求他治，遂来找我。患者当时的情况是额头、两颊、下巴都是青春痘，问诊平时大便干，腹不痛，尿黄、口渴，爱喝冷水。舌苔干，色白。

知母18克，生石膏（细面）48克，甘草6克，红参9克，大米1把。5剂。

每日1剂，分2次服用。大米煮熟后，药即熬好。当时没有粳米，就用平时吃的大米。后来熬药时他妈说药太稠，怎么办？我说你多放点水，熬时搅拌，要不然就煳了。5剂后，痤疮全消。

第26条 服桂枝汤，大汗出后，大烦渴不解，脉洪大者，白虎加人参汤主之。

这是好几年前的事了，我当时不会把脉，所以没有记录脉象。阳明主面，现在患者面部出了问题，首先考虑阳明病；无腹痛，说明不是承气汤类；尿黄，说明病在里；口渴，爱喝冷水，所以是白虎加人参汤证。但见效这么快，实在出人意料。

阳明病，就是鸡蛋黄部位的病，就是身体最里面出了问题，并且是散热出了问题。身体内部的散热主要是靠排出固体散热，当大便不通畅时，就会产生热量很大的气体，这些气体会向上到头部，也会向外到皮肤。

章浩军医案

白虎加人参汤治银屑病高热案。

陈某，男，34岁，个体户，长汀县南山乡。2010年8月22日初诊：患者患全身皮肤红色斑疹块10年，近2周又见高热，前医曾以龙胆泻肝汤苦寒泻火及周身，高热39℃，口干唇燥，口大渴，喜凉饮，尿少色黄，大便干，舌红，苔黄少津，脉细数。证属阳明热盛，化燥伤津，急以白虎加人参汤治之。

处方：石膏100克，知母、红参各30克，粳米50克，炙甘草10克。每日2剂，每剂以水600毫升煎至300毫升，每3小时温服1次。

二诊：患者昨晚发热渐退，今晨体温为37.8℃，口渴不减，尿赤，大便硬，排便1次，舌淡红，苔转薄黄欠润，脉细。守上方加天花粉15克，仍以每日2剂。

三诊：发热已降至正常，口干亦除，皮疹色淡，舌淡红，苔薄黄，脉细。与原方再服5剂以固其效。

按：银屑病病位主要在阳明，外邪侵犯肌表，内郁化热，热毒久壅，化燥伤津，故见皮肤斑疹发红，高热持续不退，口燥大渴。阳明主肌肉，热盛伤津化燥是病之关键。正如《伤寒论》第168条 "热结在里，表里俱热，时时恶风，大渴，舌上干燥而烦，欲饮水数升者，白虎加人参汤主之"。银屑病高热，若过用苦寒之品，可加重伤津耗气，从而高热不退，口燥、口渴加重，故治用白虎加人参汤辛甘大寒之品清热益气，养阴生津，则可达热除、口干燥自解的功效。

我个人的理解是，患者处于白虎加人参汤证时，如果能大汗出，那么就很难产生皮肤病，一旦不出汗，就会形成皮肤病。阳明内热的皮肤病，病变皮肤呈红色，一般不痒。

4. 阳明病

阳明病共有 6 个，第一个是太阳阳明，即大便排出困难，同时又有太阳病。《伤寒论》第 232、235 条都是讲的这个问题。当然，太阳阳明不可能只有麻黄剂，还应该有桂枝剂，第 234、240 条讲的就是这个情况。从条文看出，太阳阳明有 2 种解决方案，无汗用麻黄剂，有汗用桂枝剂。

阳明篇共提到了 20 个处方，分别是调胃承气汤、大承气汤、小承气汤、白虎汤、栀子豉汤、白虎加人参汤、猪苓汤、四逆汤、小柴胡汤、麻黄汤、蜜煎方、土瓜根及大猪胆汁、桂枝汤、茵陈蒿汤、抵当汤、吴茱萸汤、五苓散、麻子仁丸、栀子柏皮汤、麻黄连翘赤小豆汤。

有表证的阳明病，可以称作太阳阳明病。

第 232 条　脉但浮，无余证者，与麻黄汤。

第 235 条　阳明病，脉浮，无汗而喘者，发汗则愈，宜麻黄汤。

临床上，有的患者大便排出有问题，脉浮有力，无汗。这时候先用麻黄剂解表，表解之后，一般大便问题会自动解决。如果大便问题仍在，就再辨证，改换处方。患者脉浮有力，说明必须用汗法，这时候即使有阳明病，也必须先表后里。

我记得有个支气管哮喘的患者，患病好几年，大便干结，5～6 日一次。哮喘发作时，不能平躺，张口抬肩，舌苔白，脉浮有力。患者一直强调哮喘的痛苦，我就让他谈谈别的情况，比如出汗、头痛。

患者回答："我轻易不出汗，头不痛，但胳膊腿酸痛。"

问："口苦吗？胸肋部难受吗？"

答："从不口苦，吃饭很好，胸肋部不难受。"

分析：患者脉浮有力，无汗，四肢酸痛，辨为太阳病之麻黄剂；口不苦，胸胁无胀满，排除少阳病；大便干结，5～6 日一次，辨为阳明病。现在患者有 2 种病：太阳病和阳明病。脉浮，病的趋势向外，因此要先治太阳，即要先解表，根据第 235 条处以麻黄汤。

麻黄 45 克，桂枝 30 克，甘草 15 克，杏仁 22 克。

先煎麻黄，去上沫，但煮了 15 分钟也没有沫，于是加入余下的 3 味药。煮好后先服 1/3，2 小时后若身上汗出，不再服药；若不汗出，再服 1/3，用药后盖被子取汗。

患者依法服药，只用了 1/3，身上就出汗了，汗一出，哮喘马上停止。又几个小时后，大便通，先干后稀，恶臭便，排了很多。患者 1 剂见效，实属意外。次日又服 1/3，患者自觉全身舒畅，再按脉象，脉已浮缓，仍有力，于是改为桂枝汤加厚朴杏仁。

第 43 条　太阳病，下之微喘者，表未解故也，桂枝加厚朴杏子汤主之。

桂枝、生姜、白芍各 9 克，甘草、厚朴各 6 克，杏仁 4 克，大枣 3 枚。

继服 1 周，大便每日 1 次，哮喘也未发作。再诊脉已变为无力，患者虚象显现，处以金匮肾气丸善后，未复发。

该患者脉浮有力，表明主要问题在太阳，随着麻黄汤的应用，阳明大便干的问题也得到了解决。

阳明篇里有 2 处提到了桂枝汤。**第 234 条**　"阳明病，脉迟，汗出多，微恶寒者，表未解也，可发汗，宜桂枝汤。"**第 240 条**　"病人烦热，汗出则解，又如疟状，日晡所发热者，属阳明也。脉实者，宜下之；脉浮虚者，宜发汗。下之与大承气汤，发汗宜桂枝汤。"

第 234 条讲患者脉浮迟有力，出汗多，微怕冷，大便不利，说明仍有表证，可以用桂枝汤来发汗。240 条的意思是患者发热，用了汗法后热退，但每到下午又会发热，这是阳明时间的发热。这时候应凭脉象用药，如果脉沉而有力，用下法的承气类来治疗；如果脉浮缓有力，用汗法的桂枝类来治疗。

结合第 232 条，235 条，234 条和 240 条，医圣写得非常明确。当患者既有太阳病又有阳明病时，要先表后里。其中，脉象起决定性作用，脉浮必须先解表。为什么呢？因为脉浮代表了病的趋势。脉沉有力，要用下法。**第 240 条**　"脉实者，宜下之……下之与大承气汤"，讲的是太阳阳明病的处理原则。脉浮时，先解表；脉沉时，先治里。实际上就是根据脉象浮沉来决定治疗方案。

这个在临床上有重大意义。比如扁桃体炎发热的患者，又比如伤风寒感冒后发热的患者，很多都伴有大便干，大便几日不解，即太阳阳明合病，这时要看脉象，脉浮，解表；脉沉，下之。太阳病的确诊，一是脉浮有力，脉浮紧用麻黄剂，脉浮虚用桂枝剂。二是恶寒，只要有恶寒，就说明仍有表证。

第 181 条　太阳病，若发汗，若下，若利小便，此亡津液，胃中干燥，因转属阳明。本条讲太阳病，亡津液后，转阳明。

113

第185条　本太阳初得病时，发其汗，汗先出不彻，因转属阳明也。本条讲太阳病，用汗法，病未好，津液伤，转阳明。

第189条　阳明中风，口苦咽干，腹满微喘，发热恶寒，脉浮而紧，若下之，则腹满小便难也。本条讲三阳合病，宜柴胡剂，万不能下。

第218条　伤寒四五日，脉沉而喘满，沉为在里，而反发其汗，津液越出，大便为难，表虚里实，久则谵语。分析：脉沉而喘，应该用下法，但却误用了汗法。

第220条　二阳并病，太阳证罢，但发潮热，手足漐漐汗出，大便难而谵语者，下之则愈，宜大承气汤。分析：太阳证消失，只剩下阳明病，要用下法。

太阳病本质是体内新陈代谢产生的废气、废水蒸气排不出去，而产生的一系列问题。举个例子，有个房间，用木柴取暖，上面的烟囱完全堵了，偏偏房间又密封得十分严密，一点儿烟也排不出去，这种情况用麻黄剂。如果烟囱完全堵死，但房间密封的不严，窗户、门口到处冒烟，这样的情况用桂枝剂。如果烟囱堵了一部分，房间密封也不严，这样的情况用麻桂合剂。

总之，体内废气，废水蒸气必须正常排出。一旦有了障碍，排出不畅，就会产生太阳病。

阳明病，应该出汗多，阳明的汗是黏汗、臭汗，是怕热的出汗，多数伴有心烦，是脉有力的汗，是脉大有力的汗，属白虎汤证；口干渴属白虎加人参汤证。我医治过很多爱喝白酒的人，他们盗汗严重，用白虎汤效果甚佳。

第182条　问曰：阳明病外证云何？答曰：身热，汗自出，不恶寒，反恶热也。本条充分说明汗多、恶热为阳明外证也。若患者汗多，千万不能忘了还有阳明外证，不能只想着玉屏风散和桂枝加龙牡汤。

第185条　"汗出濈濈然者，转属阳明也"，说明阳明病汗的特点是濈濈然，特别是手心、脚心不停地出汗。**第188条**再次重申了这个问题，"伤寒转系阳明者，其人濈然微汗出也"。与第185条一样，也是说明阳明病汗出的特点。**第192条**　"濈然汗出"，指的就是阳明病的特点。**第203条**　"阳明病，本自汗出，医更重发汗"。讲的是阳明病外证，本就汗多，结果医生又用了汗法，出汗更多，会脱水（亡津液），脱水后胃中干燥，然后大便硬。这时候我们来看**第88条**　"汗家，重发汗，必恍惚心乱，小便已阴疼，与禹余粮丸"。

本条讲阳明外证再发汗，患者会心乱恍惚，小便后疼痛，治疗用禹余粮丸。

第 **208** 条再次谈道，"手足濈然汗出者，此大便已硬也，大承气汤主之"。说明手脚不停出汗，怕热者，大便已硬，可以用大承气汤。"汗多，微发热恶寒者，外未解也。其热不潮，未可与承气汤"。说明伴有恶寒者，还有表证，不能用承气汤，应该用桂枝汤先解表。这是为了鉴别，怕用错。汗出恶寒者，桂枝汤；汗出恶热者，大承气汤。鉴别点是恶寒和恶热。

第 **211** 条　发汗多，若重发汗者，亡其阳，谵语。脉短者死，脉自和者不死。强调了阳明病汗多，不可以再发汗，发汗后果很严重。

第 **213** 条　阳明病，其人多汗，以津液外出，胃中燥，大便必硬，硬则谵语，小承气汤主之。若一服谵语止者，更莫复服。说明阳明病本多汗，津液出，导致胃中燥、大便硬，出现谵语，用小承气汤。表明阳明病汗多是病之起源。

第 **216** 条讲了一个特殊情况，"阳明病，下血谵语者，此为热入血室，但头汗出者，刺期门，随其实而泻之，濈然汗出则愈"。阳明病，但头汗出，是热入血室，应刺期门。

第 **217** 条　汗出谵语者，以有燥屎在胃中。再次说明汗出、津液出，致使胃中燥、大便硬，出现谵语，用大承气汤。第 **219** 条　"发汗则谵语"，再次表明发汗会导致脱水。

第 **220** 条　"二阳并病，太阳证罢，但发潮热，手足漐漐汗出，大便难而谵语者，下之则愈，宜大承气汤"。太阳证消失，兼有手足汗出，继而谵语，大便硬，用大承气汤。

第 **224** 条　"阳明病，汗出多而渴者，不可与猪苓汤，以汗多胃中燥，猪苓汤复利其小便故也"。说明阳明病汗多，不能利小便，忌猪苓汤。

第 **228** 条　"阳明病，但头汗出者，栀子豉汤主之"。本条介绍阳明病的特殊情况，但头汗出。

第 **233** 条　阳明病，自汗出（属阳明外证），若发汗（误治），小便自利者，此为津液内竭，虽硬不可攻之。

第 **236** 条　阳明病，发热汗出者，此为热越，不能发黄也（汗出为泄热）。但头汗出，身无汗，剂颈而还，小便不利，渴引水浆者，此为瘀热在里，身必发黄，茵陈蒿汤主之。

第253条 阳明病，发热汗多者，急下之，宜大承气汤。

好了，阳明病篇有关"汗"的条文，虽然有些遗漏，但大部分都总结了。

这篇主要是讲学习《伤寒论》的方法。我学习《伤寒论》时，会挑出一个重要的词来通篇学习，比如阳明病挑了一个"汗"字来学习。这样反复总结对比之后，就能学到很多知识。也可以挑出"大便硬""潮热""小便"等来学习阳明篇。这样的总结学习是一种学习方法，推荐给大家。

现在来总结一下"但头汗出"，**第111条**提到，"但头汗出，剂颈而还"，此时为阳明病。**第147条**"但头汗出，往来寒热，心烦者，此为未解也，柴胡桂枝干姜汤主之"。这条须记住，不是阳明病。**第228条**"心中懊恼，饥不能食，但头汗出者，栀子豉汤主之"。第134条和236条都在讲茵陈蒿汤。第216条讲热入血室的刺期门之证。第148条的小柴胡汤。还有金匮里的湿病，但头汗出。

小结：但头汗出；热入血室，刺期门；小柴胡汤；柴胡桂枝干姜汤。

上面有2个柴胡剂，第148条是三阳合病治其中，选用了小柴胡汤。第147条柴胡桂枝干姜汤中头汗出，但是恶寒。总之，小柴胡汤和柴胡桂枝干姜汤都伴有恶寒，所以不属于阳明病汗多的怕热。

第236条 但头汗出，身无汗，小便不利，发黄者，茵陈蒿汤。

第228条 心中懊恼，但头汗出者，栀子豉汤。

这2条值得重视，临床中若患者怕热，但头汗出，要考虑到这2个处方。"但头汗出"还可出现于湿家，"湿家，但头汗出，背强，欲得被覆向火"。

因此，我们见到但头汗出的患者，诊断及治疗程序如下：怕冷者，有2个处方，脉有力用小柴胡汤，脉无力用柴胡桂枝干姜汤。怕热者，也有2个处方，小便不利用茵陈蒿汤，心中懊恼用栀子豉汤。怕湿属于湿病，应在湿病篇里寻找处方。特殊情况：怕热下血谵语者，刺期门。

接着讨论另一个问题，阳明病，如果无汗会怎样呢？**第196条**"阳明病，法多汗，反无汗，其身如虫行皮中状者，此以久虚故也"。说明应多汗而无汗，身上会如虫行皮中状。**第197条**"阳明病，反无汗，而小便利，二三日呕而咳，手足厥者，必苦头痛。若不咳不呕，手足不厥者，头不痛"。说明阳明病，无汗，但小便利，有可能会呕、咳、手足冷、头痛。**第199条**"阳明病，无汗，小便不利，心中懊恼者，身必发黄"。说明无汗，又小便不利者，必发黄。

第200条 "阳明病，被火，额上微汗出，而小便不利者，必发黄"。说明微汗出，又小便不利，也会发黄。

总结阳明病无汗之可能：身如虫行皮中；小便利者，呕、咳、手足寒、头痛；小便不利者，发黄；即使出了一点点汗，小便不利，也会发黄。

关于阳明病篇里与汗有关的条文就学习到这里，这篇文章学起来非常枯燥，目的是让大家学会一种方法。

5. 阳明篇之小便与大便的关系

见到便秘的患者，必须问小便情况。要考虑到有的患者是小便有了问题，然后大便才出现问题。这时候，要用不同的治法，即治病必求于本。

例一 有位患者，十来天才大便一次，奇怪的是不大便肚子也不难受，想治疗是因为自己觉得长时间不大便对身体有害。患者脉有力，定为阳明病；六经问诊及其他情况，除小便次数多以外，余无所苦；舌苔水滑，口渴。从病脉证治来说，病，阳明病；脉，有力；证，口渴，小便不利，十来天大便一次，腹无所苦；治，五苓散。服用3日，大便正常，前提是小便先恢复正常。

第244条 "太阳病，寸缓关浮尺弱，其人发热汗出……病人不恶寒而渴者，此转属阳明也"。分析：患者出汗、口渴、不恶寒，显然是阳明外证，由太阳病转为了阳明病。"小便数者，大便必硬，不更衣十日，无所苦也。渴欲饮水，少少与之，但以法救之。"分析：患者出汗，又小便多，体内水分必少，故大便必硬。尽管不大便，却无腹胀腹痛。想喝水时不可以大喝特喝，要慢慢地喝。"渴者，宜五苓散"。猪苓去皮，白术、茯苓各十八铢，泽泻一两六铢，桂枝半两，去皮。上五味，为散，白饮和服方寸匕，日三服。244条讲了因为小便数导致的大便干，口渴，用五苓散。245条又接着讲，汗出得多了，会亡津液，会脱水，也会导致大便干。

例二 糖尿病，食多、尿多、大便干、口渴，脉有力，无其他症状，舌苔白而干燥。处方：麻子仁丸。10日后大便通畅。麻子仁丸和五苓散的鉴别点在舌苔，前者舌苔干燥，后者舌苔水滑。

第247条 趺阳脉浮而涩，浮则胃气强，涩则小便数，浮涩相搏，大便则硬，其脾为约，麻子仁丸主之。

麻子仁二升，芍药半斤，枳实半斤（炙），大黄一斤（去皮），厚朴一尺

（炙，去皮），杏仁一升（去皮尖，熬，别作脂）。

上六味，蜜和丸如梧桐子大，饮服十丸，日三服，渐加，以知为度。

方后注，"渐加，以知为度"是说从 10 丸开始，每日 3 次，以后可以根据情况加量，效果不好就加大剂量，直到疗效满意为止。

五苓散：口渴，小便数，大便硬，舌苔水滑。麻子仁丸：小便数，大便硬，吃得多，舌苔干燥。两者关键的鉴别点是舌苔。

第 250 条 太阳病，若吐若下若发汗后，微烦，小便数，大便因硬者，与小承气汤和之愈。

本条文亦谈到了小便数，大便硬，但患者微微心烦，实际上还有腹胀、腹痛等症状，所以用小承气汤。这里再次鉴别小承气汤和大承气汤。小承气汤以腹胀为主症；大承气汤则以燥屎为主症，并且有一些典型特征，如喘、疼痛，目不了了，心中懊恼，足汗出津津，自利清水。凡是大便干，又兼有上述 6 个症状任意之一者，就是大承气汤。

第 181 条 太阳病，若发汗，若下，若利小便，此亡津液，胃中干燥，因转属阳明。说明小便过多，水分少，胃中干燥，大便硬，便形成了阳明病。第 203 条再次说明了小便和大便的关系。**第 203 条** "阳明病，本自汗出，医更重发汗"，此为误治。"病已差，尚微烦不了了者，此必大便硬故也"，大便硬，阳明病心烦。"以亡津液"，汗出，又发汗。"胃中干燥，故令大便硬。当问其小便日几行，若本小便日三四行，今日再行"，问患者每日几次小便，答：每日 3～4 次，今 2 次，故知大便不久出。今为小便数少，以津液当还入胃中，故知不久必大便也。

总之，阳明篇中，提到"腹无所苦"，就是说虽然大便干，大便次数少，但腹部不胀不痛不难受。这样的情况有：五苓散、白虎加人参汤、麻子仁丸、猪苓汤、蜜导煎及猪胆汁灌肠方。

对于"腹无所苦"的阳明病，蜜导煎和猪胆汁属于外治法。其中水饮引起的小便次数多者用五苓散；小便少，小便不利者用猪苓汤；自汗出，口渴，舌苔干燥者用白虎加人参汤；饭量大，小便数，大便干者用麻子仁丸。医圣讲了 5 种治疗方法，来解决不同的情况。

准确鉴别：第一鉴别是什么病，第二鉴别是什么脉，第三鉴别是什么证，第四鉴别用什么方。这就是病脉证治。学习医案是为了学习经验，更重要的是学习诊断和鉴别诊断。医案用方的依据在哪里，方与方之间鉴别应用的依据在哪里，这是非常关键的。

6.栀子干姜汤

第80条 伤寒，医以丸药大下之，身热不去，微烦者，栀子干姜汤主之。

先来看顾老师的一则医案。李某，男，42岁，2001年5月13日就诊。

病史：10个月前因食不洁海鲜，发生严重恶心呕吐，腹痛泄泻。经西医应用输液疗法，给服小檗碱、诺氟沙星等治疗，5日后症状明显好转，但大便仍溏泻，且感胃中寒冷隐痛不止。近5日来常感心中烦热不安，胃中寒冷隐痛，大便溏泻，日3～4次。舌质淡红，苔白微腻，脉弦细。胸部X线摄片及心电图均属正常，大便常规为白细胞少许。

西医诊断：急性胃肠炎（轻症）。

中医辨证：上热中寒。

治法：清上温中。

处方：栀子干姜汤：生栀子15克，淡干姜10克。每日1剂，以水350毫升，煎取150毫升，去渣，分早、中、晚3次服完，每次饭前半小时温服50毫升。

疗效：上方连服3剂，患者即感心中烦热去，胃中冷痛止，大便也成形。

看了这则医案，反过来再谈条文。第80条讲患者感冒得了太阳病，体表的热量散不出去，这时候医生用了下法，意在让热量从下面出去，结果呢，体表的热量到了胸中就不往下走了，同时太阴里本来的热量被排了出去。这就形成了一种局面，即阳明上焦的热量增多，太阴的热量减少，所以用栀子清阳明上焦的热，用干姜来补充太阴损失的热量。

上一篇文章里谈到有的人明明胃寒，却很爱吃冷饮，就是因为阳明有热，而太阴有寒。所以有的人心里烦热，光想吃冷东西，冬天也要喝冷水，但平时却大便次数多，大便稀溏，就是这种情况，典型的栀子干姜汤证。也就是说栀子干姜汤证是阳明太阴同病。

栀子干姜汤还有更重要的用途，但临床应用的人并不多，明天再谈。

7.栀子厚朴汤

第79条 伤寒下后，心烦腹满，卧起不安者，栀子厚朴汤主之。

栀子十四个（擘），厚朴四两（炙，去皮），枳实四枚（水浸，炙令黄）。

上三味，以水三升半，煮取一升半，去滓，分二服，温进一服，得吐者，止后服。

第79条中有4个字"卧起不安"，这是失眠的一种类型，该类型失眠患者，躺到床上难受，要下到地上走一会儿，甚至要到院子里去转一圈，但走着也不舒服，要再上床去躺着。这就是典型的卧起不安。

我见过这样的患者，老年女性，失眠心烦，服用西药镇静药无效，还是睡不着。夜里在床上躺一会儿，就得下地走一会儿，走一会儿又要去床上躺一会儿……

我当时的诊断过程如下：金匮病里没有失眠，因此排除金匮病；患者脉有力，排除伤寒病里的三阴病；不怕冷，不怕风，也没有头颈强痛，排除太阳病；口不苦，无胸胁苦满，无寒热往来，排除少阳病；心烦、怕热、腹满，脉有力，因此确诊为阳明病。大便正常，无谵语，排除阳明病里的承气类；出汗正常，口不渴，脉也不大，排除阳明病里的石膏类；无痞证，无瘀血证，无水证，无黄证，无结胸病，无差后劳复病，无霍乱，无阴阳易，最后处方：栀子厚朴汤。

疗效：3日后睡眠大为好转，连续服用半月后，失眠、心烦、腹满症状均消失，且该患者服药后并没有呕吐现象。

第80条 伤寒，医以丸药大下之，身热不去，微烦者，栀子干姜汤主之。

栀子十四个（擘），干姜二两。

上二味，以水三升半，煮取一升半，去滓，分二服，温进一服，得吐者，止后服。

从这2条可以看出：栀子厚朴汤是食管、胃烦热，肠热。栀子干姜汤是食管、胃烦热，肠寒。所有的栀子剂都有心烦，甚至心中懊恼。在临床上，有的患者胃烧灼感，食管反流，吐酸水，即胸中窒，同时不能吃凉东西，吃凉东西后肚子难受，这是干姜证。所以上述患者是食管、胃烦热，肠寒的栀子干姜汤证。

对于栀子豉汤来说，患者肠无寒无热，只是食管、胃烦热。呕者加生姜是医圣的惯例，少气者加甘草是医圣的规定。对于所有的栀子剂来说，用方证对应的方法会更快更有效。

学习经方，病脉证治是根本，也是原则。那么，方证对应就是熟能生巧的巧。应该承认的是，只有具有典型特征的患者才适合用方证对应，大部分的处方是不适合方证对应的辨证方法的。而栀子剂适用，这实际上仍是病脉证治，只不过是简化了而已。

临床见到心烦失眠，心中懊恼，可以直接定为栀子剂。少气者用栀子甘草豉汤；呕者用栀子生姜豉汤；心烦腹满，卧起不安者用栀子厚朴汤；心烦不能吃凉东西者用栀子干姜汤；其他情况一律用栀子豉汤。

8. 厚朴与放气

人的身体里会产生气体，废气过多，人就会难受。这里的废气指的是纯气体，不包括水蒸气。气体的特点是向上走，向外走，人体为了排出多余的气体，会有哪些表现呢？

喘可以排出气体，咳嗽、嗳气、放屁也可以。咳嗽和喘是通过呼吸道排出，嗳气和放屁是通过消化道排出，废气的排放途径就是这样。那么，如果废气排不出去会怎么样呢？第一，胸满，因为气体在胸部排不出去；第二，腹满，因为气体在腹部排不出去。

我们如何诊断患者废气多，排不出去呢？第一，患者胸满或者腹满，或者胸腹都满。简单说则是胸胀、腹胀，气多了必然胀；第二，患者嗳气、放屁后自觉舒服，身体轻松。具备了上述特点，就可以确诊为废气过多，从而使用厚朴剂。

厚朴是排泄废气的专病专药特效药。桂枝证的患者，体内废气多，喘、咳嗽，用桂枝加厚朴杏子汤。咳嗽、喘之后患者会觉得舒服，所以身体才会咳喘，目的是排出废气。

第43条 太阳病，下之微喘者，表未解故也，桂枝加厚朴杏子汤主之。

第18条 喘家，作桂枝汤，加厚朴杏子佳。

西医中肺气肿，是肺泡里残余气体过多；气胸，是气体跑到了胸腔，这2种都可以认为是气体过多的病。还有气肿，局部肿胀，按下抬手马上就弹回来，如捻发感。不少患者会拍得肚子砰砰响，说里面气儿太多了，要是能放个屁就好了。也有的患者会描述说肚子里有股气，来回窜，窜到哪儿哪儿就会痛，这些都是气体过多的病，都是厚朴剂。

当然了，确诊是否废气过多，必须抓住关键一点，即嗳气、放屁后是否觉得舒服。有的患者会说打嗝都打不出来，放屁也放不成，甚至有人说根本就没有屁，这都是典型特点。

第66条 发汗后，腹胀满者，厚朴生姜半夏甘草人参汤主之。

条文中腹胀满，为虚胀，身体虚弱，气体排不出去，导致腹胀。既然是气胀，则必然有嗳气、放屁后身体轻松，拍肚子会砰砰响，这样的患者多伴有嗳气多，嗳气是为了自救。由于肚子里有气体，患者吃饭后觉得胀甚。

对于桂枝加厚朴杏子汤和厚朴生姜半夏甘草人参汤来说，体内的废气是冷气体，也可以叫冷气。但栀子厚朴汤的情况不同，体内是热气体。患者会心中懊恼，心烦，自然还会肚子胀。

第79条 伤寒下后，心烦腹满，卧起不安者，栀子厚朴汤主之。

调胃承气汤由大黄、甘草、芒硝组成，没有厚朴，说明体内没有废气，也说明了调胃承气汤证的腹胀与废气无关。而小承气汤证体内充满了大量的废气、废热气体。大承气汤中厚朴八两，说明废气更多。肠梗阻患者不排气，腹胀，患者感觉肚子都要爆炸了，引起腹胀的原因之一就是废气，属大承气汤证。

正是由于腹胀患者中有一部分是废气引起的，所以，《金匮要略》腹满寒疝宿食病脉证治第十之腹满中记载，**第9条** "病腹满，发热十日，脉浮而数，饮食如故，厚朴七物汤主之"。**第11条** "痛而闭者，厚朴三物汤主之"。**第13条** "腹满不减，减不足言，当须下之，宜大承气汤"。上面3种情况都与体内废气过多有关，也说明了在腹胀病里废气多也是重要原因之一。

既然腹满病中有厚朴证，那么胸满证呢？

《金匮要略》肺痿肺痈咳嗽上气病脉证并治第七 咳而脉浮者，厚朴麻黄汤主之。

《金匮要略》胸痹心痛短气病脉证并治第九 胸痹心中痞，留气结在胸，胸满，胁下逆抢心，枳实薤白桂枝汤主之。

《金匮要略》痰饮咳嗽病脉证并治第十二 支饮胸满者，厚朴大黄汤主之。

现在我们看到，解决废气在胸中，胸满的处方有厚朴麻黄汤、枳实薤白桂枝汤、厚朴大黄汤、桂枝加厚朴杏子汤。

解决废气在腹中，腹胀腹满的处方有：厚朴七物汤、厚朴三物汤、小承气汤、大承气汤，栀子厚朴汤、厚朴生姜半夏甘草人参汤、麻子仁丸。

解决废气在咽部，咽部堵塞感的处方有：半夏厚朴汤。半夏厚朴汤证很特殊，指废气多导致的咽部堵塞感、气球感。**妇人杂病脉证并治第二十二** "妇人咽中如有炙脔，半夏厚朴汤主之"。

总之，厚朴剂一共有 12 个处方，只要掌握了废气、气体多的疾病特点，就能准确应用。要诀是患者嗳气、放屁后舒服。确定厚朴剂后，再根据咽满、胸满、腹满来分类。进入 3 个分类以后，再用病脉证治来辨别就会很简单。

今天提出厚朴剂的辨证要点，还是病脉证治，就像葛根剂的辨证要点是项背不适一样，都是为了快速诊断。当然了，病脉证治是基本之基本。

比如有位患者，首先通过病脉证治，确定为金匮病，又通过金匮辨病辨为胸痹病，胸痹病里又根据患者嗳气、放屁后舒服，辨为厚朴剂，从而可以一举确定为枳实薤白桂枝汤，直接用此方即可。也许有人会问，"胸痹心中痞，留气结在胸，胸满，胁下逆抢心，枳实薤白桂枝汤主之；人参汤亦主之"。这 2 个处方如何鉴别呢？很好鉴别，嗳气、放屁后轻松者是枳实薤白桂枝汤证；嗳气、放屁后不轻松者是人参汤证。根本原理：前者胸中有废气，需要排出，后者胸中无废气，只是气体缺乏动力，无法运转导致的，所以只需要增加动力让气动起来即可。

我相信，读了这篇文章之后，大家再用厚朴剂时，心中就会十分清晰明了。该用则用，不该用则不用，这就是医圣的规定。并不是说见到胸满、腹满就必须用厚朴，那是胡闹。患者体内废气过多，胸部废气多自然会喘、会咳，比如桂枝加厚朴杏子汤、厚朴麻黄汤、厚朴大黄汤。腹部废气过多，也会喘，比如大承气汤、小承气汤。

今日读彭静山医文养生集 34 页写到，以巴豆皮子掺入烟里吸食则放屁不止。如果真是这样，岂不妙哉！

9. 急慢性扁桃体炎

急性扁桃体炎在临床上很常见，该病特点是：嗓子痛，高热，而且体温要好几天才能下去。退热之后，过不了多长时间，又再次发热。严重的患儿 1 年里有半年都在输液中度过，孩子的父母都要愁死了。

急性扁桃体炎处理不恰当，会转为慢性扁桃体炎，慢性扁桃体炎又会反复多次急性发作，最后形成扁桃体肥大。问题是临床基本见不到对急性扁桃体炎的恰当处理，导致慢性扁桃体炎患者遍地开花，为抗生素的滥用提供了大量机会。

那么，急性扁桃体炎该怎么治疗呢？如果患儿是初次得急性扁桃体炎，那么就要输液，连续 7 日，用青霉素、甲硝唑。一定要连用 7 日，才能保证不留后遗症。但家长显然不愿意，因为到第 3 日患儿就不发热了，你让患者多输液 4 日，家长会认为你想多赚他们的银子。

在口服的药物上，复方磺胺甲噁唑疗效最好，别的口服药疗效都较差。但该药有 2 个缺陷：一是对胃有刺激，二是个别人过敏。故而限制了它的使用。解决办法如下：服用复方新诺明的同时，加上西咪替丁来保护胃，再加上泼尼松来防止过敏，同时泼尼松还有退热的作用。

我在治疗急性扁桃体炎时，只要有高热，就一定要问一下大便情况。可以这样说，基本上都有大便干或者好几日不大便。于是，让患者吃酚酞片，大便通后停药，这时候体温也就降下来了。曾有好几个小孩子在医院 10 多日都不退热，找到我后，我让他们服用酚酞片，很快热退。

上面谈了好多西医的知识，下面来谈一下中医。急性扁桃体炎在中医里定位一定要准确，该病中医定位是阳明病，极个别患者属于太阳阳明合病。纯阳明病者，可以选择升降散或者新加升降散。

《伤寒论》第 6 条　太阳病，发热而渴，不恶寒者为温病。

本条讲，脉浮，头项强痛，发热而渴，却不怕冷的患者属于温病。临床上好多小孩子得了扁桃体炎后，不怕冷，只嗓子痛、高热，同时嗓子干，显然属于温病。有的同学会问，如果患儿嗓子痛、高热同时怕冷呢？问得好，临床确实有这种情况。

第 183 条　问曰：患者得之一日，不发热而恶寒者，何也？答曰：虽得之一日，恶寒将自罢，即自汗出而恶热也。

本条文讲，虽然起初微恶寒，但恶寒很快会自动消失，变成汗出恶热。

第 184 条　问曰：恶寒何故自罢？答曰：阳明居中，主土也，万物所归，无所复传，始虽恶寒，二日自止，此为阳明病也。

本条文讲，第 1 日恶寒，到第 2 日的时候恶寒停止。这时候我们就知道，这是阳明病。

然后我们再来看第 4 条　"伤寒一日，太阳受之"。这句话好理解。

124

好多疾病刚开始时都有发热恶寒的症状，但却不是太阳病，它们真正是什么病要等几日才能确定。这就是"伤寒二日，阳明受之。伤寒三日，少阳受之"。也就是说，患者第 1 日虽然有发热恶寒，不要慌，再等 1 日，如果症状没有变化，脉静，那么就可以确认是太阳病。如果到了第 2 日，恶寒消失，出现心烦，甚至汗出怕热，说明该患者是阳明病。

基于上面的理论分析，急性扁桃体炎的患者，从一开始就是温病，就是阳明病，关于这个的辨证不困难。

说了这么多，还是直接看医案吧。

朱进忠医案一

只知解毒，不知通腑，壅热不解，其热不退。

郑某，女，12 岁。咽喉肿痛，持续高热 7 日。医诊急性扁桃体炎。先以抗生素治疗 3 日，其热不减，继又以中药清热解毒配合治疗 4 日，其热仍不见减。审其两侧扁桃体明显肿大，上罩白色脓点，舌苔薄白，体温 39.8℃，脉浮数。综合脉证，思之：脉浮者，病在上也，在表也，在肺也。且咽喉者，肺胃所主，大肠与肺相表里，上以清热解毒不效者，肺胃大肠壅热不散也，非泻其腑，解其壅，佐以疏散不解。

处方：蝉蜕、僵蚕、片姜黄、连翘各 10 克，大黄 4 克。

服药 3 小时后，发热全退，咽喉疼痛大减，继服 1 剂，愈。

某医云：大黄乃苦寒之泻下药，何用其治急性扁桃体炎而神效也？答曰：大黄本是苦寒泻下之品，而用于急性扁桃体炎者，因其能泻大肠与胃热也，今所以但用清热解毒而不解，乃因其肺胃大肠俱热，热邪壅郁也，而大黄配姜黄、蝉蜕、僵蚕，既可散邪，又可除壅，通下，故其热得解也。

朱进忠医案二

但知解毒利咽，不知疏散表邪，热邪闭郁，其病不解。

焦某，女，28 岁。咽喉肿痛，发热头痛 8 日。医诊急性扁桃体炎。先用抗生素等治疗 4 日不效，继又配合中药清热解毒之剂治疗 4 日仍无功。细审其证，除两侧扁桃体肿大，上罩白色脓点外，并见头晕头痛，寒热阵阵，舌苔白，质红，脉浮滑数。综合脉证，思之：脉浮者，表证也，舌质红者，热毒及于阴分也。治宜疏风清热，解毒养阴。

处方：蝉蜕、僵蚕、薄荷、银花、连翘各 10 克，玄参 15 克。

服药 1 剂，微有汗出，头晕头痛，寒热等证俱解，咽喉肿痛亦消大半，继服 3 剂，愈。

某医云：余前用银花、连翘达 30 克，且配有板蓝根、山豆根、射干、马勃、黄连、黄芩均在 15 克以上，并每日注射青霉素，然治之数日不效，今先生仅用银花、连翘各 10 克却 1 剂减，4 剂愈，其故何也？答曰：表邪未散者一也，阴液未补者二也。

看了这 2 则医案，我们明白了，原来急性扁桃体炎就是升降散证。我在临床上更喜欢用新加升降散。

例 女，6 岁。上午时感到身上发冷，晚上体温 39.3℃，又停了一会儿，体温升到 39.9℃。赶紧找医生打针、输液，体温降了又升，5 日后仍未痊愈。此时患儿仍嗓子痛、高热，但不怕冷。只是输液过多，面色苍白，食欲不振，3 日未大便。脉浮数有力。

处方：新加升降散。

僵蚕 6 克，蝉蜕、姜黄、薄荷（后下）各 4 克，大黄 3 克，淡豆豉、栀子各 10 克，连翘 15 克。3 剂。

冷水泡半小时，水开后煮半小时。服药后身上汗出热退便通。继续服用 2 日，体温一直正常，上学去了。

说实话，急性扁桃体炎用中药治疗的人不多，因此我才在本节开始时讲了那么多西药，希望能帮到更多的小孩子。

现在好多小孩子进食过多垃圾食品、肉类及辛辣之物，导致体内食积蕴热，最后热势上冲咽喉。因此，扁桃体炎患者才这么多。慢性扁桃体炎实质上就是扁桃体肥大，扁桃体肥大可不好解决。

好多小孩子由于扁桃体肥大导致急性扁桃体炎反复发作，无奈之下做了扁桃体摘除。扁桃体摘除之后，一部分患者恢复了健康，也有一部分仍然会嗓子痛。因此很多家长难以选择，不摘扁桃体，小孩子三天两头发热；摘吧，怕小孩子受罪，同时又担心扁桃体摘除后对身体造成危害。如果我们上网看的话，就知道到处都是扁桃体肥大求助的帖子，这样的患者实在太多了。

家长的治疗愿望有 2 条，一是让小孩子不再急性发作，二是肥大的扁桃体恢复正常。问题是，目前家长的这 2 个要求中医都很难做到。

扁桃体急性发作时患者一般选择输液，慢性期时中医又没有办法。好多中医大夫用清热解毒，软坚散结的方法。患儿服药 1 个月都不见效，真心话，这样的疗效远远不如摘除扁桃体来得痛快。

小小的扁桃体，折服众多中医好汉，这中间就包括我。我为了攻克这个病想了很多办法，曾试过倪海厦的夏枯草煮鸡蛋，实践的结果是有效率太低，不值得大面积推广。总之，我试验的那些方法疗效都不好。

在这里，我把我的学习方法告诉大家：第一步，看书。看书就要有书，因此我不停地买书，买了很多很多的书。第二步，我相信一切书。就是说书里写的我都相信。第三步，我怀疑一切书。就是说书里写的我都怀疑，他们说的经验，我都要去验证，没验证之前我不相信。不管是谁的经验，名气再小我也相信，名气再大我也怀疑，总之，必须通过验证，我只相信验证后的结果。

比如泽漆治肺癌的经验，我验证多例，一点效果也没有，这就是假经验。比如胡希恕的柴桂姜合当归芍药散加丹参、茵陈可以使肝炎阳转阴的经验，我也进行了验证，结果是只能使肝功能恢复正常，对乙肝两对半根本不见效。我不能因为是胡希恕的经验就完全相信，我必须相信的是我的患者。

好了，言归正传，还是讲扁桃体吧。有一次，一位癌症患者在取药的时候跟我聊天，不知怎么聊到了扁桃体。患者说他知道有个地方贴脚心治疗扁桃体，效果很好。我就让他把地址告诉我，大概离我诊所有四五十里地的样子。这样当然很方便了，我就拉着一位扁桃体患儿去找那个地方。中间有点小波折，几经打听后终于找到了，我们到的时候，正好有患者正在贴脚心。

传说中的医生并不是医生，而是个退休的老太太，以前是名护士，只会这一招，别的都不会。但我估计，人家肯定会扎静脉针。我其实是想去偷人家技术的，但实际情况是我根本不用偷。当她取出贴脚心的药面的时候，我立刻就知道她用的是什么药了——吴茱萸！

具体步骤如下：取 60 克左右吴茱萸用细磨打成细粉面（量太小的话很难磨成粉），量取 6 ～ 8 克（成人用 8 ～ 10 克）药粉放入一个瓷碗里。取一枚红皮鸡蛋，把细的一端破个小孔，让鸡蛋清慢慢流入瓷碗里的药面上（鸡蛋清要适量，可以先少放一点儿，药糊稠一些好用）。用筷子搅拌均匀，把蛋清和药面搅成稠糊状，能成药块或药团最好。把药糊分成 2 份，分别放在两块塑料薄膜上（保鲜袋裁剪成 A4 纸的 1/4 大小就好）。先把一块放好药的塑料薄膜贴到一脚心上（涌泉穴处），再取适量长度的纸胶布（纸胶布透气性好，粘得也牢，且不易过敏），先粘到纱布上（纱布大小和塑料薄膜同）再盖住塑料薄膜，并固定在脚面上。相同方法用纸胶布把药固定在另一只脚的涌泉穴处。

用药时间：用药前泡脚 5 ～ 10 分钟，每晚 18—20 时把药固定好，持续固定 10 ～ 12 小时，然后揭下来，赶紧穿上袜子，防止凉气进入贴药处毛孔，5 小时后再洗脚（切记去药后不能马上洗脚）。如果怕脚脏，药糊调稠一些成团状或块状，去掉后脚是干干净净的，不用清洗。睡觉时用药不影响患者白天活动，也不会感到不便利。

外贴涌泉穴给药的方法，既可用于扁桃体未发作期（用过 2 ～ 3 个小疗程后，患者的扁桃体就不易再发炎），也可用于扁桃体炎发作期的辅助治疗（用上此药患者的治疗时间明显缩短）。如果在扁桃体开始发炎时就外贴此药，基本上不用其他药物就能治愈；若同时伴有 38℃ 以下的发热，单外贴此药也可发汗退热，治愈（发热时外贴此药，患者会微微发汗，几个小时后慢慢退热），如不放心中间可量几次体温记录观，不发热时用此药不发汗。我曾给一位 9 岁扁桃体炎患儿，体温 38.5℃，外贴此药，没有用其他药物，用药后细心观察，每小时量 1 次体温，期间体温慢慢下降，6 ～ 8 小时后体温恢复正常。

我把这种外贴用药的方法广泛用于扁桃体易发炎的小孩和大人，均取得了不错的疗效。患者不用服药，对身体伤害小，晚上用药不影响白天的工作和活动。

10. 3 个承气汤——调胃承气汤、小承气汤、大承气汤

调胃承气汤、小承气汤、大承气汤，这 3 个处方脉象均是沉有力，均怕热不怕冷。其中调胃承气汤大便黏，小承气汤大便硬，大承气汤的大便是燥屎。

什么叫燥屎？就是羊屎蛋一样，呈颗粒状、圆球状非常硬的大便。我经常听患者家属反映，说患者的大便都是干屎球，硬得很，这就是燥屎。只要患者有怕热，脉沉有力，那么就一定是大承气汤证。平时大便次数少，大便黏，脉沉有力，怕热，就是调胃承气汤证；平时大便稍干，并不太硬，脉沉有力，怕热，也是调胃承气汤证。

第 209 条 若不大便六七日，恐有燥屎，欲知之法，少与小承气汤，汤入

腹中，转矢气者，此有燥屎也，乃可攻之……不转矢气者，慎不可攻也。

本条讲，六七日不大便用小承气汤来判断里面有没有燥屎。矢气者，攻之；不矢气者，没有燥屎，不可以用大承气汤。明确指出大承气汤用于燥屎，而小承气汤治疗的是大便硬，就是大便非常干、非常硬，但仍是条状大便，还没有成粪球，这就是小承气汤的证。

第 213 条　……大便必硬，硬则谵语，小承气汤主之。

第 250 条　……小便数，大便因硬者，与小承气汤和之愈。

第 321 条　少阴病，自利清水，色纯青，心下必痛，口干燥者，可下之，宜大承气汤。

在症状上，调胃承气汤以心烦为主，小承气汤以腹胀为主，大承气汤以腹痛、喘为主。特殊情况，热结旁流者，用大承气汤。

🔶 曹颖甫医案 🔶

予尝诊江阴街肉庄吴姓妇人，病起已六七日，壮热，头汗出，脉大，便闭，七日未行，身不发黄，胸不结，腹不胀满，唯满头剧痛，不言语，眼胀，瞳神不能瞬，人过其前，亦不能辨，证颇危重。余曰：目中不了了，睛不和，燥热上冲，此阳明篇三急下证之第一证也，不速治，病不可为矣。于时，遂书大承气汤方与之。

大黄 12 克，枳实、芒硝各 9 克，川朴 3 克。并嘱其家人速煎服之。意 1 剂而愈。

第 252 条　伤寒六七日，目中不了了，睛不和，无表里证，大便难，身微热者，此为实也，急下之，宜大承气汤。

🔶 赵明锐医案 🔶

目不了了，睛不和是指患者眼睛不明亮，视物模糊不清。韩某，男，21 岁。于 8 个月前，患重感冒，经治愈后遗视物模糊，视力不佳。患者口干舌燥、喜饮、溺短、便燥、脉大而实。据此脉症，为热邪伏里，灼伤津液，不能上润于目所致的"目不了了""睛不和"。宗仲景启示，以大承气汤试之，不料应手取效，2 剂而愈。以后，凡遇到热邪伤津而致的视力不佳，眼光蒙眬缭乱的患者，投以大承气汤，大多能收到满意效果。

在阳明篇里，提到的重点脉象条文**第186条**，"伤寒三日，阳明脉大"。因此用白虎汤，白虎加人参汤脉大。

第195条 阳明病，脉迟，食难用饱，饱则微烦头眩，必小便难，此欲作谷瘅。虽下之，腹满如故，所以然者，脉迟故也。

第208条 阳明病，脉迟，虽汗出不恶寒者，其身必重，短气腹满而喘，有潮热者，此外欲解，可攻里也。上面讲阳明脉迟。

第214条 阳明病，谵语发潮热，脉滑而疾者，小承气汤主之。这里脉滑。

第218条 伤寒四五日，脉沉而喘满，沉为在里。这里脉沉。

翟竹亭医案

余友徐福同，素不知医，即平时根本不懂医学，医盲也。五月病疫。初得憎寒壮热，头痛身痛，误认为伤寒表证。老百姓自认为受寒感冒，实不知这是阳明病也。**第183条** "问曰：病有得之一日，不发热而恶寒者，何也？答曰：虽得之一日，恶寒将自罢，即自汗出而恶热也"。患者必定有咽喉痛、口渴、舌苔干燥之症。万不可仅当太阳表证治疗，实属里热也。自用生姜、红糖发汗，病势益增。是说用了汗法后，导致脱水，热更厉害。因此病加重了，这叫误汗。又饮冯了性药酒出汗，遂谵语狂乱，烦躁不宁，大渴饮水，周身发出温痘，类似天花，舌苔尽黄生刺，小便色赤且短，大便七日未解，再验胸腹，按之坚硬极痛。讲误服温热发散之酒，热更增加，大热消耗了津液，患者想喝水自救。身上出了斑疹，胃中干燥到了极点，小便少，大便干，腹硬。某医用黄连解毒犀角地黄等汤，专务清热，不知逐邪，何异闭门缉贼，抽刀断水也！迎余诊治，余用大承气汤。

大黄60克，芒硝、蜂蜜各30克，枳实24克，川朴21克。煎成先服一碗，依然如故，半日也无动静。至午后又服一碗。至戌时，原方又投一帖，大便仍不解。夜半又进一碗，五更时，便下黏胶恶物极多，病势又不大衰。又用调胃承气汤一帖，下恶物不似从前之多，知里证尽退而元气不无损伤。故改用清温养阴化毒之品，调理月余，始获平复。如此证如此治，四十年来，遇者不过一二人耳。

评语：徐氏在未经翟氏治疗以前，有3误：一误是初得时"憎寒壮热，头疼身痛"，将温病表证误认为伤寒表证，生姜红糖饮是辛温发汗法，加重了温热之邪由表入里的进程；二误是服用冯了性药酒，此酒是祛风湿疼痛专用药，岂能用于温热病，何异于火上浇油？三误是某医用黄连解毒，犀角地黄汤治疗，专以清热，不知逐邪。患者已出现谵语狂乱，烦躁不宁，大渴饮水，舌苔尽黄生刺，小便色赤且短，大便七日未解，又见斑疹，从六经论治，病入阳明之腑，非大承气汤难以救危；从温病论治，病陷中焦津液干枯，当急下以存阴。

温热病有"急症急攻"之法，翟氏对此体验颇多，一入手，就验之胸腹，按之坚硬极痛，急用大承气汤，每日3剂，日夜服4碗，至夜半下黏胶恶物，病势方衰。若非经验老手，何敢数日之法，一日行之！分析：该患者每日总药量为：大黄240克，芒硝、蜂蜜各120克，枳实96克，川朴84克。

我平时治疗癌症患者多，见过一部分癌症患者，心中烦热，不停地吃冰棍，以前虽知是大热之症，却不知该如何治疗？只好让患者去住院，患者住院一段时间后即去世。自从看了这个医案之后，我心中豁然开朗，明白乃是大承气汤之证也。

我医治过的癌症患者中，有2位让我终身难忘。一位40来岁的男子，患头面部癌症，术后在我处吃药。患者得病前嗜酒肉如命，酒量极大，身强力壮，用药1年来病情平稳。忽然有一天，大汗出、怕热、大便干、脉极度有力，原手术处又长出了肿块。我心知不妙，连忙数次调方，先予白虎汤无效，又予白虎加西洋参无效，又予新加升降散也无效，无奈之下，让患者去医院住院治疗，1个月后去世。

现在看来，是我学艺不精啊，该患者是典型的大承气汤之证。深悔未能早日读此书。

还有一位患者，恶性淋巴瘤术后，男，58岁。他村里有2位癌症患者是我治好的，因此患者手术后就立即来找我吃中药。恶性淋巴瘤我治过不少，总的来说，疗效还不错。用药20日后，患者突发感冒，于是打电话问我，我说用复方氨酚烷胺胶囊吧。患者想住院治疗，我也不好意思硬拦着，于是患者就住院去了。

住院后，化验有轻度贫血，白蛋白偏低，5日内输了5个白蛋白，3袋血。要知道，癌症患者最怕高营养，特别是血和蛋白。5日后，精神稍好转，这是唯一见效的地方，其他的可就不妙了。患者全身燥热，体温升高，大汗不停，肚腹高起，不能吃饭。家属让我出诊，我到医院一摸，整个腹部坚硬如石，高高鼓起，都是大小不等的疙瘩肿块。心中大叫不妙，对家属明言我已经治不了了，让他们迅速转院。结果患者去了两家大医院都拒收，只好回家等死。可叹当时的我不知这是大承气汤证，加上以前对这种情况实无把握，只好让患者另寻高明。

读了上面文章后，我明白了，这样的情况就是大承气汤证。我心下暗想，急危重症患者到了后期，要么大实证表现为大承气汤证，要么大虚证表现为四逆汤证。我们习惯了火神派大剂量附子救危证，却忘记了病本身就有寒热两个极端。

朱进忠医案

甄某，男，24 岁，流行性乙型脑炎。高温昏迷 7 日，医予西药、中药白虎汤、清瘟败毒加减、安宫牛黄丸等治疗不效。窥其神志昏迷，体厥，舌苔黄燥，脉浮，按其腹胀大硬痛。综合脉证，诊为腑实热厥之体厥证。

处方：大黄 24 克，芒硝 10 克，枳实 15 克，厚朴 16 克，玄参 40 克。服药 1 剂，大便通，神志清。

癌症患者到了晚期，可能见到大承气汤证，可惜我认识到这一点太迟了，要不然还可以多救治一些患者。诊断要点是：患者大渴，喜冰冷之物，其他症有大汗出，大便少，腹胀痛等。

目前，我对癌症汗多者，最起码有 2 个方案：一是虚劳的炙甘草汤，二是阳明的大承气汤。随着学习和临床实践的增多，对疾病的认识也必将越来越深刻。

11. 排气过多

对人体来说，排气的途径有呼吸道和消化道。排气过多也是疾病，比如无痰的咳喘、嗳气、放屁、阴吹。

《金匮要略》呕吐哕下利病脉证治第十七 气利，诃梨勒散主之。

诃梨勒十枚（煨）。上一味，为散，粥饮和，顿服。

本条讲，肛门排气过多，也叫放屁多，用诃梨勒散治疗。诃梨勒，又名诃子。

第161条　伤寒发汗，若吐若下，解后心下痞鞕，噫气不除者，旋覆代赭汤主之。

旋覆花三两，人参二两，生姜五两，代赭一两，甘草三两（炙），半夏半斤（洗），大枣十二枚（擘）。

本条讲，嗳气过多，即通过消化道向上的排气过多，噫气不除指的是患者嗳气以后，心下痞硬并不会减轻。

《金匮要略》妇人杂病脉证并治第二十二　胃气下泄，阴吹而正喧，此谷气之实也，膏发煎导之。

猪膏半斤，乱发如鸡子大三枚。上二味，和膏中煎之，发消药成，分再服。病从小便出。

本条讲阴吹，指女性阴道排气过多。

呼吸道排气过多，主要指喘，治疗用黄芪建中汤。依据是**《金匮要略》血痹虚劳病脉证并治第六**"男子面色薄者，主渴及亡血，卒喘悸，脉浮者，里虚也。脉沉小迟，名脱气，其人疾行则喘喝……虚劳里急，诸不足，黄芪建中汤主之"。

总结如下：嗳气过多，旋覆代赭汤；动则喘甚，黄芪建中汤；放屁多，诃梨勒散；阴吹，猪膏发煎。

蒋某，女，38岁，1976年3月诊。嗜食辛辣厚味，大便经常干结，阴户时有出气作声，无臭气，但脘腹胀满，口干舌燥，小便短赤，舌苔腻燥。

拟用：猪油500克，乱发鸡子大3团，洗净油垢，共熬至发溶化，分2次口服。3剂后，大便通顺，阴吹亦止。

沈某，女，38岁。1947年7月间分娩一孩，将近弥月，一日中午，因气候甚热，神疲欲睡，遂将竹床于阴凉处，迎风而卧，约2小时，是夜即发生前阴出气作声，如放屁然，但无臭气，自后经常如此，迁延五六年……诊其色脉及各部，俱无病征，唯询得大便间常秘结，由于此证所见甚稀，胸无成竹，遂按《金匮》法，用猪膏发煎治之：

猪油500克，乱头发如鸡子大3团，洗净油垢，共熬至发溶化，候温度可口，分2次服。服2剂，果获痊愈。

刘天鉴医案

陈妇，42 岁，得一隐疾，不敢告人，在家亦不敢外出，偶有客至，则回避于房中，半年不愈。不得已而就诊于予。问其每日有 10 余次发作，每发则连续不断吹气 40 ～ 50 次，持续 1 ～ 2 分钟，响声很大。按其脉沉细带数，饮食动作皆如常，余无所苦，唯大便干结，3 ～ 5 日方解一次。《金匮》谓："此谷气之实也，以猪膏发煎导之。"遂照方服用，进服 1 剂，大便连泻数次，斯证顿愈，信古方之不谬也。

我曾用此方也治愈了一例，女，41 岁，阴吹发作 5 年，每次发作都大便干燥，多方治疗无效，医院检查也正常，就是治不好，我告诉她说有个偏方，可以试一下。其实呢，就是《金匮》的经方，猪膏发煎，患者用后痊愈。

少阳病病脉证治

1. 往来寒热的真正含义

第 96 条　往来寒热，胸胁苦满，嘿嘿不欲饮食，心烦喜呕。

什么是往来寒热呢？很多人认为是恶寒和发热交替出现，这是不对的。"寒"指的是恶寒，大家的看法都一致，问题是"热"不是指发热，而是指恶热。也就是说，少阳病的主证是恶寒和恶热交替出现。恶热和发热仅一字之差，含义却天差地别。

第 11 条　病人身大热，反欲得衣者，热在皮肤，寒在骨髓也；身大寒，反不欲近衣者，寒在皮肤，热在骨髓也。前半句说的是恶寒，后半句说的是恶热。

搞清了往来寒热的真正含义，就好理解《伤寒论》了。太阳证恶寒，阳明证恶热，少阳呢，属于两者之间，一会儿恶寒，一会儿恶热。恶寒目的是从太阳出表，恶热目的是从阳明入里。

2. 柴胡桂枝汤

例一　女，34 岁，左侧肩周炎，左肩膀疼痛，胳膊抬不上去。问诊结果：

无麻木症状，排除金匮血痹病。疼痛阴雨天不加重，排除金匮湿病。

六经问诊结果：患者偶尔头痛，怕冷怕风，脖子不难受，特别容易出汗，表明有太阳病。口苦口干，胸胁无苦满，也没有往来寒热，表明有少阳病。大便正常，不怕热，表明无阳明病。吃饭很好，吃了凉东西也不难受，表明无太阴病。手脚不凉，表明无厥阴病。精神好，睡眠好，表明无少阴病。脉有力，属于阳病。无起则头眩，无脐下悸，无心下悸，能站稳，小便正常，排除水病。胃部不难受，无压痛，排除痞证和结胸病。无黄疸，排除黄疸病之茵陈蒿汤，栀子柏皮汤，麻黄连翘赤小豆汤。少腹无压痛，感觉正常，排除瘀血。

综上所述：患者为太阳少阳合病。处方是柴胡桂枝汤。

第 146 条 伤寒六七日，发热微恶寒，支节烦疼，微呕，心下支结，外证未去者，柴胡桂枝汤主之。

桂枝一两半（去皮），黄芩一两半，人参一两半，甘草一两（炙），半夏二合半（洗），芍药一两半，大枣六枚（擘），生姜一两半（切），柴胡四两。上九味，以水七升，煮取三升，去滓，温服一升。

柴胡 16 克，桂枝、黄芩、人参、半夏、白芍、生姜各 6 克，大枣 6 枚，甘草 4 克。7 剂。

泡半小时，水开后煮半小时，去渣，再煮 10 分钟，每日 1 剂，分 2 次服用。7 剂后症状全消，又予 7 剂巩固。

在临床上，左侧肩周炎以柴胡桂枝汤证多见，右侧肩周炎以大柴胡汤合桃核承气汤证多见。

例二 有个 70 多岁的老人，感冒，目前症状是胃里难受，不想吃饭，浑身疼痛，脉浮有力。患者觉得西医有副作用，就想用中药解决问题。那好，让我们用病脉证治的程序来辨证治病吧。

首先，患者是感冒，这就给我们提供了思路，直接用伤寒辨病法。为什么不考虑金匮病呢？答案很简单：患者是感冒。

问："头痛吗？脖子难受吗？怕冷吗？"

答："全身肌肉痛，一阵儿一阵儿的怕冷，但怕冷不厉害。"

分析： 全身肌肉痛，恶寒，有太阳病。因为脉浮有力，又恶寒，属于太阳病。第 1 条，"太阳之为病，脉浮，头项强痛而恶寒"。

问："口苦吗？胸胁胀痛吗？"

答："口有点苦，不想吃饭，心口难受。"

分析： 口苦，属于少阳病。

问："怕热吗？出汗怎么样？大便如何？"

答："不怕热，出汗有点多，大便正常。"

分析： 不怕热，大便正常，排除阳明病。

我又询问了一些其他情况，均正常，于是确诊为：病（太阳少阳合病），脉（浮有力），证（全身痛，恶心，胃难受）。那么，该选用哪个处方呢？显然是柴胡桂枝汤。**第146条** "伤寒六七日，发热微恶寒，支节烦疼，微呕，心下支结，外证未去者，柴胡桂枝汤主之"。

处方：柴胡16克，黄芩、人参、白芍、桂枝各6克，甘草、半夏各4克，大枣3枚，生姜3片。

泡半小时，煮半小时，然后去渣再煎10分钟，每日1剂，早、晚饭后服用，服药后盖被、喝粥，取微汗。

患者服用第1剂第1煎后，身上微汗出，全身疼痛消失。3剂后，症状全消。嘱患者忌凉避风。

经方其实是有症状轻重之分的。比如说患者少阳病症状重，稍有太阳症状，可以用小柴胡汤去人参加桂枝法。如果少阳、太阳病症状都比较明显，用太阳少阳合病的柴胡桂枝汤。

3. 少阳病的时间秘密

第272条 少阳病欲解时，从寅至辰上。

本条文从时间上来诊断少阳病。

很多的人认为少阳病是上午3时至9时。因为寅时是上午3时至5时，卯时是上午5时至7时，辰时是上午7时至9时。这样的认识是正确的，但不全面。

上面只是从时间的角度来看该条文，如果从天的角度来看，那么凡是寅日，卯日，辰日，也叫从寅到辰上。如果从月的角度来看，那么每年的农历正月叫寅月，二月叫卯月，三月叫辰月，也叫从寅到辰上。如果从年的角度来看，那么寅年，卯年，辰年也叫从寅到辰上。这样就很清楚了，医圣说的寅卯辰，就像算命里的生辰八字一样，包括时、日、月、年，4个层次。

比如说现在是农历的三月，属于辰月，患者的病就可以先考虑少阳病；另外今年是巳年，属于太阳的时间，可以考虑今年的太阳病多见。两者结合，那么三月份最多见的疾病类型应该是柴胡桂枝汤证。

时间上的研究对那些大病的辨证最有价值，比如一位癌症患者今年农历二月发病，那么就要从太阳病、少阳病去考虑。

少阳篇一共 10 条条文。

第 263 条　少阳之为病，口苦，咽干，目眩也。

口苦，说明有火，因为火的味道是苦。咽干，是因为火大导致身体内缺了水。目眩是火又加上了风，向上冲所致。若患者口苦，同时又咽干、目眩，一定是少阳病。如果患者单纯口苦，则有 80% 的可能是少阳病。

少阳病的提纲证，口苦在前，咽干、目眩在后，说明了口苦在辨证中的重要性。由于口苦是一个自觉症状，所以医生要注意问诊。咽干和目眩，临床上很容易被医生忽略。

咽炎患者多伴有咽干症状，因此可以考虑少阳病。扁桃体炎的患者也常常会咽干，也可以考虑少阳病。我们看到有的医案治疗急性扁桃体炎时喜欢用小柴胡加减，用了后效果好，但由于道理没有讲透，让后学者不知所以然。咽干是嗓子干，咽干与口渴是 2 个症状，是两回事儿，我们一定要分清楚。

刘渡舟曾治疗一例慢性肝炎，患者有口苦和胁痛，处方小柴胡汤，服药后胁痛、口苦等症大减，同时，头晕目眩亦消失。从这次刘老的医案才知道医圣所列提纲证，都是从临床实践中所得，必须充分重视。

经方中口苦的条文还有**第 189 条**　"阳明中风，口苦咽干，腹满微喘，发热恶寒，脉浮而紧，若下之，则腹满小便难也"。那么，什么叫阳明中风呢？

第 190 条　"阳明病，若能食，名中风"。下面我来解释一下这个条文。

患者大便干，吃饭可，口苦咽干，腹胀，轻微有点喘，发热恶寒，脉浮紧，很明显是三阳合病。三阳合病治疗时有 2 大原则：一是要重视少阳病，二是哪条经症状重就解决哪经。当然，也可以三阳合治。医圣认为，"若下之，则腹满小便难也"，说明不能用承气汤类来治疗。我个人的看法是给患者可以用下列方案来解决：第一，防风通圣散，表里双解；第二，葛根汤合小柴胡加大黄。但不管怎么分析，口苦咽干仍说明少阳经有病。

第 221 条　阳明病，脉浮而紧，咽燥口苦，腹满而喘，发热汗出，不恶寒反恶热，身重。若发汗则燥，心愦愦反谵语。若加温针，必怵惕烦躁不得眠。若下之，则胃中空虚，客气动膈，心中懊恼，舌上胎者，栀子豉汤主之。

肥栀子十四个（擘），香豉四合（绵裹）。

上二味，以水四升，先煮栀子，得二升半，内豉，煮取一升半，去渣，分为二服，温进一服，得吐者，止后服。

221 条与 189 条有明显不同，189 条是发热恶寒，221 条是发热不恶寒，反恶热。

第 182 条　问曰：阳明病外证云何？答曰：身热，汗自出，不恶寒，反恶热也。

所以，221 条是阳明外证，同时又合并少阳病。文中咽燥口苦，同样说明了是少阳病。这样的患者应该用小柴胡合白虎汤。

4. 柴胡加龙骨牡蛎汤

第 107 条　伤寒八九日，下之，胸满烦惊，小便不利，谵语，一身尽重，不可转侧者，柴胡加龙骨牡蛎汤主之。

柴胡四两，龙骨、黄芩、生姜（切）、铅丹、人参、桂枝（去皮）、茯苓各一两半，半夏二合半（洗），大黄二两，牡蛎一两半，大枣六枚（擘）。

上十二味，以水八升，煮取四升，内大黄，切如棋子，更煮一两沸，去渣，温服一升。

大黄后下，只煮 1～2 沸，时间非常短。我们把铅丹去掉不用，可以用代赭石或磁石代替，也有用滑石代替的，还有去铅丹加甘草的，实际就是小柴胡的加减。如果是精神病人可以用生铁落代替，平常的精神不安用磁石或代赭石代替，起重坠作用。柴胡加龙骨牡蛎汤就是小柴胡汤去甘草加龙骨、牡蛎、桂枝、茯苓、大黄、铅丹。一身尽重，不可转侧者是太阳病的表现，太阳病有了湿证；谵语是阳明病的表现；胸满，烦惊是少阳病的表现。所以柴胡加龙骨牡蛎汤治疗三阳合病。

胸满烦惊在第一位，三阳合病情况下，少阳病最重要，必须解决少阳问题。以小柴胡汤为主，同时加桂枝，解决太阳病；茯苓，解决小便不利；大黄，解决谵语。

应用柴胡加龙骨牡蛎汤第一个方法是方证相对，按照原文来用。"胸满烦惊，小便不利，谵语，一身尽重，不可转侧"，用柴胡加龙骨牡蛎汤。第二个方法是按照三阳合病来用。恶风汗出，太阳病桂枝证。大便干，大便不通畅，大便黏，阳明病大黄证。口苦咽干目眩，胸胁苦满，心烦喜呕，默默不欲饮食，少阳病柴胡证。原文中胸满烦惊，胸胁苦满相当于胸苦满或胁苦满，三阳合病，脉有力。

癫痫患者符合烦惊，有少阳的可能性，符合一身尽重，不可转侧。羊角风癫痫发作像动物一样叫喊，符合谵语。所以用柴胡加龙骨牡蛎汤治疗癫痫必须看大便和小便情况，要符合大便干或大便困难，小便不利，才可能见效。

三阳合病的失眠才能用柴胡加龙骨牡蛎汤，患者必须在夜里3时以后才能入睡。

经方的加减必须按照仲景的用药规律加减，或合方，不能乱加减。心律失常桂枝证多。甲亢患者心慌出汗，桂枝证；吃饭多，内里热量大，可以用大黄；心烦急躁，少阳表现。因此甲亢患者表现为三阳合病者较多，首选柴胡加龙骨牡蛎汤，但还有不属于柴胡加龙骨牡蛎汤证的患者。

更年期综合征阵发性潮红出汗，符合桂枝证，如果患者纳差、口苦、心烦急躁，再加上大便不通畅，就可以用柴胡加龙骨牡蛎汤。必须病脉证治，符合三阳合病才能用。

每一篇医案都要和原文对照，仔细分析医案中太阳病、少阳病和阳明病的表现。如偏瘫后遗症符合三阳合病者用柴胡加龙骨牡蛎效果就很好，没有表现出三阳合病的就无效。

5. 小柴胡汤与发热

在经方中，小柴胡汤与发热有密切关系。

第96条 伤寒五六日中风，往来寒热，胸胁苦满，嘿嘿不欲饮食，心烦喜呕……小柴胡汤主之。

分析：小柴胡汤治疗往来寒热，即患者一会儿怕冷，一会儿又怕热，怕冷和怕热交替出现。往来寒热里寒指的是恶寒，热指的是恶热，恶寒是太阳病特征，恶热是阳明病特征。恶寒恶热来回交替，是少阳病特征，所以用小柴胡汤。

第97条 血弱气尽，腠理开，邪气因入，与正气相搏，结于胁下，正邪分争，往来寒热，休作有时，嘿嘿不欲饮食，藏府相连，其痛必下，邪高痛下，故使呕也，小柴胡汤主之。

分析：休作有时就是有时间规律，有固定的时间点，比如固定于上午9时开始发热，或者固定于下午15时开始发热。凡是有固定时间规律的发热，用小柴胡汤。

很多癌症患者经常在下午开始发热，到晚上20—21时退热。这就叫休作有时，用小柴胡汤，用后热退。

第99条 伤寒四五日，身热恶风，颈项强，胁下满，手足温而渴者，小柴胡汤主之。

分析：身热恶风，颈项强，是太阳病。胁下满，是少阳病。手足温而渴者，是阳明病。三阳合病的发热，用小柴胡汤。

第144条 妇人中风，七八日续得寒热，发作有时，经水适断者，此为热入血室，其血必结，故使如疟状，发作有时，小柴胡汤主之。

分析：本条又谈到发作有时，说明有规律的发热要用小柴胡汤。妇人感冒，一律用小柴胡汤。妇人感冒，月经正好过去，热留在了血室，以后就会发作有时。热入血室，就用小柴胡汤。乳腺增生就有发作有时的特点，乳腺增生的原因就是女性在月经时正好感冒，又恰好感冒后月经停止，于是热入血室，血结于乳房，于是以后每个月来月经前乳房会胀会痛。怎么治疗呢？用小柴胡汤。

妇科病复杂难治是因为没有搞清楚妇科病的根源。妇科病的根源是热入血室，所以所有的妇科病都要先用小柴胡汤。需要记住的是小柴胡汤的7个加减法，用了小柴胡汤以后，再随证治之。

第145条 妇人伤寒，发热，经水适来，昼日明了，暮则谵语，如见鬼状者，此为热入血室，无犯胃气，及上二焦，必自愈。

分析：部分女性精神病患者就是这样，白天正常，晚上开始胡言乱语，神啊鬼啊的。这是因为女性感冒发热时，正好来月经，导致热入血室，怎么治呢？用小柴胡汤。145条中再次强调，月经刚来时感冒要用小柴胡汤，即凡是女性月经期的感冒一律用小柴胡汤。

第144条讲经水适断，用小柴胡汤；145条讲经水适来，用小柴胡汤。讲到这里再来看一下143条。

第143条　妇人中风，发热恶寒，经水适来，得之七八日，热除而脉迟身凉。胸胁下满，如结胸状，谵语者，此为热入血室也，当刺期门，随其实而取之。

现在来总结热入血室。

第一，病因：妇人中风，发热恶寒，经水适来。妇人中风，七八日续得寒热，发作有时，经水适断。妇人伤寒，发热，经水适来。注：月经期感冒、发热。

第二，症状：热除而脉迟身凉，胸胁下满，如结胸状，谵语。如疟状，发作有时。昼日明了，暮则谵语，如见鬼状。

第三，治疗：刺期门，随其实而取之。小柴胡汤主之。无犯胃气，及上二焦，必自愈。

第229条　阳明病，发潮热，大便溏，小便自可，胸胁满不去者，与小柴胡汤。

分析： 潮热，大便稀溏，发热者，也用小柴胡汤。为什么呢？因为胸胁满。

第231条　阳明中风，脉弦浮大而短气，腹都满，胁下及心痛，久按之气不通，鼻干不得汗，嗜卧，一身及目悉黄，小便难，有潮热，时时哕，耳前后肿，刺之小差，外不解，病过十日，脉续浮者，与小柴胡汤。

分析： 患者黄疸，又有发热，用小柴胡汤。

第266条　本太阳病不解，转入少阳者，胁下硬满，干呕不能食，往来寒热，尚未吐下，脉沉紧者，与小柴胡汤。

分析： 本条仍讲往来寒热，用小柴胡汤。

第149条　呕而发热者，小柴胡汤主之。

第393条　伤寒差以后，更发热，小柴胡汤主之，脉浮者，以汗解之；脉沉实者，以下解之。

149条和393条在其他篇里都详细讲解过，不再重复。

小柴胡汤的应用指征有二：第一，热入血室，月经期感冒。第二，96条胸胁苦满，97条结于胁下，98条胁下满痛，99条胁下满，229条胸胁满，230条胁下硬满，231条胁下及心痛，266条胁下硬满。很明显可以看出，胁下满痛是小柴胡汤的最基本特征，所以**第101条**"伤寒中风，有柴胡证，但见一证便是，不必悉具。但见一证指的就是胁下满痛，只要有胁下满痛，就是柴胡证。**第 104 条**也充分证明了这一点，"伤寒十三日不解，胸胁满而呕，日晡所发潮热，已而微利，此本柴胡证，下之以不得利，今反利者，知医以丸药下之，此非其治也。潮热者，实也。先宜服小柴胡汤以解外，后以柴胡加芒硝汤主之"。分析：患者日晡所潮热，但是胸胁满，而胸胁满是柴胡证，所以宜服小柴胡汤。

由此得出结论：柴胡证的但见一证指的是胸胁满痛。凡是发热伴有胸胁满痛一律用小柴胡汤。女性月经期感冒一律用小柴胡汤。

今天这篇文章，解决了柴胡证的问题。凡是有胸胁满痛就是柴胡证，应在柴胡剂中选择。经方里含有柴胡的方剂有：小柴胡汤、大柴胡汤、柴胡桂枝干姜汤、柴胡去半夏瓜蒌汤、柴胡加龙骨牡蛎汤、柴胡桂枝汤、四逆散，鳖甲煎丸、柴胡加芒硝汤。强调一点：鳖甲煎丸中柴胡和黄芩的比例是 2 : 1，其余方剂中均为 8 : 3。

6. 小柴胡汤

高某，男，43 岁。曾患有乙肝，现肝硬化，庆幸的是，目前身体没有任何症状。唯一令患者寝食难安的是，甲胎蛋白 11.29，正常的是不超过 7。患者本就有乙肝和肝硬化，现在甲胎蛋白又升高，怕发生癌变。为了把甲胎蛋白降下来，患者找过很多医生，有中医、西医，都无效。患者找到我时就一个要求，把甲胎蛋白降到正常。

患者的担心我非常理解，尽管做过 B 超和 CT 没有发现肝癌，可是甲胎蛋白高始终是一块心病。但患者目前没有症状，仅仅就是一项化验指标高，让中医治疗，这个确实难度太大了。

我又详细地询问了患者身体的细微感觉，按六经提纲仔细询问，除了偶尔的口苦之外，再无其他症状。其实呢，像他这样的病例，临床上有很多，患者症状极少，或者干脆无症状，就是体检不正常，然后来找中医治疗。比如有的人白癜风，比如有的人体检发现了甲状腺结节，比如有的人化验白细胞低，但是身体一点儿也不难受等。像我今天面对的这位患者一样，完全就是正常人，但 B 超显示他是肝硬化，血液化验显示他有乙肝病毒，甲胎蛋白高。

患者脉有力，左关部位浮细，舌质淡红，舌苔薄白。偶尔口苦，可以考虑少阳病；左关浮细，尽管是浮脉，但患者不怕冷，无头颈强痛，排除太阳病；大便正常，排除阳明病；最后，该患者诊断为少阳病，诊断依据如下：

第一，偶尔口苦，符合**第263条**少阳病提纲证，"少阳之为病，口苦，咽干，目眩也"。

第二，脉偏有力，属于三阳病。患者既没有太阳病特征，也没有阳明病特征，利用排除法，即使没有偶尔口苦的症状，也能并且应该确诊为少阳病。

第三，左关脉浮细有力，只有脉浮不能确定为太阳病，还需要怕冷才能确定。**第265条** "伤寒，脉弦细，头痛发热者，属少阳"。意思是说感冒后，头痛发热但是脉弦细，是少阳病，而不是太阳病。"少阳不可发汗"，为什么不可发汗呢？因为脉细，脉为什么细呢？因为血液不足，津液不足，这样的情况下是不能发汗的。如果硬要发汗呢？"发汗则谵语"。简言之265条专门强调了一点，脉细有力者是少阳病，不能发汗。

关于这个问题，**第37条**记载，"太阳病，十日以去，脉浮细而嗜卧者，外已解也。设胸满胁痛者，与小柴胡汤"。本条专门写出脉浮细、嗜卧、胸满胁痛者用小柴胡汤。因为患者虽然是浮脉，但脉细，不能用汗法。紧接着医圣又讲，"脉但浮者，与麻黄汤"。我把这句补充完整：太阳病，十日以去，脉但浮，脉不细而嗜卧者，外未解也，与麻黄汤。即患者脉浮且不缺津液时，要用汗法；脉浮缺津液时，不能用汗法，要用和法。

患者既然确诊为少阳病，自然就要用少阳病的处方。柴胡桂枝汤是少阳太阳合病，不能用，因为该患者没有太阳病；大柴胡汤是少阳阳明合病，也不能用，因为该患者没有阳明病；四逆散是少阳病伴有四肢冷，显然也不能用，因为该患者四肢不冷；最后，选用小柴胡汤。小柴胡汤方后有7条加减法，患者本来就症状极少，自然也无须加减，直接用原方就可以了。

处方：小柴胡汤5克，每日2次，早晚饭后温开水冲服，服用1个月后化验。

疗效：1个月后患者没有复诊，又过了2个月，患者来复诊讲，吃了1个月中药，身体没有不良反应，吃完药化验了一下，甲胎蛋白5.82（正常值是0～7），正常了，就不想再吃药了，同时家里也正准备女儿的婚事，这次来之前甲胎蛋白4.67，心里很高兴，想继续吃药巩固一下。我就又开了1个月中药，嘱患者3～6个月定期化验，甲胎蛋白高了就再来，不高就不用来了。患者后来又取了 1 个月中药，到现在快 2 年了，一直未再复诊，应该是甲胎蛋白已经恢复正常。

讲到这里，谈一下肝病患者的忌口问题。肝病患者应多休息，保持心情愉快，忌烟酒辣椒，这些大家都清楚。我这里还有个特殊禁忌：忌鸡肉和鸡蛋。依据是《内经》中记载，"东方青色，入通于肝，开窍于目，藏精于肝，其病发惊骇，其味酸，其类草木，其畜鸡"。临床上肝病患者也反映，吃鸡肉后感觉不舒服。至于禁食鸡蛋，则是因为肝病患者大多有胆囊炎，吃鸡蛋会导致胆囊炎加重。

《南方医话》里有一篇文章，杨干潜老师写的，全文摘录如下，供大家学习。

现今所谓肝炎者，其本质多为肝肾阴虚，其标则多为脾胃湿热，属中医内科"胁痛""黄疸"或"痞证"范畴。急则治其标，人每以鸡骨草防治，但此药苦寒伤脾，渗利伤阴，不如以大豆芽菜煲汤，甘寒清热利湿而不伤津更好，黄疸者尤宜，以其能利湿祛黄也。"肝炎"又不宜多劳，郁怒以伤肝阴，《内经》云："肝者罢极之本"，"罢"即为"疲"，每见多劳疲极易得肝病，故防治肝炎宜适时休养生息。

"肝主怒"忧郁嗔怒，当非所宜，均应怡情达意。余曾患此证，得学生邀以郊外游泳，议论医学为乐事，晨饮牛奶，夜饮怀山枸子鳖汤，日啜金针鸭蛋汤而愈。金针即黄花菜，又名萱草，古云："萱草忘忧"，性味甘寒，功能去瘀止痛，鸭蛋滋肾水，很多患者吃后腹胁胀痛竟消失，有一些患者还反映：胜过打针。煎时放些青葱，盐少许亦可。

肝炎热证者切戒鸡酒。对酒，中西医均称不宜；戒鸡却甚少知，有些持西医说者甚或哂之，曰："鸡，营养品也，今君言不宜，无乃欺罔乎？"不知《内经》云："（肝）其畜鸡"《金匮浅注》亦称"木畜为鸡"，鸡为肝温补品，燥咳者食之则"木火刑金"，湿热者得之，则误补益疾。故莫以少事而哂之，此即辨证施护宜忌，医者父母心，父母爱子之心自当无微不至也。

该患者对临床的启示：症状少或无症状的患者，可以从脉象来治疗。无症状，若脉有力，从少阳病治疗，用小柴胡汤；若脉无力，从厥阴病治疗，用柴胡桂枝干姜汤或者乌梅丸，这是用排除法来定病。

7.少阳阳明的解决原则

第 205 条 阳明病，心下硬满者，不可攻之，攻之利遂不止者死，利止者愈。

本条讲阳明病，大便排出困难，也可以总结为大便少，同时胃中硬满，此时不能用承气类，应该用大柴胡汤。

《金匮要略》腹满寒疝宿食病脉证治第十 按之心下满痛者，此为实也，当下之，宜大柴胡汤。

很本条讲很多中年人大便干，一直用酚酞片、大黄类治疗。经诊断脉有力，不怕冷，无太阳表证，胃中胀痛难受，处以大柴胡汤后大便迅速通畅，胃病痊愈。上述情况是少阳阳明病。

第 229 条 阳明病，发潮热，大便溏，小便自可，胸胁满不去者，与小柴胡汤。

分析： 胸胁苦满，明确了有少阳病，现在又有阳明病，因此是少阳阳明合病。考虑到大便溏，选用了小柴胡汤，此处大便溏，必定是大便溏而黏。

第 230 条 阳明病，胁下硬满，不大便而呕，舌上白苔者，可与小柴胡汤。上焦得通，津液得下，胃气因和，身濈然汗出而解。

分析： 胁下硬满，为少阳病；不大便而呕，为阳明病。

第 204 条 "伤寒呕多，虽有阳明证，不可攻之"，因此不能用承气汤，舌苔白，选用了小柴胡汤。

若舌苔黄用大柴胡汤。《金匮要略》腹满寒疝宿食病脉证治第十 "病者腹满，按之不痛为虚，痛者为实，可下之。舌黄未下者，下之黄自去"。

有一位妇女，38 岁。初起感冒，发热、怕冷、身体酸痛、无汗，自服感冒药后，热退，不怕冷，不想吃饭，恶心呕吐，大便好几天未解，但肚子不胀，舌苔薄白。于是就用了小柴胡汤。患者用后大便通畅，很快痊愈。像这样的情况，少阳阳明合病时，不可以用承气类，应该用柴胡剂。鉴别很简单：舌苔白，用小柴胡汤；舌苔黄，用大柴胡汤。

阳明病篇中，太阳阳明合病，脉浮者解表，解表时无汗用麻黄汤，有汗用桂枝汤，以有汗无汗为鉴别点。脉沉者用承气汤。少阳阳明合病，不可以用承气汤，而要用柴胡剂，舌苔白用小柴胡汤，舌苔黄用大柴胡汤，以苔白苔黄作为鉴别点。

医圣的规定非常明确，值得注意的是，阳明病，心下硬满者，用大柴胡汤。刘渡舟据《伤寒论》第 230 条用小柴胡汤治阳明病不大便。一韩姓妇女，年 52 岁，患大便干结已有年余，每 3 日始解大便一次，必登厕努责，以致衣里汗湿，力竭声嘶，大便虽下，而人已疲惫不支。除便秘外，尚有胸胁满闷，口苦心烦等症，其脉弦直，苔白滑。刘老分析其证，便秘系属阳明，胸胁苦满，口苦脉弦，则又属少阳，观舌苔白而不黄，与 230 条条文相符，故不用承气汤，而用小柴胡汤，以察论中"津液得下"之言。患者连服 3 剂，不但胸之满已除，而大便也爽然而下，每日一解，恢复正常。此则"上焦得通，津液得下"之谓，何其妙哉。

8. 肝癌介入后介入反应的解决

以我目前的水平，在治疗肝癌患者时，还需要和介入配合。不过，临床上很多肝癌患者介入后会有副作用，特别是次数越多，反应越大。通常是肝区疼痛，恶心，吃不下饭。

我的解决方案是：云南白药胶囊加小柴胡汤丸。效果令人满意，患者多在 1 日内见效，连吃 2 ～ 3 日症状全消。唯一有缺陷的地方是小柴胡汤丸不太容易买到，而小柴胡颗粒疗效不太好。

 ## 太阴病病脉证治

1. 理中丸

某男，自诉口中唾沫太多，唾沫多到正说着话也必须停下来，吐后才能接着说话，实在太烦人了。无其他症状，只唾沫多，也容易吐。脉无力，舌苔润。

首先该患者不是金匮病，那么属于六经的什么病呢？太阳病、少阳病、阳明病问诊结果均正常。平时吃了凉的肚子难受，手脚不凉，少阴病问诊正常。小便正常，无心下悸也无脐下悸，无起则头眩，能站稳，少腹无异常，心口不难受，脉无力。最后确诊为太阴病，按照伤寒辨病的程序，该患者最终确诊是为差后病。

第396条 大病瘥后，喜唾，久不了了，胸上有寒，当以丸药温之，宜理中丸。

人参，干姜，甘草（炙），白术各三两。上四味，捣筛，蜜和为丸，如鸡子黄许大。以沸汤数合，和一丸，研碎，温服之，日三服。

我给患者的建议是附子理中丸，服用1瓶痊愈，又吃1瓶巩固。该患者用伤寒辨病法直接辨为差后病，按396条用理中丸，这样的方法是最简单直接的。

对于有明显特点的患者，用方证相对是个好方法，能够加快治病速度。目前对经方的应用主要有：方证相对法，体质学说法，加上我目前提倡的病脉证治法。其实不管用哪种方法，都是为了给患者治病，只要能治好病，用哪种方法都行，没必要把自己束缚住！

我目前正致力于用病脉证治的方法把《伤寒论》中的113个处方都归纳进来。这个方法看起来有点儿笨，但往往最笨的方法也是最有效的。何况，笨方法也会熟能生巧。

2.如何判断太阴病

第273条 太阴之为病，腹满而吐，食不下，自利益甚，时腹自痛。

对于有上述典型症状的太阴病，自然容易确诊，但是临床上更多的是不典型的，我在这方面就吃过亏。一位女性，外阴瘙痒，流黄带。我认为是薏苡附子败酱散证，结果服用后无效，甚至还加重了。我认为清热不行，那就换思路。用温法，于是建议用附子理中丸，2日后痒止。后来患者告诉我，她不能吃凉东西，吃了就难受。

我反复思考，最后得出结论，判断太阴病时只问患者吃了凉东西是否难受就可以了，一句话就能抓到问题的实质，这个方法很好用。

前几日一位胃病好几年的患者，怕风，爱出汗，经常头晕，胃痛难受。问诊说一点凉的都不能吃，吃了就难受，胃部凉得像冰块，常年戴着肚兜兜。口不苦、不渴，精神差，脉浮，舌淡苔薄白。于是处方：桂枝汤合附子理中汤合泽泻汤，后来患者自诉服药后很快痊愈。

3. 我们一起学中医之太阴病

从自学中医以来，很快乐，也很迷惑。单方、验方、秘方、时方、经方等，治病好像很简单，临床用时，效果却很难保证。最近似乎有点清醒，于是赶紧再次学习。我决心从伤寒论学起，同时也希望更多的朋友跟我一起学习，让我们共同进步。我愿把我学习时的思考过程分享给大家。

为什么先学习太阴篇呢？因为这篇只有 8 条条文。条文少，简单。我认为自己还不够聪明绝顶，所以就拣个软柿子吧。

第 273 条　太阴之为病，腹满而吐，食不下，自利益甚，时腹自痛。若下之，必胸下结硬。

本条文是太阴病的定义，是太阴病的诊断标准。

腹满就是腹胀，腹胀就是肚胀。胃病患者易肚胀，肝炎、肝硬化、肝癌患者也易肚胀。很多人认为肝癌患者会疼痛，其实肝癌患者最主要的痛苦是肚胀。腹水的患者也会肚胀。

食不下的意思有 2 个：第一，肚胀，吃不下东西。今天有位肝癌患者找我治疗，说喝一口水也会肚胀，所以吃不下饭，肚里也感觉饥饿，吃的时候也能咽下去，就是食物一到胃里，就觉得胀得厉害。第二，患者能感到饥饿，也能咽下去，吃后不肚胀，但是觉得食物不消化，食物都停在胃里不往下走。

自利益甚是说平时大便次数多，而且大部分情况下大便稀，不成形，大便不黏。

时腹自痛是说肚子有时候会疼痛。

袁文雯医案

王某，男，39 岁。腹泻 1 年多，经常肠鸣，大便稀，日下八九次，食欲不好，完谷不化，曾经数十医生不见效。当时患者面色苍白，无力，肚子微胀，喜按，舌苔黄厚腻，脉细迟。

处方：人参、炒白术各 9 克，黑干姜 8 克，炙甘草 6 克。

结果：6 剂，大有好转。继服 6 剂，痊愈。

分析： 完谷不化，就是吃什么拉什么，一点儿也不消化。这种情况，加附子效果会更快。患者腹胀，自利益甚。符合太阴病的诊断，所以用理中汤。

"太阴病，若下之，必胸下结硬"。这句话是说太阴病，如果错用了下法，比如承气汤之类，会出现胸下结硬。胸下指的是肋骨的下面，结硬是西医里说的实质性病变，即囊肿、增生、肌瘤、息肉、癌症等。

比如肝炎患者，平时腹胀、腹泻、大便稀、不黏，这是典型的太阴病，应该用理中汤，却用了很多茵陈蒿汤、板蓝根、虎杖等，这样患者就一定会硬化，最后走到肝癌。

我研究癌症很多年，对《伤寒论》里的条文做了很多工作。我个人认为，条文中凡是提到"结""硬"，都与实质性病变有关。现在中医最大的缺陷就是治疗实质性病变效果不佳，可喜的是医圣给我们留了大量的能治疗实质性病变的处方。

我先来举个例子。比如说你去住宾馆，宾馆共6层。你办好手续后，拿到房卡，第一个需要知道的就是房间在几楼？这个问题太重要了，如果不知道在几楼，怎么找到自己的房间呢？如果服务员只告诉你是16号房间，不告诉你楼层，你能准确找到房卡上的房间吗？由此而知，看病时先定六经很重要。

太阴病如何诊断呢？为了这个问题，我可以说思考了无数次，看了数不清的医案，总算有点小小的心得体会。

太阴病第一个诊断标准：腹满而吐，食不下，自利益甚，时腹自痛。在这里需要解释，太阴病的"利"，指大便稀，但不黏。有的医案中说患者大便呈黏条、黏冻样，也用了理中汤。大便本身并不黏，指患者大便后觉得大便净了，没有大便不净的感觉，冲马桶时一冲就净，大便不粘马桶。有这样大便特征的患者，再加上腹痛、腹胀、食不下，就可以诊断为太阴病。

第二个诊断标准：自利不渴。其实呢，自利益甚。这句话还表达了一层含义，就是患者肚子胀，大便次数多。按说患者大便后肚胀应该减轻，但太阴病的肚胀不是这样，大便次数越多，肚胀越厉害，这就叫益甚。

我为什么要反复地谈太阴病的诊断问题呢？举例来说，患者腹胀，我问大便怎么样？患者答5日1次。我又问吃了凉东西难受吗？患者往往会说，自从生了病就不敢吃凉的了。我当然知道，没有一位患者会去喝冷水，他们都喝热水。我问的是如果你吃了一个凉苹果，肚子难受吗？患者说不难受。好了，我知道了，该患者没有太阴病，那么就不可能是理中汤，桂枝人参汤，厚朴生姜半夏甘草人参汤等。就是说太阴病的处方全部排除，同理也不会是附子粳米汤。

第275条 太阴病，欲解时，从亥至丑上。

从亥到丑，就是亥子丑。用谐音来记忆的话就是：太阴病，孩子丑。以前谈过这个问题，欲解时就是欲剧时，该条文对太阴病的诊断和治疗有很重要的作用。比如说患者每天21时开始疼痛加重，越来越疼，到3时慢慢缓解。我们可以根据疼痛的时间来定他得的是太阴病，然后再根据疾病的特点在太阴病的处方里选一个。比如说患者全天疼痛，但是到了21时开始减轻，直到3时又痛醒了，这也是太阴病。亥子丑这3个字，其实还有更深刻的含义，并不是只指时辰，还可以指日、月、年，在临床上价值较大的是时辰和月。比如说有的患者每年的亥月开始发病，到丑月结束，这样的患者就是典型的太阴病。

上面谈的是诊断，对治疗的帮助是，太阴病患者，可以在19时服药，这叫先其时服药；也可以在24时服药，这叫欲解时服药。这两种服药方法都能增加疗效。

医案中医时辰治疗学亥至丑时治太阴病　林某，女，41岁。自诉每顿饭后不到5分钟，心窝和背心开始发冷，接着全身发冷，甚至会颤抖。必须立即用热水袋取暖才能缓解，大约半小时后恢复常态。面色苍白无华，气短音微。常大便不畅，但吃油腻则腹胀腹泻。更有奇者，无论吃什么性质的中药都要拉肚子。舌质淡，苔白，脉迟缓。

处方：桂枝加人参汤加附子。每日1剂，每顿饭前1小时服药，这就是迎病服药，也叫先其时。像吃茶一样，每次喝2～3口，隔15分钟再喝，就这样每煎药分4～5次喝完。少量多次服药，可保持药力，也可防止服药则泻。另外，24时再服一煎。顿服，取太阴病欲解亥子丑之意，又因夜间睡卧安静，肠蠕动缓慢，服药不会腹泻。3剂后饭后发冷之象大减，6剂后面色渐渐红润，9剂痊愈。

该医案很好地运用了2种服药方法，一是先其时，就是在症状发作前1小时服药，二是利用欲解时服药。

4.芍药甘草汤

例　男，40岁左右，我治好了患者妻子的癌症，所以他非常信任我，让我给他治病，什么病呢？脚跟痛。早上起床后或者久坐刚起来走时，痛得特别严重，慢慢走一会儿就不痛了，脉无力。又把其他的，如金匮病、黄病、水证、痞证、结胸病、差后病、瘀血病、劳复病、三阳病都排除。遇到这样的疼痛患者，第一个需要鉴别的是湿病。

阴雨天不加重，确诊为三阴病之太阴病。患者休息好，有精神，手脚不凉，有时候会感觉手脚热，夜里睡觉时愿意把脚伸出被子外面。另外还有一点可以确诊太阴病：患者喜欢吃凉的，但吃了凉的肚子会难受，这明显是不能吃凉东西。脉无力，虚证。舌苔干燥，热证。于是确诊为太阴虚热证。

第29条 脚挛急……若厥愈足温者，更作芍药甘草汤与之，其脚即伸。

第30条 两足当热，胫尚微拘急，重与芍药甘草汤，尔乃胫伸。

白芍药、甘草各四两（炙）。

上二味，以水三升，煮取一升五合，去滓，分温再服。

处方：芍药甘草汤。生白芍160克，炙甘草80克，水煎后泡脚半小时。

结果：1剂后痛止，共泡3剂，未复发。

今天借芍药甘草汤谈一下经方的外用。经方是完全可以外用的，特别是一些局部病变为主的疾病。比如脚跟痛、膝盖痛、腰痛、手指关节痛等，都可以外用经方来治疗，见效快，患者更乐于接受。当然，也可以内服外用相结合来治疗。我见过用承气汤坐浴治疗痔疮的医案。另外我也思考，像静脉曲张之类的疾病，经方泡腿应该更有效。医生以解决患者痛苦为己任，不必非得用哪种方法，只要治病快，效果好，就要推广。

我的学生中也有几人用芍药甘草汤外用治疗脚跟痛，也取得不错的效果。

 ## 少阴病病脉证治

1. 少阴病篇

少阴病诊断标准：脉无力，脉微细，但欲寐。欲解时，从子至寅上。少阴病的特点是脉无力，精神不佳；太阴病的特点是脉无力，腹胀；厥阴病的特点是脉无力，手脚凉，但四肢不凉。

少阴篇中，胳膊腿凉，脉有力的少阳病用四逆散。

第318条 少阴病，四逆，其人或咳，或悸，或小便不利，或腹中痛，或泄利下重者，四逆散主之。

甘草炙，枳实（破，水渍，炙干），柴胡，芍药。上四味，各十分，捣筛，白饮和服方寸匕，日三服。咳者，加五味子、干姜各五分，并主下利；悸者，加桂枝五分；小便不利者，加茯苓五分；腹中痛者，加附子一枚，炮令坼；泄利下重者，先以水五升，煮薤白三升，煮取三升，去滓，以散三方寸匕，内汤中，煮取一升半，分温再服。

四逆散治疗的是脉有力，胳膊腿凉，同时有少阳病的特征，比如口苦、胸胁苦满、往来寒热。准确地说，四逆散就是少阳病伴有四肢凉。

第320条、321条、322条中提到了三急下的大承气汤，其实就是临床上见到精神差，脉沉但有力，同时自利清水，或腹胀不大便，或口燥咽干想喝冷水者，是阳明病，要用承气类来治疗。

朱进忠医案

甄某，男，24岁，流行性乙型脑炎高热昏迷7日，医予西药，中药白虎，清瘟败毒加减，安宫牛黄丸等治疗不效，察其神志昏迷，体厥，舌苔黄燥，脉伏，按其腹胀大硬痛。综合脉证，诊为腑实热厥之体厥证。治拟苦寒攻下。

处方：大黄24克，芒硝10克，枳实15克，厚朴16克，玄参40克。服药1剂，大便通，神志清。

该患者昏迷，相当于精神不佳，但欲寐。体厥，相当于四肢冷。舌苔黄燥，相当于口燥咽干。脉伏，相当于脉沉，这里应该是有力。腹胀大硬痛，相当于腹胀不大便。因此，辨为阳明病，用承气类方治愈。

看了上面的医案之后，我们再来看条文，心中就会更加明白医圣为什么会这样写。原来，医圣担心我们把大承气汤证的脉微细有力，但欲寐，用四逆汤来误治。

第320条 少阴病，得之二三日，口燥咽干者，急下之，宜大承气汤。

第321条 少阴病，自利青水，色纯青，心下必痛，口干燥者，可下之，宜大承气汤。

第322条 少阴病，六七日，腹胀不大便者，急下之，宜大承气汤。

接着在**第323条**写到，"少阴病，脉沉者，急温之，宜四逆汤"。这是为了与320条，321条，322条对比，意思是说，如果少阴病，脉沉无力，又有口燥咽干，自利清水，腹胀不大便的症状，要赶紧用四逆汤。这就是医圣常用的虚实鉴别、寒热鉴别。

我曾治疗过一例顽固性便秘的患者。患者便秘，常用酚酞片、番泻叶、大黄之类，现在用泻药效果不佳，大便更加困难，十几日一次，精神疲惫，腹胀难忍，脉沉无力，身冷嗜睡。首先排除金匮病；又排除伤寒病里的黄证、水证、痞证、差后病、劳复病、结胸病、瘀血证；脉无力，排除三阳病；又根据脉沉身凉嗜睡，精神疲惫，诊断为少阴病。根据323条，给予四逆汤，当日见效，共服9剂痊愈。

少阴篇中，还有太阴病便脓血的桃花汤条文。

第306条 少阴病，下利便脓血者，桃花汤主之。

赤石脂一斤（一半全用，一半筛末），干姜一两，粳米一升。上三味，以水七升，煮米令熟，去滓，温服七合，内赤石脂末方寸匕，日三服。若一服愈，余勿服。

第307条 少阴病，二三日至四五日，腹痛，小便不利，下利不止，便脓血者，桃花汤主之。

第308条 少阴病，下利便脓血者，可刺。

我曾治疗过一例大便有脓有血的结肠炎患者，患者自诉精神可，睡觉可，手脚不凉，不能吃凉东西，脉无力，确诊为太阴病之血症，因此选用了桃花汤，5剂症状消，又服5剂巩固，最后用附子理中丸收功。

2. 少阴热化证与少阴阴虚证

第303条 少阴病，得之二三日以上，心中烦，不得卧，黄连阿胶汤主之。

第310条 少阴病，下利咽痛，胸满心烦，猪肤汤主之。

猪肤一斤，上一味，以水一斗，煮取五升，去滓，加白蜜一升，白粉五合，熬香，和令相得，温分六服。

第319条 少阴病，下利六七日，咳而呕渴，心烦不得眠者，猪苓汤主之。

分析：第一，上述3个处方都是少阴热化证，共同点是都有心烦。这里的心烦与309条吴茱萸汤的烦躁欲死不同，少阴热化证仅仅心烦，是心理上的感觉;"躁"是肢体上的不安,会乱砸东西,会打人,会乱动。

第二,由此总结:少阴病,若伴心烦,就是少阴热化证。从条文"不得卧""不得眠"可以得知,少阴热化证是失眠证,而少阴寒化证是只想睡,睡觉多。

第三,黄连阿胶汤中用白芍、鸡子黄、阿胶来补阴、补黏液。猪肤汤用猪肤、白蜜来补阴和黏液。猪苓汤用阿胶来补阴和黏液。说明少阴热化证与阴虚和黏液少有直接关系。

今后在临床上,患者确诊为少阴病之后,如果再有心烦不躁,就可以确诊为少阴热化证。热化证有 3 个处方:黄连阿胶汤、猪肤汤、猪苓汤。鉴别点是:伴咽痛、胸满,用猪肤汤;伴咳而呕渴,用猪苓汤;没有上述情况用黄连阿胶汤。

猪肤汤做法:米粉 15 克,猪皮 60 克,白蜂蜜 30 克。把猪皮熬成黏稠状、凝冻状,加上米粉和匀后继续熬,熬黏稠,快出锅的时候,适当放一些白蜂蜜,有助于改善口感。每日 10 克左右,每日 3 ~ 4 次,空腹服用为佳。可滋润肌肤,光泽头发,减少皱纹。

邓铁涛老先生认为,肺合皮毛,肺阴不足,滋养无力,故而皮肤皲裂,仲景猪肤汤能润肾、肺、脾三脏,切合病机,而可治本病。曾治一马来西亚患者,男,22 岁,手足皲裂,冬春皆发,裂处肿痛不明显,而创口愈合较难,无其他症状,舌脉无明显异常。邓老认为系肺肾阴伤,脾气虚弱,故不能生肌润肤,以猪肤汤化裁:猪肤 60 克,百合、黄芪、淮山药各 15 克,另用羊油外擦患处。方中猪肤为君,百合润肺为臣,代原方中之白蜜,润而不滞,可达于表;黄芪、山药为佐使,健脾之功胜于米粉,且黄芪能走于表,鼓舞津液敷布肌肤,此米粉所不能及也。于此可见邓老匠心独具之处,上方服 10 剂而愈。后以此方治一老者手足皲裂,也获显效。

猪肤汤能治手足皲裂,那么它就可以治疗皮肤病之燥症。很多皮肤病患者会有裂口的症状,我见过一些牛皮癣患者就有裂口症状,都可以用猪肤汤。

值得重视的是,一些全身性疾病会出现咽痛,比如单核细胞增多症、粒细胞白血病、急性白血病等血液病,风湿病、痛风也会出现,咽部恶性肿瘤、食管炎、食管癌也会出现。我的猜想是,上述疾病中凡属阴虚的咽痛,都可以用猪肤汤治疗。

154

下面这则医案值得深思。

◈ 郭泗训医案 ◈

邓某，女，1976 年 6 月门诊。3 年前开始头晕乏力，全身有紫点和紫斑，鼻子经常出血，有时一次出 200 毫升左右，月经量多，持续时间长达 10 余日。近 1 年来病情加重，既往无其他病史及服有关药物史。曾住院 2 次，经骨髓穿刺，诊断为再生障碍性贫血。用输血和激素治疗，病情稳定而出院，出院后又反复发作。现眩晕，乏力，呼吸困难，不能行动，特来我院治疗。

检查：贫血貌，心尖区可闻及Ⅲ级收缩期吹风样杂音，脾在左乳中线肋下 3 厘米，全身有弥散性瘀点和瘀斑，以下肢为重。血红蛋白 5.5 克，红细胞 270 万，白细胞 2900，血小板 2.4 万。

服猪皮胶 3 个疗程，临床症状大部分消失，面色红润，全身瘀斑全部消退，仍有少量瘀点，心尖区闻及Ⅱ级收缩期吹风样杂音，脾在肋下 2 厘米，血红蛋白 11 克，红细胞 420 万，白细胞 4000，血小板 5.1 万。

赵炳南治皮肤病采用取象比类思维，其中一法就是以皮治皮。现在猪肤就是猪皮，所以猪肤汤自然可以治疗皮肤干燥的病变。

陈明曾给一些歌唱演员或讲课任务重的老师使用猪肤汤，尤其是中学老师，他们天天上课，声音容易嘶哑，长期疲劳就会由肺伤到肾，因为金水相生，所以用这个方子滋肺肾，润咽喉。一位中学的语文老师，兼毕业班班主任，南方人，平常很疲劳，天天要说许多话，经常出现声音嘶哑，咽喉干燥疼痛。陈明给他配制猪肤汤，放入冰箱备用，正好南方人喜欢吃这些东西，每天早晚各两汤匙，用开水化开即可。他感觉非常好，嗓子很舒服，抗声音疲劳的作用比较明显。

3. 附子剂

附子剂的应用标准：脉无力加恶寒。

第 21 条　太阳病，下之后，脉促胸满者，桂枝去芍药汤主之。

第 22 条　若微寒者，桂枝去芍药加附子汤主之。

第 7 条　无热恶寒者，发于阴也。

第 68 条　发汗，病不解，反恶寒者，虚故也，芍药甘草附子汤主之。

第70条　发汗后，恶寒者，虚故也。

第155条　心下痞，而复恶寒汗出者，附子泻心汤主之。

第288条　少阴病，下利，若利自止，恶寒而蜷卧，手足温者，可治。

第289条　少阴病，恶寒而蜷，时自烦，欲去衣被者，可治。

第295条　少阴病，恶寒身蜷而利，手足逆冷者，不治。

第298条　少阴病，四逆恶寒而身蜷，脉不至，不烦而躁者死。

第304条　少阴病，得之一二日，口中和，其背恶寒者，当灸之，附子汤主之。

第317条　少阴病，下利清谷，里寒外热，手足厥逆，脉微欲绝，身反不恶寒，其人面色赤，或腹痛，或干呕，或咽痛，或利止脉不出者，通脉四逆汤主之。

此条文医圣本义是附子剂，应恶寒，但通脉四逆汤证是个例外，所以特意指出"身反不恶寒"。这恰恰证明了附子剂必须恶寒，实际上，附子剂的恶寒特点是恶寒而身蜷。

第353条　大汗出，热不去，内拘急，四肢疼，又下利厥逆而恶寒者，四逆汤主之。

从桂枝去芍药加附子汤能明显看出有恶寒就要加附子。从附子泻心汤、大黄黄连泻心汤证也可以看出，有恶寒，就加附子。

前几年，火神派大流行，但也暴露了很多问题。因此，必须提出附子剂的应用标准：第一，脉无力，第二，恶寒，通脉四逆汤证是个特例。必须符合这2个标准才能用附子剂，不符合的都不能用，用了就会误治。

附子剂包括：干姜附子汤、乌梅丸、四逆加人参汤、四逆汤、白通汤、白通加猪胆汁汤、芍药甘草附子汤、附子汤、附子泻心汤、茯苓四逆汤、真武汤、桂枝去芍药加附子汤、桂枝加附子汤、桂枝附子汤、通脉四逆加猪胆汁汤、通脉四逆汤、麻黄附子甘草汤、麻黄细辛附子汤、九痛丸、大黄附子汤、甘草附子汤、白术附子汤、桂枝芍药知母汤、《近效方》术附子汤、附子粳米汤、肾气丸、桂枝附子汤、桂枝去芍药加麻黄细辛附子汤、栝楼瞿麦丸、薏苡附子汤、薏苡附子败酱散、黄土汤、四逆散（加减）、小青龙汤（加减）、理中汤（加减）、《千金》三黄汤（加减）、越婢汤（加减）、乌头赤石脂丸、乌头煎方、乌头桂枝汤、赤丸，共41个处方。

火神派流行后，什么情况什么病都用附子，显然是错误的。认识到危害后，很多人又不敢用附子了，这也不对。该用时必须用，不该用时绝对不能用，这才是正确的。

举个例子：患者脉无力、恶寒、鼻塞，该用什么处方呢？脉无力加恶寒是附子证；鼻塞，麻黄证，所以要用麻黄附子细辛汤，或者麻黄附子甘草汤。

在此我再次强调，病脉证治中病是第一位，证是第三位，所以我们前面提到的麻黄证、附子证、厚朴证都是为熟练掌握病脉证治服务的，也就是说，我们现在谈的都是病脉证治里证的问题，这是为了鉴别，也是为了提高辨证速度。

4.苦酒汤治声哑急慢性喉炎

急性喉炎，患者嗓子哑，说不出话，严重时一点儿声音也发不出来。治疗方法就是苦酒汤。

生半夏 10 克。加水 500 毫升，煮 30 分钟后，去渣，大约剩 200 毫升，加入米醋 50 毫升，待稍凉后，加入鸡蛋清 2 个搅拌均匀，注意不加鸡蛋黄。然后慢慢地少量含咽，目的是使药物尽可能长时间地作用于患病部位，这样既内服，又外治，见效迅速。

第 312 条　少阴病，咽中伤，生疮，不能语言，声不出者，苦酒汤主之。

半夏十四枚（洗，破如枣核），鸡子一枚（去黄，内上苦酒，着鸡子壳中）。

上二味，内半夏著苦酒中，以鸡子壳置刀环中，安火上，令三沸，去滓，少少含咽之，不差，更作三剂。

男，41 岁，10 日前感冒，声音嘶哑，说不出话，用抗生素和清热解毒中药无效，后让患者服用苦酒汤，2 日后声音恢复正常。

对于苦酒汤的学习，还应该注意到一点：经方外用。喉部疾病，医圣也是尽量想办法外用，用徐徐含咽的方法，既外用同时也内服。

这就提示我们，经方内外同治效果更佳，比如狐惑病的苦参汤洗方。我曾治疗一例白塞综合征，舌苔黄腻，口腔溃疡非常严重，用苦参煮水，含在口中，效果良好。第 313 条的半夏散及汤治疗咽中痛也是少少咽之。

芍药甘草汤内服治疗脚跟痛，煎水泡脚也有显著疗效，同样是经方外治。还有桂枝芍药知母汤治疗一部分风湿、类风湿，同样是煎水后外泡手或者脚来治疗。

经方外用可以治疗痔疮，比如调胃承气汤坐浴。同样可以用经方外用来治疗痛风、皮肤病、鼻炎等。比如过敏性鼻炎，辨证为小青龙汤证后，用小青龙汤煮水，热敷鼻部。冻疮可以用当归四逆汤来浸泡治疗。女性手脚冰凉常见，以当归四逆汤内服外用一起来，疗效更佳。十枣汤外敷比内服更安全。五苓散可治疗局部水肿，内服外治一起上。甘草泻心汤、半夏泻心汤、生姜泻心汤治疗胃病时可以内服，同时可将药粉调敷于脐部，双管齐下。对于部分嫌中药苦者，可以单独使用经方外用来治疗。把经方外治列为一门学科，专门研究，更是可以拓展经方的用途，也便于推广，前提是病脉证治。

我曾治疗一例结肠炎患者，便脓血，苔黄腻，脉有力。服用白头翁汤的同时，将白头翁汤煎汤后灌肠，当日见效。瓜蒂散吹鼻治黄疸，显然也是经方外用。吴茱萸汤的味道很怪，外用患者容易接受。患者服用抵当汤后大多会腹痛，但是外用就不会，比如静脉曲张、血栓性疾病的外用。

罗大伦曾经建议用柴胡加龙牡汤泡脚治失眠，这是个好方法。同样道理，我们可以用麻杏石甘汤泡脚治咳嗽啊。医圣用蜜导煎来治便秘，同样是外用。葛根汤外用治疗颈椎病更是不可缺少。其他还有经方穴位外用，更是大有可为。

外用见效快、安全、副作用小，不用口服，患者更容易接受，可惜临床用的人太少。

苦酒汤的学习不仅仅限于经方外治的思考，同时也可以对苦酒汤本身进行拓展。比如用于急性扁桃体炎、慢性扁桃体炎、急性咽喉炎、慢性咽喉炎、声带疾病等。此外食管炎也可以应用。食管炎症状：患者吃饭时，特别是进食热烫食物和辛辣刺激食物，会引起食管疼痛，反流性食管炎、反流性胃炎都有此症状。

我用苦酒汤治过几例，效果不错。女的，47岁，食管炎，吃东西时疼痛，特别是不敢吃热的，处以苦酒汤。半夏8克，米醋50毫升，鸡蛋清1个。用醋煮半夏后，去半夏加入鸡蛋清，同时搅拌成黏液状，不可以把鸡蛋清煮熟成块状，待不太热时，少量含咽，睡前用效果更佳。5日后，吃东西不再疼痛。

对于食管炎患者，用苦酒汤时，最好是晚上临睡前服用，保持平卧，不吃东西，能够使药物更多的停留于食管，效果更佳。

苦酒汤是治疗咽部糜烂的处方。同样的道理，苦酒汤可以治疗食管糜烂、胃糜烂、十二指肠糜烂，还有一个临床很常见的病——宫颈糜烂，同样可以外用治疗。

赵明锐经验：制半夏10克，水一碗，煎20分钟，去渣入米醋60毫升，候半冷时加入鸡子清2个，搅拌，少少咽之，每日1剂。徐徐含咽，意在药汁浸渍患处，内服中寓外治之法。

苦酒汤不仅对咽喉部生疮、声音嘶哑者有效，而且对于失音的实证患者，即痰火互结者；或咽部充血、水肿，影响发音者；或如演员、歌唱家、教师声音嘶哑，属于实证者都有疗效。虚证者不宜用本方。如王某，男，16岁，晋剧演员。就诊前2个月突然失音，语声全无。曾经喉科诊断为声带水肿，肌内注射青霉素、链霉素，以及服用清热消肿利咽之中药6剂，无效。经用本方1剂之后，声音豁然嘹亮，共服3剂痊愈，以后未复发。

还有人直接用半夏15克，米醋60毫升，加水200毫升，煮15分钟，去渣，待凉后加入2个鸡蛋清，拌匀，徐徐含咽，治疗感冒后声音嘶哑，咽部红赤疼痛，有散在小溃疡，且有脓性分泌物，效果也非常好。

实际上，只要是黏膜就会糜烂，比如口腔糜烂、咽喉糜烂、食管糜烂、胃糜烂、十二指肠糜烂、肠黏膜糜烂、宫颈糜烂、外阴糜烂、皮肤糜烂等，只要是实证，苦酒汤就都有效。当然了，有条件的内服加外用更有效。肠糜烂的效果肯定不如食管糜烂的效果好。

今天借苦酒汤总结一下与半夏有关的3味方：

苦酒汤：半夏、苦酒、鸡子清。

大半夏汤：半夏、人参、白蜜。

干姜人参半夏丸：半夏、人参、干姜。

小陷胸汤：半夏、全瓜蒌、黄连。

半夏散及汤：半夏、桂枝、甘草。

小半夏加茯苓汤：半夏、生姜、茯苓。

陈义范医案

于某，女，32岁。素体尚强，唯情志抑郁，忽患失音，不发热，不咳嗽，吞咽无痛阻感。某医予玄参、麦冬、牛蒡子、胖大海、贝母、甘草等养阴清热之品，4剂不应，求治于余。投以苦酒汤：鸡蛋1个，制半夏3克（研粉），醋一汤匙。先将鸡蛋敲破，去蛋黄，加入半夏粉及醋，放火上煮一沸，倾出，含咽之，2剂后，音出如常。

厥阴病病脉证治

1. 乌梅丸问答

第338条 伤寒脉微而厥，至七八日肤冷，其人躁无暂安时者，此为藏厥，非蛔厥也。蛔厥者，其人当吐蛔。今病者静，而复时烦者，此为藏寒，蛔上入其膈，故烦，须臾复止，得食而呕，又烦者，蛔闻食臭出，其人常自吐蛔。蛔厥者，乌梅丸主之。又主久利。

乌梅三百枚，细辛六两，干姜十两，黄连十六两，当归四两，附子六两（炮，去皮），蜀椒四两（出汗），桂枝六两（去皮），人参六两，黄柏六两。

上十味，异捣筛，合治之，以苦酒渍乌梅一宿，去核，蒸之五斗米下，饭熟捣成泥，和药令相得，内臼中，与蜜杵二千下，丸如梧桐子，先食饮服十丸，日三服，稍加至二十丸。禁生冷、滑物、臭食等。

第326条 厥阴之为病，消渴，气上撞心，心中疼热，饥而不欲食，食则吐蛔，下之利不止。

厥阴病主方乌梅丸共10味药，用于蛔厥，可治疗与蛔虫相关的疾病。不一定要发展到蛔厥，凡病与蛔虫有关，就可以用乌梅丸治疗。如胆道蛔虫证，蛔虫性肠梗阻，蛔虫引起的腹部、胃部疼痛都可以用。

由于卫生条件改善，阿苯达唑广泛运用，蛔虫病在临床上大为减少，但不能说没有。很多年前，一位中年女性，胃痛十几年，做了很多检查，吃了很多药，都不见效。胃部疼痛说来就来，且疼痛剧烈，说去就去，具有突发突止的特点。我考虑患者病了这么多年，吃了这么多治疗胃病的药，却没见效，因此排除我们通常认为的胃病。后来去看她的眼睛，眼睛上有虫斑，当时用的阿苯达唑，吃后，这个怪病就好了。阿苯达唑对于多种寄生虫效果都很好，特别是中美史克生产的，以前叫史克肠虫清，现在叫阿苯达唑。不论大人小孩，每次都是2片。但有的人吃阿苯达唑效果不好，就要用乌梅丸来治疗。

目前蛔虫病在小儿中非常常见，小孩眼睛上灰蓝色斑块，就是虫斑；脸上一片一片呈淡白色，不是癣，也是虫斑。用阿苯达唑，半年就会消退，这样小孩脸上看起来就干净了。我觉得八九岁的小孩子，不管是什么怪病，都要考虑有虫的可能性。蛔虫的特点就是肚脐痛、磨牙、吃的多但长不胖，眼睛里虫斑，脸上虫斑。

乌梅丸治疗蛔虫相关性疾病，也可以治疗其他寄生虫引起的疾病，如治疗嗜酸性粒细胞增多的疾病。寄生虫疾病患者，血常规化验嗜酸性粒细胞增多。因此，血常规化验嗜酸性粒细胞增多，意味着患者寄生虫病可能性比较大，因此乌梅丸可以作为治疗这个指标的专方，西医称为嗜酸性粒细胞增多症。因此，乌梅丸是治疗嗜酸性粒细胞增多症的特效方，有效率非常高，但也不能说是百分之百，一般可以达到80%。

乌梅丸还可用于息肉。我以前说过，见了息肉就加乌梅。余国俊老师见息肉加乌梅、威灵仙、僵蚕。乌梅作为息肉的特效药，因此乌梅丸可以作为治疗各类息肉的特效处方。息肉病如鼻息肉、声带息肉、食管息肉、子宫息肉、阴道息肉、直肠息肉等。鼻息肉手术后，一般三五年就又长出来了，有的直肠息肉患者十几个息肉，没法做手术，即使做了手术，几年后又长出来，这样的患者就需要用乌梅丸来治疗，加上威灵仙、僵蚕，可增加疗效。

乌梅丸对西医疾病，如慢性结肠炎、慢性萎缩性胃炎、慢性盆腔炎等效果很好。慢性结肠炎表现为乌梅丸证的比例非常高，中医辨证为厥阴病的慢性结肠炎基本上是乌梅丸证，如慢性非特异性溃疡性结肠炎、过敏性结肠炎、家族遗传性结肠炎、肠道易激综合征。肠易激综合征腹泻和便秘交替出现，如腹泻10日后便秘10日，又腹泻10日……像这样矛盾的症状，要么是少阳病，要么是厥阴病。比如往来寒热，开始怕冷，怕冷结束后又怕热，这就是相互矛盾症状的交替出现。肠易激综合征首先考虑是寒热错杂证，再考虑是少阳病还是厥阴病，要从少阳和厥阴病特点里鉴别。

有人吃辣椒就上火难受，吃了凉东西、冰糕冷饮也难受，这样的患者也要考虑少阳病和厥阴病的可能性。喝热水舒服，越滚烫的水越舒服，喝冰水也舒服，很冰的水，但是喝温水不舒服，这也是寒热错杂证。

厥阴病提纲，饥而不欲食，也是矛盾症状的出现，厥阴之为病，消渴，消渴是患者口渴，越喝水越渴。矛盾症状的出现要考虑少阳病和厥阴病。乌梅丸可治久泻。久泻的患者，如慢性细菌性痢疾，起初腹泻，治疗不彻底，不彻底往往是因为患者身体差，由急性细菌性痢疾变成慢性细菌性痢疾。另外还有无菌性痢疾、结肠炎、五更泻等。10%左右的癌症患者表现出腹泻，部分尿毒症患者也表现为顽固性的腹泻，这些都有可能是乌梅丸证，首先判断是否为厥阴病。厥阴病提纲是下之利不止。为什么要下之，如肠易激综合征患者表现为大便干的时候，医生用了下法，用了承气汤，结果下之利不止。患者大便干但是不能用泻药，用后就拉肚子，以后碰到这样的患者，我们就要考虑厥阴病。

乌梅丸对慢性萎缩性胃炎，疗效很好。部分慢性萎缩性胃炎会转变为胃癌，因此，乌梅丸对部分癌前病变疗效很好，但必须是厥阴病。此外，乌梅丸对慢性盆腔炎的治疗效果也很好。

上面3个疾病，慢性萎缩性胃炎、慢性结肠炎、慢性盆腔炎，表现为乌梅丸证者非常多，基本可以作为专方来应用。这3个病都是慢性炎症，我们可以猜想，慢性炎症都可考虑厥阴病乌梅丸证，但是判断使用乌梅丸，必须首先符合厥阴病，厥阴病特点是脉细无力，手脚冷。

乌梅丸是寒热错杂的疾病，表现为上热下寒，上热必须为舌红，口渴口干；下寒表现为腹泻，小便清长，脚冷。

总结9个字，舌红、口渴、手脚冷、脉细。首先判断为厥阴病，又寒热错杂，多表现为上热下寒，用乌梅丸。文字资料中的心绞痛患者用乌梅丸后痊愈，开始用活血化瘀方法治疗无效，是因为没有辨中医的病，因此心绞痛患者，不能只考虑是胸痹病，也要考虑到六经病的可能。

《伤寒杂病论》中乌梅丸共出现过2次。

第338条 伤寒脉微而厥，至七八日肤冷，其人躁无暂安时者，此为藏厥，非蛔厥也。蛔厥者，其人当吐蛔。今病者静，而复时烦者，此为藏寒，蛔上入其膈，故烦，须臾复止，得食而呕，又烦者，蛔闻食臭出，其人常自吐蛔。蛔厥者，乌梅丸主之。又主久利。

乌梅三百枚，细辛六两，干姜十两，黄连十六两，当归四两，附子六两（炮，去皮），蜀椒四两（出汗），桂枝六两（去皮），人参六两，黄柏六两。

上十味，异捣筛，合治之，以苦酒渍乌梅一宿，去核，蒸之五斗米下，饭熟捣成泥，和药令相得，内白中，与蜜杵二千下，丸如梧桐子大，先食饮服十丸，日三服，稍加至二十九。禁生冷、滑物、臭食等。

《金匮要略》第十九篇蛔虫病 蛔厥者，当吐蛔。今病者静而复时烦，此为脏寒。蛔上入膈，故烦。须史复止，得食而呕，又烦者，蛔闻食臭出，其人当自吐蛔。

　　蛔厥者，乌梅丸主之。

　　上面 2 处条文基本一样，所以就不再讨论。现在我们看 **326** 条，"厥阴之为病，消渴，气上撞心，心中疼热，饥而不欲食，食则吐蛔，下之利不止"。条文中写道"食则吐蛔"，因此应该用乌梅丸来治疗。

　　在古代，乌梅丸经常用来治疗蛔虫病，以及蛔虫性肠梗阻和胆道蛔虫病。而当今社会，由于蛔虫病大为减少，同时西医的发展，已经很少有人用乌梅丸治疗蛔虫病或者蛔虫导致的其他疾病。

　　我们学习乌梅丸条文的时候，应该注意到 338 条最后有 4 个字"又主久利"。这 4 个字非常重要，它说明了下列问题。

　　第一，开拓了乌梅丸临床应用的思路。因为这句话本身就否定了乌梅丸是专治蛔虫病的方子，尽管《方剂学》在驱虫剂里把乌梅丸放在了第一位，但张仲景本身就否定了。

　　第二，"久"字意义非常大。凡是久病就是慢性病，反复发作的疾病，其病机没有一个是单纯的，都非常复杂，寒热错杂，虚实夹杂，而乌梅丸恰好又是既扶正又祛邪，既温阳又清热的方子，正适用于慢性反复发作性疾病的治疗。现在中医在临床上遇到的病主要有 2 种：一种是患者先找西医看，效果不好，回过头再找中医，经过西药的干扰后，病机变得更复杂。另一种是慢性病如癌症、心血管疾病等临床上单纯的寒、热、虚、实证少，其中有一部分具有"久利"的特点。比如临床上大约有 10% 的癌症患者会长期腹泻，有一小部分的肾衰患者也会长期腹泻。病复杂了，我们在临床上的辨证思维也要复杂，用简单的思维去应对复杂性的疾病是不行的。

　　第三，乌梅丸中的君药是乌梅。乌梅本身味酸，用量又非常大，用的时候还要用醋来浸泡一宿。五味中，酸入肝经，整个方剂又是寒热并用，所以柯韵伯主张用此方治疗厥阴上热下寒证，这是有根据的。

　　我们先分析一下乌梅丸治疗蛔厥的机制。蛔虫有两大特性，第一是喜温而恶寒，蛔虫平时寄生在肠道里，如果上窜到胃里去，肯定是脾肠有寒，胃中有火，所以才会钻到胃中被吐出来，因此临床上见到吐蛔肯定是上热下寒。第二是蛔虫喜欢吃甘味有营养的东西，讨厌苦味、酸味、辛味。因此我们可以用第一个特性来判断蛔虫病的病机，用第二个特性来处方用药。蛔虫得酸则静，得苦则下，得辛则伏，方中乌梅、黄连、黄柏、桂枝、干姜、蜀椒、附子、细辛，分别针对蛔虫的上述特性。另外黄柏、黄连清上热，桂枝、附子、干姜、细辛、川椒等温下寒，以此调整体内的阴阳，使上下阴阳相互和谐。清上热，温下寒是治本；得酸则静，得苦则下，得辛则伏是治标，标本兼治。既然出现厥就有气血紊乱，用张仲景的话说就是"阴阳气不相顺接"，所以用当归、人参调补气血。

再来分析其治久利的机制。乌梅酸敛止利，凡是久利常有滑脱之象，控制不住；凡下利就容易伤阴，乌梅又能滋养阴血；凡是久利都有寒热错杂的情况，黄连、黄柏清热燥湿止利，另5味热药温阳散寒止利；凡久利必定正虚，故以人参、当归调补气血。因此可见治久利也可以用乌梅丸。

最后说一下临床上见到厥阴病上热下寒证时完全可以用乌梅丸，只不过要调整寒热药物的比例，大思路不用变。

杨家茂医案

杨家茂老师受柯韵伯先生所说的"乌梅丸为厥阴主方，非只为蛔厥之剂"的启发，在临床上用于多种疾病，收到一定效果。危某，男，57岁，哮喘10年，近1个月来反复发作，症状加剧。曾用过抗生素、海珠喘息定、进口哮喘丸等不能缓解。喉间痰鸣，动则喘促。胸透提示：慢性支气管炎、肺气肿改变。听诊双肺满布哮鸣音。先用宣肺平喘之射干麻黄汤、小青龙汤等治疗7日，效果不明显，夜间端坐呼吸，每需氨茶碱静脉推注才能暂定一时。自诉口苦口干，咯浓黄色痰，心烦眠差，形寒肢冷，腰酸肢软，夜尿清长，舌红苔黄，脉沉细尺弱。改用乌梅丸清上温下。

乌梅、川椒、黄连、黄柏、当归各10克，制附子、炮干姜各6克，细辛、炙甘草各3克，党参15克。

水煎温服，3剂后咳喘已少，夜间不需要使用氨茶碱，继续用上方加健脾益肾之品调治，哮喘不再发作。

本方里最著乌梅一味，酸敛定喘，杨家茂老师用于久喘不止，每每得心应手，收效颇著。

分析：该哮喘患者，为什么用小青龙汤不见效呢？因为该患者不是太阳病。喉中痰鸣，为什么用射干麻黄汤不见效呢？也是因为不是太阳病。那么口苦为什么不用柴胡剂呢？这是因为，口苦、脉细无力属于厥阴病而不是少阳病。该患者手足冷，脉细无力属于厥阴病。同时又咯浓黄色痰，心烦是上热，夜尿清长是下寒，因此为厥阴病上热下寒证，所以用了乌梅丸。病（厥阴病），脉（细无力），证（咯黄浓痰小便清长），治（乌梅丸）。

从这则医案大家可以看出，先辨病是多么的重要。病脉证治，辨病排在第一位。我一直在强调病脉证治，是因为临床上遇到疾病时只有这样做才是正确的道路。

姜建国医案

患者是学校实验室的一位老主任，拼命三郎，工作起来不要命。冠心病非常严重，心绞痛经常发作，输液缓解后又接着工作，患者偶尔也用一些活血化瘀、通络止痛的中成药，但常吃常犯，效果不好。退休以后，因心绞痛频发来找姜老师，自诉不但心绞痛常犯，而且感觉像第二个更年期来了似的，阵发性上半身燥热出汗，膝盖以下寒冷如冰，腿上穿着用狗皮做的腿套也不起作用，常常是下半夜冻醒。

最开始时姜老师走了弯路，认为患者上边热下边寒不是很大的病，而冠心病、心绞痛才是最主要的。因此一开始姜老师就把治疗的重点放在了心绞痛上，没有重视上热下寒，处以常用的活血化瘀、通脉止痛的方子。大约服用6剂，效果不明显，不仅没有解决上热下寒，而且心绞痛仍经常发作，于是姜老师感觉到辨证思路有问题，复诊时把辨治的重点放在了上热下寒上。

厥阴病上热下寒常见于老年人。寒热往来或上热下寒再往下发展就是厥热往来，常见于六七十岁的老人，如果一直厥下去回不来，就会亡阴亡阳而死。该患者诊断为厥阴病以后，马上就想到了乌梅丸，这时根本不再管心绞痛，基本上用乌梅丸的原方。服药十几剂，不仅上热下寒明显减轻，心绞痛也有了明显好转，用乌梅丸加减的汤剂吃了2个多月，上热下寒的症状消失，心绞痛也没有再发，患者自觉体力也有明显改善。

分析：以后大家治冠心病，用活血化瘀无效时，就要立即改变思路，还是那句老话，先辨病才是最重要的。比如说有的患者，一生气就犯心绞痛，这样的患者就属于肝气郁结导致的，用柴胡疏肝散治疗就可以了，而不应该一听说是心绞痛就活血化瘀。

宋永刚医案

乌梅丸乃慢性结肠炎之首方。巴某，女，59 岁，2012 年 9 月 8 日初诊。结肠炎病史 7 年，慢性胃炎 10 余年，并有胃窦炎，Hp(+)。现胃胀，易嗝气，纳多则胃胀，肠鸣则腹泻，便溏，腹胀易矢气，睡眠差，舌苔薄白，脉可。

处以乌梅丸加味：乌梅 30 克，细辛、肉桂各 6 克，黄连 3 克，当归 5 克，枳实、党参各 20 克，蜀椒、附子、黄柏、制大黄、厚朴、干姜各 10 克。

煎服，每日 1 剂。服药 6 剂，腹胀减轻。继服 6 剂，大便初头硬，后为溏便，睡眠好转，小腹胀但见轻，仍打嗝，一诊方改为生大黄 10 克，加丁香 10 克。继服 6 剂，症已。

第 338 条记载，"蛔厥者，乌梅丸主之。又主久利"。慢性结肠炎属于顽固性慢性炎症反应，反复发作，缠绵难愈，属于"久利"的范畴，用乌梅丸治之，有理论依据。

乌梅丸由乌梅、细辛、干姜、附子、桂枝、蜀椒、黄连、黄柏、人参、当归、白蜜组成。其中，乌梅能够涩肠止泻；黄连、黄柏能够清热燥湿止泻；细辛、干姜、附子、桂枝、蜀椒能够温中暖脾，燥湿止泻；人参、当归能够补益气血。方中既含清热药如黄连、黄柏，又含温里药如干姜、附子等，所以该方属于寒热并用之剂，理应治疗寒热错杂证，那寒热错杂证的表现是什么呢？

慢性结肠炎患者不敢进食生冷食物，食生冷则易腹泻，此之谓寒也；也不敢进食辛辣之品，食辛辣之品加重腹泻，此之谓热也。既有热，又有寒，此之谓寒热错杂也。寒热错杂之慢性腹泻，首选乌梅丸。

因久病多虚，故配用了人参、当归，但当归在该方中的量不宜大，3～5 克为宜。因为当归用量过大，恐有滑肠之弊也。还应该强调一下乌梅的用量，乌梅在原方中用量很大，300 枚，现在临床多用 30～60 克之多，量大方能发挥其涩肠止泻之功。

或许有人问，甘草泻心汤，"其人下利，日数十行，谷不化，腹中雷鸣，心下痞硬而满"，也是主治下利且日数十行，看来比较重。甘草泻心汤也是寒热并用的方子，该案怎么不用呢？该方主要作用是"泻心"，主治病证以"心下痞硬而满"为主要临床表现。乌梅丸主治以下利为主要临床表现的病证。

分析：慢性结肠炎是临床上的老难题，该病中大部分都是乌梅丸证，需要注意的是要调整药物的比例。

大家要记住这条经验：寒热错杂之慢性腹泻，首选乌梅丸。也就是说，这里的慢性腹泻包括了多种疾病之慢性腹泻，并非仅仅指慢性结肠炎。其他的如五更泻、过敏性结肠炎、家族性结肠炎等，只要是寒热错杂就可以用乌梅丸来治疗。

刘德成医案

蒋某，女，51岁，1954年8月5日诊。自诉：7日前因露天乘凉后即感头痛发热恶寒。经治疗，发热头痛已解。近2日来，口渴引饮，日进四五壶水也不解渴。前医用益胃汤无效，昨日又服人参白虎汤反而渴甚。症见：脉细弱，小便清长，四肢厥冷，渴饮不解。3日前曾吐蛔一条。辨证：此吐蛔之后消渴，乃厥阴病上热下寒也。上热则消渴，下寒则小便清。老年体弱，阳不温煦则脉细弱，肢冷，故断为厥阴消渴症。方药：乌梅丸全方一剂，水煎服。翌日复诊，口渴大减，但肢冷仍存，守方重用参、附，益气温阳，2剂而愈。

分析：该患者吃1剂药后，口渴大减，但肢冷仍存，说明乌梅丸中的温阳力量不够，于是加大参、附，2剂而愈。说明了调整药物比例的重要性。

刘选清医案

乌梅丸乃治蛔厥之良方，众所周知，刘老师在临床上，以此方化裁，治疗痢疾，肠痈以及不明原因之腹痛，凡具有寒热错杂之证者，投之多获良效。赵某患痢疾，多方求治，历时数月，缠绵不愈。虽便次不多，但均带脓血，轻度后重，时时恶寒，微热，腹痛较甚，舌红苔黄，脉沉数，手指发凉。

予乌梅丸加减：乌梅9克，黄连、黄柏、制附子、桂枝、广木香、花椒、细辛、干姜各6克，当归、白芍、大黄各12克。水煎服，2剂后腹痛缓解，手指转温，再进1剂，腹痛、脓血便全止。大便化验，全部阴转而康复。原以为巧合，后在临床中，每遇久痢腹痛不愈者，皆以上方化裁，重用大黄荡涤通腑，多获痊愈。

又曾治魏某，中年女性，患休息痢，经西医检查，诊断为慢性非特异性结肠炎。大便检查：黏液（++++），脓球（+++），细胞少量。病后积极治疗，但仅见微效，特别是进食油腻生冷病必加重。

乌梅9克，附子、桂枝、干姜、花椒各6克，黄柏、黄连、广木香各6克，当归、白芍、罂粟壳各12克，党参、肉豆蔻各9克。连进5剂后，脓血黏液便消失，粪便化验，全部转阴而愈。

分析： 慢性痢疾患者需要用大黄来荡涤通腑。对于久泻的患者，首先要辨为厥阴病，然后考虑到有寒热错杂，就可以选用乌梅丸来治疗。

唐祖宣论述乌梅丸中干姜、黄连之用。乌梅丸方中除乌梅外，干姜、黄连用量最大。医多有畏干姜燥烈、黄连苦寒而减量或弃之不用者，实失仲景原意。二药配合，寒热并用，辛苦兼施，有清上温下之功。若弃之不用，殊为可惜，用量过小，亦不能起到应有的作用。邓县已故老中医周连三、张感深老师对此方中姜、连二药的运用各有心得，录之以飨同道。

例一 马某，男，51岁，脾胃素虚，又食生冷，遂发为痢，日20余次，先后服西药和枳实导滞丸等，病稍缓解，但仍日下利10余次，迁延3月余。遂求治于张感深先生。症见：形体消瘦，面色萎黄，神疲肢倦，头晕目眩，大便黏冻，白多赤少，腹痛绵绵，喜暖喜按，饥而不欲食，食则腹胀，四肢厥冷，小便清长。舌边尖红，苔白多津，脉沉细。

处方：乌梅24克，黄连、黄柏各12克，当归、潞党参、炮附子各6克，干姜、蜀椒、桂枝各4.5克，细辛3克。3剂，效不显。遂求治于周连三先生。周认为乌梅丸证无疑，然干姜量小而连、柏量大，清上有余、温下不足，于是增干姜为15克，减黄连为9克，黄柏为4克。12剂而愈。

例二 又治一患者右上腹疼痛，吐蛔一条，以脾胃虚寒论治，其病不减。求治于周连三先生。症见：形瘦神疲，面色青黄，右上腹痛如刀绞，时痛时止，心中疼热，呕吐酸水，四肢厥冷，舌质红，苔薄黄，脉沉细数。

方用：乌梅24克，细辛、蜀椒各4.5克，黄连、黄柏、当归、党参各6克，炮附子、桂枝各9克，槟榔15克，干姜18克。服1剂，自觉四肢厥冷减轻，但心中疼热不解，又加烦躁，口渴喜饮，急来诊治，恰逢张感深先生，确诊蛔厥无疑，认为乌梅丸乃中的之方，而出现反应的原因在于重视下寒而忽视上热，遂减干姜为9克，增黄连为12克，加大黄12克。服2剂而愈。

周连三先生尝谓："厥热胜负之理，贵阳而贱阴。干姜虽燥烈，然是无毒之品，常食尚未见害，对于中寒之证，焉有不用之理！"故常去黄连、黄柏，名减味乌梅丸，治疗脾胃虚寒之久泻久痢，每能应手取效。干姜常用量9～15克，大剂时可用至30克。

张感深先生则谓："厥阴之病，寒热错杂，肝木升发过旺，最易化火，吐利，消渴，痛热之症临床多见，故仲景方中黄连用16两，仅次于乌梅。有谓黄连苦寒不宜用者，不知内有姜、附、椒、桂之温，虽清热而不伤脾胃之阳，况苦能清热，亦能燥湿，虽大剂运用，亦无妨害。常用9～18克，多能应手取效。"

以上两说，乍看似觉各执一偏，实则相辅相成。我们继承周、张两先生的经验，偏上热者重用黄连，偏脾胃虚弱者重用干姜，并改丸为汤，浓煎频服，效果甚佳。

分析： 这篇文章利用医案详细地为我们讲解了如何对乌梅丸进行加减。我的经验是：让患者先服药，视药后反应来进行加减。

胡翘武医案

乌梅丸解失眠之苦。乌梅丸为《伤寒论·辨厥阴病脉证并治》篇治疗蛔厥、久痢的方剂。综观此方，有寒热并用，标本兼顾，安蛔驱虫止痛之功效。按方施治于此病者，确有殊效。然它疾之属于寒热错杂，蛔扰不宁，厥热胜复之机者，也可收不可思议之效。如徐某，失眠3年，形瘦面黄，精神委顿，头痛且晕，目涩少神，终日昏昏沉沉，因职司机，曾休假多次，苦于失眠不治，曾有轻生之念。后经友人介绍前来诊治，检视所服之方，皆益气养血，镇静安神，交泰心肾，和胃清胆之法。诸如养血归脾汤、天王补心丹、芩连阿胶汤、酸枣仁汤、交泰丸、温胆汤等，遍尝乏效，西药之安眠镇静药也少见功。近旬来，失眠加重，甚者彻夜目不交睫，形体日衰，精力疲惫，面色萎黄，似有虫斑隐约可见，头顶微胀且痛，舌红苔薄白，口干苦，脉弦细，且伴中脘嘈杂痞满，纳差，时泛恶，手足不温等证。所述之症及所检之征，实复杂无序，正踌躇无理想方药时，患者无意中又云"时有气逆冲心，曾吐蛔2次"，使余茅塞顿开，转思至"消渴，气上撞心，心中疼热，饥而不欲食，食则吐蛔，下之利不止"之寒热错杂，厥胜热复，蛔扰不宁之机制与此疾大有雷同之处。虽无失眠之记载，但此例失眠之机与其无异，遂改乌梅丸为汤剂，试服3剂以观动静。二诊时患者喜形于色，谓"服药2剂后，其效如神，竟酣睡一夜，昨日亦然"，此余未测之显效也，给患者增强了信心，继服 5 剂遂告痊愈。

经方之验甚多，奇效之案也每睹闻。一方治疗数疾，乃吾中医异病同治之特色。后世之方源于经方者不少，故业医者必当常阅经书娴熟经方，以悟至理，广其新用。如能明晰病机，方机相印，虽非经方所主之原证，投之辄生不可思议之效验。

分析：该失眠患者辨为乌梅丸证之后，病霍然而愈。我私下分析，该患者平时的入睡时间应该在 1 时至 7 时之间。

乌梅丸一药有大用，但最不好用，平时用不好的主要原因是不知道该在什么情况下用。我的总结如下。

第一，蛔虫患者选乌梅丸。由于卫生条件的改善，现在蛔虫患者明显减少，但儿童中还很常见。小儿科中，蛔虫病多见，食积病多见。大家治小儿科的疑难病时千万不要忘了这一点。再次推广，其他寄生虫病在成人中也会碰到，也是乌梅丸证。

第二，有 3 个病中乌梅丸证最常见，分别是慢性萎缩性胃炎、慢性盆腔炎、慢性结肠炎。我不敢说这 3 个病百分百的属于乌梅丸，但 80% 肯定有。所以遇见西医确诊的这 3 个病后，千万别忘了乌梅丸。当然还是应先进行病脉证治。

第三，乌梅丸的典型特征：舌红、口渴、手脚冷，脉细无力。

第四，临床应用中我还在继续总结乌梅丸，以后有了更好的经验再报告给大家。大家先用于最典型的患者，先不要慌着发挥应用，比如说先用于结肠炎或慢性萎缩性胃炎的患者，慢慢总结经验，增强信心。

2. 白头翁汤

例一　男，30 多岁。平时特别爱喝白酒，爱吃辣椒，患有结肠炎。大便困难、量少，便中都是黏液和鲜血，病已经七八年了，以前用灌肠法治疗效果不错，但现在无效。现每日大便 10 多次，但自觉大便只排出了一点点，肚子憋得难受。该患者是什么病呢？

《金匮要略》呕吐哕下利病脉证治第十七　下利腹胀满，身体疼痛者，先温其里，乃攻其表。温里宜四逆汤，攻表宜桂枝汤。

问："身上疼痛吗？怕冷吗？"

回答："身上不痛，不怕冷。"

分析：患者无表证，因此不属于表里同病的下利证，所以排除此条文。

下利三部脉皆平，按之心下坚者，急下之，宜大承气汤。

下利脉迟而滑者，实也，利未欲止，急下之，宜大承气汤。

下利脉反滑者，当有所去，下乃愈，宜大承气汤。

下利已差，至其年月日时复发者，以病不尽故也，当下之，宜大承气汤。

分析：患者脉有力、不迟、不滑。问病史也没有固定复发之日期，于是排除大承气汤证。

下利谵语者，有燥屎也，小承气汤主之。

大黄四两，厚朴二两（炙），枳实大者三枚（炙）。

上三味，以水四升，煮取一升二合，去滓，分温二服，得利则止。

分析：患者独自来诊，明显无谵语，排除小承气汤。

下利便脓血者，桃花汤主之。

赤石脂一斤（一半剉，一半筛末），干姜一两，粳米一升。

上三味，以水七升，煮米令熟，去滓，温七合，内赤石脂末方寸匕，日三服；若一服愈，余勿服。

分析：该患者确实有脓血，但脉有力，不可能是桃花汤证，因此排除了桃花汤。

下利后更烦，按之心下濡者，为虚烦也，栀子豉汤主之。

栀子十四枚，香豉四合（绵裹）。

上二味，以水四升，先煮栀子，得二升半，内豉，煮取一升半，去滓，分二服，温进一服，得吐则止。

问："心烦吗？"

答："不心烦。"

分析：患者不心烦，排除栀子豉汤。

下利清谷，里寒外热，汗出而厥者，通脉四逆汤主之。

附子（大者）一枚（生用），干姜三两（强人可四两），甘草二两（炙）。

上三味，以水三升，煮取一升二合，去滓，分温再服。

问："胳膊和腿凉吗？大便里有未消化的食物吗？"

答："胳膊和腿不凉，大便里没有未消化的食物。"

分析： 患者无厥，也没有下利清谷，因此排除通脉四逆汤。

下利肺痛，紫参汤主之。

紫参半斤，甘草三两。

上二味，以水五升，先煮紫参，取二升，内甘草，煮取一升半，分温三服。

问："咳嗽吐脓吗？"

答："不咳嗽，也不吐脓。"

分析： 患者肺部无问题，排除紫参汤。

气利，诃梨勒散主之。

诃梨勒十枚（煨）。

上一味，为散，粥饮和，顿服。

问："大便时放屁多不多？"

答："放屁很少。"

分析： 患者下利时放屁极少，不是气利，排除诃梨勒散。

《千金翼》小承气汤治大便不通，哕，数谵语。

分析： 患者无呃逆，排除小承气汤。

《外台》黄芩汤治干呕下利。

黄芩三两，人参三两，干姜三两，桂枝一两，大枣十二枚，半夏半升。

上六味，以水七升，煮取三升，温分三服。

问："恶心吗？呕吐吗？"

答："不恶心，也不呕吐。"

分析： 患者不恶心、不呕，无干呕现象，排除《外台》黄芩汤。

把上面的处方都排除之后，只剩下了1个处方。

热利重下者，白头翁汤主之。

白头翁二两，黄连、黄柏、秦皮各三两。

上四味，以水七升，煮取二升，去滓，温服一升；不愈更服。

问："下坠吗？肛门灼热吗？"

答："肛门下坠，有灼热感。"

我又看了患者舌苔，舌苔黄腻。

问："口渴吗？想喝热水还是冷水？"

答："口渴，想喝冷水。"

最后确诊为下利病之白头翁汤，处方：白头翁汤内服加灌肠。

疗效：当日见效，10剂后症状全消，继服10剂巩固，痊愈。嘱患者以后少喝酒，少吃辣椒。

我把上述患者的辨证过程描述得十分详细。大家看，金匮辨病多么简单啊，只要按照条文进行对比分析就能找到处方，所以说，对条文要非常熟悉。刚开始时，可以翻着书对照，治的患者多了，就能熟练了。

例二 我还治过一位肝炎患者，患者找我时，说大便每日3次，大便稀、便黏，手脚心出汗，手脚凉，脉有力，舌苔黄腻。无身体疼痛，无谵语，无心烦，无下利清谷。

问："口渴吗？下坠吗？想喝冷水还是热水？"

答："口渴，想喝冷水，肛门下坠灼热。"

确诊为白头翁汤证。患者服药后自觉全身症状顿减，化验肝功能恢复正常。此外患者属于肝炎，要小剂量长期用药，争取量变到质变。患者服药1个月后，又带了2个月的药量，后到北京边打工边吃药。

3.柴胡桂枝干姜汤合当归芍药散

例 男，51岁。曾诊断为乙肝，后来为肝硬化，现发展为是肝癌。在发现肝癌之前，患者抽烟喝酒，熬夜，直到6个月前，饭量下降，去医院查出肝癌之后才戒了烟酒赌博。患者去医院做了介入，效果不错，1个月后又做了第2次介入，这次的效果却不理想。遂多处打听，决定找中医治疗。

主诉：腹胀，不能吃东西，吃得少，进食后感觉肚子胀得难受。望诊：患者体瘦，中等个子，面色黄无光泽，舌质淡，苔薄白而水滑，双脚水肿。化验结果显示肝功能不正常，白蛋白低，贫血，甲胎蛋白高。

分析： 患者主诉腹胀，考虑是否为《金匮要略》第十篇的腹满病。

我按了按患者的肚子，问："按了之后肚子难受还是舒服？"

答："按了之后舒服。"

根据条文，"病者腹满，按之不痛为虚，痛者为实"。现患者喜按，可以明确为虚证，那么就可以排除《金匮要略》第十篇里治疗腹满的厚朴七物汤、厚朴三物汤、大柴胡汤、大承气汤共4个处方，因为这4个处方均治疗实证腹满。

问："肚子痛吗？肚子上会鼓出疙瘩吗？"

答："肚子不痛，也不鼓疙瘩，就是肚子胀。"

根据"上冲皮起，出见有头足，上下痛而不可触近，大建中汤主之"，排除大建中汤。

问："肚子里咕噜咕噜响吗？"

答："肚子轻易不响。"

根据"腹中寒气，雷鸣切痛……附子粳米汤主之"，该患者肚子不响，也不痛，因此排除此方。

到此《金匮要略》腹满病的6个处方就都排除掉了，既然不是金匮病，我们就用伤寒辨病。

问："头痛吗？脖子难受吗？怕冷、怕风吗？出汗怎么样？"

答："偶尔头痛，脖子不难受，不太怕冷，有时怕风，经常出汗，量多，一动就出汗。"

患者怕风，易出汗，说明有太阳病之桂枝证。

问："口苦吗？胸胁难受吗？"

答："早上口苦，右胁部难受。"

患者口苦，右胁部难受，说明有少阳病之柴胡证。

问："怕热吗？大便干不干、黏不黏？"

答："不怕热，大便不干，也不黏。"

排除了阳明病。

问："你平时吃了凉东西难受吗？"

答："吃了凉东西难受。"

患者有太阴病，又上腹胀、食少，符合**第273条**，"阴之为病，腹满而吐，食不下"。

问："手脚凉吗？胳膊和腿凉吗？"

答："手脚不凉，胳膊和腿也不凉。"

患者手脚不凉，排除厥阴病，也不是四逆证。

问："精神怎么样？休息怎么样？"

答："精神还可以，休息一般，不是太好也不是太差。"

患者没有但欲寐，排除少阴病。

从辨病角度来看，患者有太阳病、少阳病、太阴病。脉象显示左脉无力，右脉有力，属虚实夹杂证，结合腹满喜按，判断虚多实少。

在经方里，解决太阳、少阳、太阴合病的处方是柴胡桂枝干姜汤。

第 147 条 伤寒五六日，已发汗而复下之，胸胁满微结，小便不利，渴而不呕，但头汗出，往来寒热，心烦者，此为未解也，柴胡桂枝干姜汤主之。

柴胡半斤，桂枝三两（去皮），干姜二两，栝楼根四两，黄芩三两，牡蛎二两（熬），甘草二两（炙）。

上七味，以水一斗二升，煮取六升，去滓，再煎取三升，温服一升，日三服，初服微烦，复取汗出便愈。

柴胡剂中，提到小便不利的处方有小柴胡汤减黄芩加茯苓、柴胡桂枝干姜汤、柴胡加龙骨牡蛎汤、四逆散加茯苓。那么，该患者单用柴胡桂枝干姜汤可以吗？

依照胡希恕的经验，应该合当归芍药散。该患者贫血，可以用当归芍药散；又舌苔水滑，也可以用当归芍药散；同时双脚水肿，更可以用当归芍药散。胡老基本上是把柴胡桂枝干姜汤合当归芍药散当成一个方来使用，在临床上也确实如此。我经常使用胡老的经验把两方合用，发现疗效甚佳。我在临床上也做了仔细地观察，每次当我辨出柴胡桂枝干姜汤证时，再仔细辨证，发现他们确实还有当归芍药散证。所以现在我也变懒了，只要辨出柴胡桂枝干姜汤证时，就直接合上当归芍药散。

但是，患者腹满的主诉如何解决呢？**第 66 条** "发汗后，腹胀满者，厚朴生姜半夏甘草人参汤主之"。此方由厚朴、生姜、半夏、甘草、人参组成，用来治疗虚证腹满。因此，最后采用的处方是柴胡桂枝干姜汤合当归芍药散合厚朴生姜半夏甘草人参汤。

柴胡 8 克，桂枝、黄芩各 3 克，干姜、煅牡蛎、炙甘草各 2 克，天花粉 4 克（此为柴胡桂枝干姜汤）。当归 3 克，白芍 6 克，茯苓、白术各 2 克，泽泻、川芎各 4 克（此为当归芍药散）。厚朴 8 克，生姜 2 片，半夏 3 克，人参 1 克（此为厚朴生姜半夏甘草人参汤）。10 剂，每日 1 剂，每日 2 次，早晚分服，泡半小时，煮半小时，去渣后再煮 10 分钟，饭后服用。

服药当晚，症状大大减轻，5 剂后症状全消，饭量大增，嘱患者要少吃，以免食积。服药 1 个月后，逐渐加大剂量，同时服用复方斑蝥胶囊，3 个月后复查，甲胎蛋白仍稍高，肝功、白蛋白、血常规都已恢复正常。改为间断服药法，至今已3年多，毫无症状，多次检查未查到肝癌，但乙肝未转阴，肝硬化也仍然存在。

患者病情严重，但药量却非常小，为什么呢？这是我临床经验的总结，也是我的教训。只要是胃口不好，饭量不佳者，用药量宁小勿大，因为患者连饭都消化不了，大剂量中药进入胃部，只会成为胃肠负担，即使药对证，患者也不会见效。在这样的情况下，药量必须小，只有剂量小，才能救患者。

4. 我对厥阴病的认识

以前，我对《伤寒论》厥阴篇总是看不进去，每次学都头昏脑涨，迷迷糊糊。也不太会用乌梅丸，用过几次，效果也不好，偶尔有见效者，也是侥幸碰上。我为了学习乌梅丸，可没少下功夫，看了很多书，还是不得要领。后来我才明白，书上写的都是成功的案例，比如说有20位患者用了乌梅丸，最后，只有2例效果特别好，于是医者就把这2例写了出来。吃药后病情加重，病情发生变化者，或不见效，或稍微见效者，都没有写。可以说效果特别好的那2例，也是误打误撞治好的，所以我按他们说的方法用乌梅丸效果很差。怪不得患者找中医就像买彩票，全凭运气。

最后没办法，还是靠自己吧。于是我又反复看厥阴篇，最后得出结论：诊断厥阴病，必须问患者是否手脚凉。如果手脚不凉，就不是厥阴病，那么就肯定不是乌梅丸、当归四逆汤、麻黄升麻汤证。如果手脚凉，有可能是厥阴病，再细细分辨，就会得到正确的处方。临床用时果然很灵，这时候再看医案，发现门纯德老师、范中林老师就是按照是否有手脚凉来判断厥阴病。

第337条 "厥者，手足逆冷者是也"。**第338条** "蛔厥者，乌梅丸主之"。就是说，乌梅丸证要有手足冷。

第351条 "手足厥寒，脉细欲绝者，当归四逆汤主之。"**第357条** "伤寒六七日，大下后，寸脉沉而迟，手足厥逆，下部脉不至，喉咽不利，唾脓血，泄利不止者，为难治，麻黄升麻汤主之。"说明手足厥逆就是手足冷。

除了上面的处方，医圣还写了其他的处方，这是为什么呢？

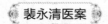
裴永清医案

某男，58 岁，肝癌胃转移。腹胀，肝区疼痛，不能进食，食之呕吐，昼夜不得平卧，黄疸，腹部胀大，下肢浮肿，舌红有瘀，脉弦，口苦，不耐冷食。诊为厥阴病寒热错杂之呕，处方乌梅丸。

1 剂后，夜里可平卧到天明。大便已不通 20 余日，服药后大小便均通，量多。2 剂后，患者才说，他的手原来冰冷异常，药后双手温和如常人。效不更方，患者越来越好。

这则医案我看了几十遍，百思不得其解，搞不清楚为什么是乌梅丸证。现在终于明白了，患者手冷，要考虑厥阴病，再结合其他症状，可以得出是乌梅丸证。

第 353 条　大汗出，热不去，内拘急，四肢疼，又下利厥逆而恶寒者，四逆汤主之。

353 条中患者也有手脚冷，但却是少阴病。医圣写此条文是为了鉴别少阴病和厥阴病之手脚冷，这就是把此条写在厥阴篇的原因。

霍乱病及阴阳易差后劳复病病脉证治

什么是霍乱病呢？霍乱病表现为又吐又拉，身热恶寒。实际上是外有表证，内有里证。

第一种情况：不吐，也无腹泻，里证消失，只剩下表证，怎么办呢？解表。

第 387 条　吐利止，而身痛不休者，当消息和解其外，宜桂枝汤小和之。

第二种情况：不吐，无腹泻，也不出汗，脉正常，轻微心烦，怎么办？损谷。

第 391 条　吐利发汗，脉平，小烦者，以新虚不胜谷气故也。

第 398 条　病人脉已解，而日暮微烦，以病新差，人强与谷，脾胃气尚弱，不能消谷，故令微烦，损谷则愈。

上述 2 条内容基本一致，由此可见，伤寒病痊愈的标志是：脉平，脉已解。痊愈后"微烦，小烦者"，是因为虚、弱，因为不胜谷气，不能消谷，所以要损谷，减少胃肠负担。

第三种情况：又吐、又拉、又出汗，又发热怕冷，同时因为身体脱水，四肢拘急，手足冰凉者，怎么办？急温之。

第388条，"吐利汗出，发热恶寒，四肢拘急，手足厥冷者，四逆汤主之。"患者有表证汗出，发热恶寒，这是桂枝汤证；又有里证吐利，手足厥冷，这是四逆汤证。这种情况下，应先救里，再解表。**第353条** "大汗出，热不去，内拘急，四肢疼，又下利厥逆而恶寒者，四逆汤主之。"实际上是：发热恶寒大汗出，四肢疼，拘急，下利，手足厥冷，与388条症状基本一致。

临床上，患者在极度脱水的情况下，体温会降低，陷入浅昏迷状态，即脉微细，但欲寐，四肢凉，这时候先不管风寒表证，要急救里，用四逆汤。特别是大汗出，出冷汗，此时患者已处于危险境地，现代医学要马上输液，升压。

第四种情况：又吐，又拉，又出汗，又小便，拉的是未消化的食物，脉很弱，接近无脉，怎么办？温之。

第389条 既吐且利，小便复利，而大汗出，下利清谷，内寒外热，脉微欲绝者，四逆汤主之。

本条症状更危险，脱水更严重，而且食物也不消化，要赶紧用四逆汤。

在经方里，出现下利清谷就必须先救里，要么四逆汤，要么通脉四逆汤。相关条文有：

第91条 伤寒，医下之，续得下利，清谷不止，身疼痛者，急当救里；后身疼痛，清便自调者，急当救表。救里宜四逆汤，救表宜桂枝汤。

本条再次说明先救里，用四逆汤。大便正常，只剩下身疼痛后，再解表，与387条一样，用桂枝汤。

第92条 病发热头痛，脉反沉，若不差，身体疼痛，当救其里。四逆汤方。

本条讲脉沉者，急温之，四逆汤。四逆汤用后，再解表。与**第323条** "少阴病，脉沉者，急温之，宜四逆汤。"意思相同。

第225条 脉浮而迟，表热里寒，下利清谷者，四逆汤主之。

甘草二两（炙），干姜一两半，附子一枚（生用，去皮，破八片）。

上三味，以水三升，煮取一升二合，去滓，分温再服。强人可大附子一枚，干姜三两。

本条文中脉浮而迟，但下利清谷，必须先用四逆汤。

下利清谷还出现在**第317条**，"少阴病，下利清谷，里寒外热，手足厥逆，脉微欲绝，身反不恶寒，其人面色赤，或腹痛，或干呕，或咽痛，或利止脉不出者，通脉四逆汤主之。"要注意，下利清谷，脉有力者，是阳证，不能用四逆汤治疗。

第五种情况：又吐，又拉，又头痛发热，身疼痛，病情不危急。口干渴想喝水者，用五苓散；不想喝水者，用理中丸。

第386条 "霍乱，头痛发热，身疼痛，热多欲饮水者，五苓散主之；寒多不用水者，理中丸主之。"本条文中患者虽然又吐又拉，但精神可，属于轻度脱水。五苓散利小便以实大便，理中汤则是太阴病处方，对于临床常见的腹泻患者都有良效。

这里也点出了一个问题，霍乱患者都是先解决里证，水证，然后再解决表证，这也是医圣专门列出霍乱病的原因。平时小孩子拉肚子，呕吐，水样便，大便不臭，大便无脓血，口渴者用五苓散，不口渴者用理中丸。

第六种情况：患者脉微细，怕冷，下利出血，用四逆加人参汤。

第385条 恶寒，脉微复利，利止亡血也，四逆加人参汤主之。

总结：下利，便脓血，脉有力者，用白头翁汤；脉无力者，用桃花汤；呕吐又大便血，脉无力者，四逆加人参汤。

另外，本篇条文也可以与《金匮要略》呕吐哕下利病脉证治第十七互相学习，"下利清谷，里寒外热，汗出而厥者，通脉四逆汤主之。"这里又提到下利清谷用通脉四逆汤。"《外台》黄芩汤治干呕下利""干呕而利者，黄芩加半夏生姜汤主之"，这2条均讲患者恶心下利，但未呕吐。

霍乱一篇，大家多不重视，其实这篇主要讲了表证和里证的处理原则，即里证急时先治里。现代社会随着抗生素和输液的应用，霍乱篇临床价值大大减小，但仍然值得学习。此外，学习《伤寒论》中条文需要上下前后对照，多个条文对比着学习，才能掌握医圣病脉证治的中心思想和原则。

阴阳易差后劳复病病脉证治

患者患伤寒病，发热恶寒或者不发热恶寒，症状消失之后，又有了一些新情况，或者遗留一些没有解决的问题，就叫差后病。

396条中喜唾，用理中丸，在前面已经讲过。患者不停地吐唾沫，无其他症状，脉无力，用理中丸治疗。现在更方便，用附子理中丸，服后即愈。此处理中丸处理的是差后病的中焦问题。**159 条**专门说，"理中者，理中焦"，所以 396 条是差后中焦病处方，又胸上有寒，因此 396 条是差后中焦虚寒病处方。

至于**第 394 条**，"伤寒差以后，更发热，小柴胡汤主之。脉浮者，以汗解之；脉沉实者，以下解之。"实际上仍是用伤寒六经辨病，病脉证治的方法来解决。

第 395 条 "大病瘥后，从腰以下有水气者，牡蛎泽泻散主之"，明显是下焦问题，腰以下，指的是肚脐以下，包括少腹和下肢，还有前后二阴。所以说，少腹水肿，下肢水肿，阴囊水肿等，凡是属于差后病者用牡蛎泽泻散治疗。

方后注：小便利，止后服。推测 395 条原本就有小便不利，既然讲大病瘥后，就是说无其他症状，只剩下小便不利，腰以下水肿，脉有力，用牡蛎泽泻散。

牡蛎泽泻散和防己黄芪汤的鉴别点是：后者除腰以下水肿，还有脉浮，身重，汗出，恶风等症状，而前者除腰以下水肿，小便不利外，无其他症状。从处方分析，应该脉沉。因此，临床上见到腰以下水肿，腰以上正常不水肿，脉浮者用防己黄芪汤，脉沉者用牡蛎泽泻散。

有些癌症患者就是这样，手术后，突然有一天脚肿了，无其他症状，患者非常担心。我碰见过几例，患者脚突然变肿，慢慢下肢也肿，检查白蛋白正常，癌症也没有转移和扩散。我给他们用牡蛎泽泻散，白开水冲服，每日 3 次，每次 4 克，大部分 7 日水肿消退。

牡蛎泽泻散里的蜀漆，可以用常山代替，也可以用茯苓代替。此方是治疗泌尿疾病如慢性肾、膀胱炎、尿道炎的重要处方，也是治疗妇科疾病如盆腔炎、子宫内膜炎、附件炎以及男科疾病如前列腺炎、前列腺增生的重要处方，更是治疗各种水肿如心脏病水肿、肾脏病水肿、内分泌水肿、癌症水肿等的重要处方。

例一 女，36 岁，下肢水肿 2 年多，检查均正常，心、肝、肾都没问题，下肢水肿、沉重，小便黄，量可，舌质红，苔黄腻，脉沉细有力，处方：牡蛎泽泻散，每日 3 次，每次 4 克，白开水冲服，共服用 20 日痊愈，以后也未复发。

例二 男，46 岁，肝硬化腹水，下肢肿，小便少，脉沉有力，用牡蛎泽泻散，服用 1 个月，小便基本正常，下肢水肿消失，改投硝石矾石散治疗肝硬化。

"差"同瘥，指的是病大部分已好，但还没有彻底治好的意思。

牡蛎泽泻散治疗的是疾病后遗的余水病，对特发性水肿效果显著；396 条理中汤治疗的是疾病后遗的余寒病；394 条治疗的是疾病后遗的余热病；397 条竹叶石膏汤治疗的是疾病后遗的余气病。

腰以下水肿，在临床上都有哪些呢？如盆腔积液、卵巢囊肿可以视为腰以下水肿，阴囊水肿、膝关节水肿、脚水肿、下肢水肿、痛风水肿等也可以视为腰以下水肿。需要特别注意的西医疾病有：特发性水肿和痛风。谈到痛风，我想到了一个问题，痛风病与感冒类似，大部分可 7 日自愈，那么是否能用治感冒的方法来治疗呢？

第 394 条讲的是余热。"脉浮者，以汗解之"，指桂枝汤。"脉沉实者，以下解之"，指大柴胡汤和大承气汤。其他发热情况，"更发热，小柴胡汤主之"。

第 397 条余气病 伤寒解后，虚羸少气，气逆欲吐，竹叶石膏汤主之。

竹叶二把，石膏一斤，半夏半升（洗），麦门冬一升（去心），人参二两，甘草二两（炙），粳米半斤。上七味，以水一斗，煮取六升，去滓，内粳米，煮米熟，汤成去米，温服一升，日三服。

竹叶石膏汤中粳米后下，是去滓后加粳米，米熟汤成。白虎汤、白虎加人参汤中粳米和药一起煮，米熟汤成。此外桃花汤、白虎加桂枝汤、附子粳米汤、麦门冬汤也是粳米和药一起煮。目前对竹叶石膏汤的普遍认识是热病后期，气津两伤，而见形羸少气，气逆欲吐。辨证要点：无力、气短、恶心，舌红苔少，脉数无力。考虑到方内有石膏，本方证还应有口渴症状，舌苔干燥甚至有裂纹等。

从上面的描述中可以看出，临床上很多糖尿病患者就属于这种情况。

例三 男，62 岁，糖尿病。主诉：身体困倦无力，口干渴，最近饮食也不太好，体型偏瘦，其他六经症状已排除，舌质红，舌苔干燥，脉数无力。

我用伤寒辨病法诊断为差后病之竹叶石膏汤。服用 7 日后，症状基本消失。陈家俊认为本方治疗癌症发热，效果较佳，有道理，但我个人认为还必须符合病脉证治才能应用。

《 陈瑞春医案 》

　　陈瑞春用本方治血小板减少，令人深思。吴某，男，34岁，工人。病者1985年4月就诊，主诉齿龈出血已近2年，血小板减少，白细胞偏低，容易感冒，偶尔出现低热。诊视所见，面色少华，精神疲惫，饮食不佳。每日刷牙出血，无论是吃馒头还是苹果都出血，终日口中有血腥味，经多方治疗无效。血小板62 000/立方毫米，平时40 000～50 000/立方毫米，白细胞4700/立方毫米，平时3 000/立方毫米左右。脉浮弦，舌质淡，苔白润。从益气养阴着手，选用竹叶石膏汤加味。

　　生石膏、北沙参、生黄芪各20克，竹叶、麦冬各10克，法半夏6克，炙甘草5克，白茅根15克，粳米一撮。每日1剂，水煎凉服。

　　服上药7剂，牙血减半，吃馒头不复出血，精神好转，食量增加，口中血腥味消失，大便正常，脉象缓而有力，舌淡白润。嘱继服上药1周，每日1剂。经2周治疗，牙血基本停止，精神好转，停止观察。1986年7月复查血象：血红蛋白15.2克，白细胞6900/立方毫米，中性粒细胞62%，淋巴细胞38%，血小板98 000/立方毫米，牙齿再未出血，感冒亦减少，多次随访，病未复发。

　　本案长期牙血，且有气虚之证，虽牙龈属胃，出牙血，属胃火实热居多，而胃热气阴两虚亦不少，故借伤寒差后劳复方治之。竹叶石膏汤有清虚热，益津气的功用，而在一派清热养阴之剂中，重加黄芪一味，与石膏、北沙参相伍，实际就是变温补为清补，对鼓舞胃气，清热而不伤气有独特之功。临床证实，服用上方食量增加，胃口改善，即使重用石膏，亦无伤胃之弊。用本方治血小板减少，多能获效，不仅止血快，血小板，白细胞回升亦有同步之效。

　　实践证明，竹叶石膏汤是治疗内热不清，气阴两虚的好处方，比如低热不退，五心烦热，形神倦怠，咽干口燥，口渴喜饮，气逆欲吐，舌红苔少，脉细数无力等。

　　从竹叶石膏汤证来分析，应该有一部分粉刺患者属于此方证，特别是脉无力者，如果舌质红，苔干燥，口渴就应考虑。谈到粉刺，脉有力，口渴者用白虎加人参汤；脉无力，口渴，舌红者用竹叶石膏汤。日本人认为此方是治疗脉无力咳嗽的好处方。

　　记得有个女孩子，18岁，油性皮肤，粉刺满脸，大便干，心烦失眠，舌质红，脉细数无力。用病脉证治法辨为差后病之竹叶石膏汤证，7剂后大便通畅，心烦顿减，10剂后粉刺开始消退，共服1个月，粉刺全消。头面属于上焦，粉刺就是上焦充血的表现。

对竹叶石膏汤最大的发现是有治疗粉刺的作用。对任何一种疾病来说，必定是有虚有实，有寒有热。那么，实热证，用白虎汤，口渴加西洋参；虚寒证，用柴胡桂枝干姜汤合当归芍药散；虚热证，用竹叶石膏汤。

如何确诊患者是差后病呢？首先要排除金匮病，再排除六经病，排除霍乱病、阴阳易劳复病，又排除痞证、黄证、水证、瘀血证、结胸病，最后确诊为差后病。

第398条讲，患者脉象完全恢复了正常，但傍晚时会轻微心烦。这是因为病刚刚痊愈，进食稍多，脾胃功能尚未恢复，消化不了，所以轻微心烦，只要少吃点就可以痊愈。此条讲的是病痊愈后的保养之法，要吃八分饱，尽量素食，而且是容易消化的食物。若患者六经问诊都正常，就要考虑差后病。其实差后病的诊断主要应注意以下几点：腰以下水肿；喜唾；虚羸少气，气逆欲吐；脉象正常，日暮微烦。也就是说有了上述4种情况时才考虑差后病，如果没有上述的情况，则直接排除差后病。

至于**394条**，"伤寒差以后，更发热"，仍用六经辨病也可以解决，就不再重复考虑。

比如说，患者腰以下水肿，这时候就需要鉴别了，特别是与防己黄芪汤的鉴别。防己黄芪汤的症状是脉浮，身重，汗出，恶风。牡蛎泽泻散证为小便不利，脉沉有力。真武汤治少阴病。理中汤治喜唾，久不了了，即患者长期嘴里唾沫多，甚者多到说话中间就必须吐唾沫，症状很典型。

第398条中患者脉正常，症状消失，但日暮微烦，这就很容易鉴别，不必用药，只需损谷则愈。

《金匮要略》水气病脉证并治第十四　"师曰：诸有水者，腰以下肿，当利小便"。我在这里补充为：脉沉者，牡蛎泽泻散；脉浮者，防己黄芪汤。

第三讲　金匮辨病

 脏腑经络先后病病脉证治

1. 病从哪里来，病往哪里去

问曰：上工治未病，何也？师曰：夫治未病者，见肝之病，知肝传脾，当先实脾。四季脾王不受邪，即勿补之。中工不晓相传，见肝之病，不解实脾，惟治肝也。

医圣认为，中工不晓相传，不知道肝病传脾，不知道要提前治未病，不知道补脾就可以截断相传。但医圣又讲，肝病者如果脾旺，就不用补脾，此时不会相传。肝病即木病，会传脾，会传土，因为肝克脾，木克土。我有一个问题，肝传脾之后，病情进一步发展，进一步相传，会怎么样呢？就是说病要到哪里去呢？根据相传的规律，应该是土克水，继而传到肾。肝病患者正是如此，起初乙肝仅仅是肝脏不舒服，肝区胀，时间长了，肝会克脾，继而吃饭差，开始恶心呕吐，这时候就发展到了肝硬化。再过几年，脾又克肾，小便不利，有了腹水。典型的肝克脾，脾克肾，即木克土，土克水。这就是病往哪里去。

部分肝硬化患者，好多年也不出现腹水，那是因为肾旺，而我们治疗无水的肝硬化时，应该补脾补肾，提前防止病情传变。这是医圣给我们的提示，见脾之病，知脾传肾，当先实肾也。只知治脾，不知实肾，是错误的。

补充完整条文是：见肝之病，知肝传脾，当先实脾也。见脾之病，知脾传肾，当先实肾也。见肾之病，知肾传心，当先实心也。见心之病，知心传肺，当先实肺也。见肺之病，知肺传肝，当先实肝也。

结肠癌患者，肝转移十分常见，占大多数。结肠与肺相表里，结肠属金，金克木，所以结肠癌会传到肝脏，传到肝脏之后，患者出现吃饭差，这是传脾，再往后产生腹水，这是传肾，再然后就没有然后了。

外科医生都知道，结肠癌术后要预防肝转移，但是怎么预防他们不知道，也做不到。认为化疗能预防，结果化疗后照样转移，不但转移，而且速度更快了。在脏腑传变规律中，实证是相克而传，所以结肠癌肝转移属实证。那么，该如何治疗呢？这的确是临床上的大难题，按照治病必求于本的思路，即使结肠癌发生了肝转移，也应该以治疗结肠癌为主。

治疗结肠癌自然是正确的。我思考的问题是，结肠癌是从哪里来的呢？这就是病从哪里来？既然结肠癌肝转移是相克而传，那么结肠癌的来源必然是由于相克而得的疾病。是谁呢？是火，是心与小肠，是火克金。现在问题清楚了，结肠癌肝转移的来源是心与小肠，病机是火之病，并且是实证，所以，泻心火才是治疗结肠癌肝转移的根本。很多人喜欢谈病机，这就是病机。

治疗小肠火的著名处方是导赤散。在经方里，黄连治心火，所以结肠癌肝转移的治疗处方必定含有黄连。除黄连外，由于是肝转移，则必定要有解决肝热的药物——黄芩。泻肺火，泻大肠火的就是大黄。因此，治疗结肠癌肝转移的最佳处方是三黄泻心汤。大黄二两，黄连一两，黄芩一两。上三味，以水三升，煮取一升，顿服之。

实际上，原生态的结肠癌肝转移很少见，为什么？因为手术和疗效，再加上输液、口服药物的影响。所以，不能忘了另一个处方，附子泻心汤。

《伤寒论》第154条　心下痞，按之濡，其脉关上浮者，大黄黄连泻心汤主之。

《伤寒论》第155条　心下痞，而复恶寒汗出者，附子泻心汤主之。

结肠癌肝转移的最主要处方就是这2个：纯实证，用三黄泻心汤；虚实夹杂，用附子泻心汤。也许有人会问，直肠癌肝转移的呢？机制相同，同样用此方案。那么，合上导赤散是不是效果更好呢？答案是肯定的。

我的经验是，肠癌患者若有下列情况，就用上述方案治疗：脉有力，肝转移、淋巴结转移。如果患者有大便上带脓或黏液的病史或者症状，合上白头翁汤疗效更佳。我常用的治疗肠癌实证的处方是三黄泻心汤合导赤散合白头翁汤。肠癌里实证多，而虚证少，那么虚证该如何治疗呢？虚证与实证的传变规律不同。说了肠癌肝转移，由于肺与大肠相表里，那么肺癌肝转移，肺癌淋巴转移的处证方案同上，只是由于肺与大肠的特殊性，我的常用方案是三黄泻心汤合千金苇茎汤合导赤散。

在脏腑传变规律中，另一个规律是虚证相生而传，虚证就是脉无力的证。比如肝虚证，下一步就会形成心虚证，再往下就会形成脾虚证，再往下是肺虚证，再往下是肾虚证，即按照木火土金水木的顺序相传。

以肺癌为例，肺癌的虚证会传到肾。所以肺癌会发生骨转移、脑转移。凡是发生了骨转移、脑转移的肺癌，治疗时都要补肾，同时也说明了该患者的肺癌是虚证。那么，虚证的肺癌从哪里来的，根源在哪里，病机是什么呢？非常明显，是脾虚。所以，治疗肺癌骨转移、脑转移，肯定要补肺补肾，但最重要的是补脾，因为脾虚才是虚证肺癌的发病根源。怎么补？经方里的参苓白术散就是个不错的处方，理中汤当然也可以，附子理中汤更是脾肾双补。

肺虚证的肺癌我常用的处方是：附子理中汤合参苓白术散合肾气丸合黄芪当归。其实，确定肺癌是虚证之后，并不能固定处方，而要看虚在哪个环节。

乳腺癌发生肺转移的概率非常大。乳腺癌属于胃土，土生金，金生水，这样乳腺癌以后就会肺转移，然后骨转移。从转移路线可以得知，乳腺癌肺转移的患者必然是虚证，并且是心虚证。治疗的根本在于解决心虚，心阳虚用桂枝汤，心阴虚用生脉饮，心阴阳两虚用炙甘草汤。

如果以后见到了用炙甘草汤来治疗乳腺癌肺转移的医案，希望我们不要感到奇怪。从病的传变趋势来说，我们不仅可以知道它要到哪里去，而且还可以反推得知它从哪里来。知道了它从哪里来，治疗自然就变得简单。

临床上的情况总是很复杂，但这难不住我们。比如肺癌患者，既有骨转移、脑转移，又有肝转移、淋巴结转移，我见过很多这样的患者。患者有相克而传属实证，又有相生而传属虚证，于是得出是虚实夹杂证，按虚实夹杂治疗即可。疾病的传变趋势中，再没有比癌症更容易、更直观的疾病。有了理论利器，看起来很难的问题也会迎刃而解。

例如胃癌肝转移患者。根据由土到木，能推出下一步是金，然而这并不是我们的目的，我们的目的是要知道得病的根源。这不难，一定是由水到土再到木，由此可知，胃癌肝转移，治肾是关键。再比如肾病肺转移，是逆向相生，是由水到金。那么完整的趋势图就是由木到水再到金，所以肾病肺转移要治肝，治木。

除了癌症，其他的疾病也都有传变，根据传变的趋势，可以很容易找到治疗方法。这就是我写这篇文章的目的，请大家在临床上举一反三的应用。

2.感冒是根治的最好良机

夫病痼疾，加以卒病，当先治其卒病，后乃治其痼疾也。

卒病：感冒，若生气，用逍遥散；若害怕，用甘麦大枣汤、升陷汤、柴胡加龙牡汤、温胆汤。

分析：慢性疑难病患者，突然患新病，治疗原则是先治疗新病，新病治好后再治疗慢性病。

问题来了，"卒病"指的是什么病？理论上说，什么病都有可能。如果是骨折、脑卒中、急性心肌梗死，那自然是要先处理这些急性、危重性疾病。多年来，我治疗过很多癌症患者，癌症属于痼疾，而在癌症患者中最常见的卒病是感冒。癌症患者感冒后，也会治疗感冒，有的患者停了抗癌中药，有的患者没有停，但无一例外的是，他们都积极地治疗感冒，治疗的方式有吃感冒药，打针，输液，都能治好。但随之出现了新的问题，癌症加重。

例一　男，胃癌。服用中药效果很好，有力，饮食可，无其他症状，1年来与常人无异。后来患感冒，自行到诊所输液，7日后，感冒痊愈，但感觉腹胀，不能吃饭，吃饭后加重，饭量下降，体力也开始下降。患者到医院检查有腹水，医院说要住院抽水，输白蛋白。住院2个月，病情日益加重，又来找我，我也没有办法，患者很快就去世了。上述案例是典型的痼疾加卒病，由于卒病解决不当，导致痼疾加重，要了命。

例二　男，46岁，慢性肾功能不全2年，我处以柴胡桂枝干姜汤和当归芍药散，服用后肌酐由原来的260微摩/升降至130微摩/升，病情稳定。有一天突患感冒，服用蒲地蓝消炎口服液、999感冒灵颗粒、清热解毒口服液、抗病毒口服液，此外还输液3日。自觉感冒好了一些，但化验后发现肌酐升到430微摩/升，患者吓坏了，来找我，我说你是因为错误治疗感冒引起的，必须马上停止，患者不信，还要接着用。我说那你先治感冒吧，等感冒好了再化验一下。患者又继续服用上面的感冒药，几日后化验，肌酐升到470微摩/升，患者害怕，跑去郑州治疗。这又是一个痼疾加卒病，卒病导致痼疾加重的例子。

这样的例子天天在发生，那么，我们该怎么办呢？慢性重病患者感冒后，要先治感冒，治疗感冒就要用经方，而不是清热解毒的治感冒的中成药，更不能输液，可以说，不吃药、不治疗也比乱治疗、胡治疗要好得多。我一直重视这一点，总是对癌症患者说，感冒后不要自己治疗，一定要给我打电话，我来给你们解决。有的人听话，有的人不听话。听话者沾了光，不听话者就吃了亏。

例三 女，52 岁，乳腺癌，吃中药治疗，服药期间感冒，我让她停止服药，赶紧来找我。患者离我这里 30 多里地，很快就过来了，我诊断为小青龙汤证，3 日后，感冒痊愈，自觉乳腺癌症状也明显减轻。

现在问题已经再清楚不过。以癌症为例，癌症患者感冒后，要停止治疗癌症，先治疗感冒。此时是关键时刻，治疗感冒方案错误，癌症就会加重，即使感冒痊愈，癌症仍旧会加重。但令人高兴的是，若治疗正确，感冒就会很快痊愈，随着感冒的痊愈，癌症的病情也会迅速减轻。其他疾病如血小板减少、再生障碍性贫血、白血病、尿毒症、肾病、类风湿关节炎、心肌炎等也是如此。

在我的临床经验中，有一些危重患者感冒后，用了正确方案治好感冒，原来的重病也痊愈了。我得出了一个结论：痼疾感冒是一个分水岭，感冒治疗不恰当，痼疾加重；治疗恰当，痼疾减轻，甚至痊愈。所以说，《伤寒论》太重要了。临床遇到的难题是，患者中很多都路途遥远，一旦感冒，让他们来我这里一趟非常困难，只好通过电话网诊，由于见不到患者，就难免出差错，这件事让我十分为难。

医圣讲的每一句话都对临床有重大指导意义。"夫病痼疾，加以卒病，当先治其卒病，后乃治其痼疾也。"这句话仅仅 21 个字，却揭示了一个重要的临床治疗规律。

我认为卒病，不仅仅包括感冒，也包括像突然大怒之类的精神刺激，但毫无疑问，感冒是最常见也是最重要的。当今社会，患者去医院检查和治疗，也容易产生卒病惊吓。为什么？很多患者听到癌症 2 字就吓瘫了，医生又说此病如何如何可怕，更是吓人。比如癌症患者看到检查结果又恶化，自然惊恐万分，像这样的情况就不如不检查。此时治疗惊恐就很有必要，可以用甘麦大枣汤，可以用升陷汤，可以用柴胡加龙牡汤，也可以用温胆汤，至于用哪一个，要视具体情况而定。

 痉湿暍病病脉证治

1. 痉病的诊治

太阳病，发热，脉沉而细者，名曰痉。

分析： 太阳病是脉浮，头项强痛而恶寒，后面又说脉沉而细者，表明不是浮脉。因此痉病是：发热，头项强痛而恶寒，脉沉而细。又说"太阳病，发热汗出，而不恶寒，名曰柔痉"，显然指的是不恶寒，但是恶风。

脉沉而细有 2 种情况：一是寸关尺都沉而细，二是寸沉细关浮尺浮。

痉病病机：痉病由误治导致，比如太阳病发汗太多，导致体内缺水，所以脉细；比如风病下之，风病下之也会使体内津液流失，出现脉细；又比如疮家发汗，长期生疮的人津液本来就不足，现在又发汗，使得水分更不足，所以为痉病。因此痉病的本质是津液缺乏。

特点：痉病是身体缺乏水分导致的疾病，从柔痉来看，身体强，几几然；从刚痉来看，口噤不得语；从大承气汤来看，胸满口噤，卧不着席，脚挛急，必齘齿。总之，痉病特点是肌肉紧张，僵硬强直。

诊断标准，"脉沉细有力""身体强，几几然""口噤不得语""胸满口噤，卧不着席，脚挛急，必齘齿"。用现代语言解释就是：肌肉强直，牙关紧，卧不着席指角弓反张。

鉴别诊断：栝蒌桂枝汤证脉沉细迟，汗出，不恶寒，身体强；葛根汤证脉细沉，无汗，口噤不得语，恶寒；大承气汤证恶热，角弓反张，脉沉细。总之，上述 3 个处方一个比一个症状重。栝蒌桂枝汤证有汗，葛根汤证无汗，大承气汤证角弓反张，非常容易鉴别。但是临床上如此典型的则很难见到，更多的是不典型的。比如有人夜里磨牙，除了考虑虫证之外，还要考虑痉病的葛根汤和大承气汤证。

总结：临床上见了肌肉强直，牙关紧的患者，就要想到痉病。痉病的脉象是沉细有力，所以肌肉僵直，牙关紧再加上脉沉细有力就可以确诊为痉病。

部分偏瘫后遗症患者，肌肉强直，咬牙切齿。如果脉沉细有力，可以用大承气汤治疗。口吃可以认为是口噤；说话不利索，张不开嘴，也是口噤。痉病还有一个独特的症状，独头动摇，就是头不停地摇动，见到这样的患者也要考虑痉病。从脉象上来看，脉如蛇行者可能是痉病；脉紧如弦，直上下行者也可能是痉病。

因此，有下列情况要考虑痉病：脉沉细有力，肌肉强直，牙关紧，张不开嘴，咬牙切齿；独头动摇；脉如蛇；脉紧如弦，直上下行。不擅长脉诊者，用简易学习法，见到下列情况要考虑痉病：肌肉强直，独头动摇，咬牙切齿，角弓反张，张不开嘴。

2. 湿病的诊治

"太阳病，关节疼痛而烦，脉沉而细者，此名湿痹。湿痹之候，小便不利，大便反快，但当利其小便。"这段话中也有脉沉而细，目的是和痉病鉴别。两者脉象一样，但症状不同，痉病身体强，口噤，牙关紧；湿痹小便不利，大便反快，关节烦疼，应利小便，以茯苓剂为主。

治疗：湿家指长年有湿病的人，面色熏黄，但头汗出，治疗原则是取微汗，切记，湿家的治疗原则不是利小便，不是通大便，而是用汗法，并且是微汗法。"若治风湿者，发其汗，但微微似欲出汗者，风湿俱去也"。微微似欲出汗者，也叫微似汗。

麻黄加术汤要求覆取微似汗；麻杏苡甘汤要求有微汗，避风；防己黄芪汤要求服后坐被上，又以一被绕腰以下，温，令微汗，差；甘草附子汤要求初服得微汗，则解。

从上面的辨证原则中可以看出湿病的治疗原则：微汗；局部应覆被；避风；如果怕汗出的多，开始时可以用小剂量。

禁忌：第一，忌下。因为"若下之早则哕，或胸满，小便不利，湿家下之，额上汗出，微喘，小便利者，死；若下利不止者，亦死"。

第二，忌大汗。因为"汗之病不愈者，何也？盖发其汗，汗大出者，但风气去，湿气在，是故不愈也"。

第三，忌火。因为"湿家身烦疼，又与麻黄加术汤发其汗为宜，慎不可以火攻之"。

特点：湿家都有身体疼痛，并且在阴雨天加重。因此湿病的诊断是身体痛，阴雨天加重。只要具备此特点就是湿病，不具备者就不是湿病。

湿病方证鉴别要点如下。

第一，脉有力，日晡所剧者，麻杏苡甘汤。

第二，脉有力，日晡所不剧者，麻黄加术汤。

第三，脉浮无力，身重汗出恶风者，特别是身重，用防己黄芪汤。

第四，脉无力，近之则痛剧者，甘草附子汤。

第五，脉无力，近之不痛剧，大便干者，白术附子汤；大便不干者，桂枝附子汤。

湿病的特殊症状如下。

第一，如虫行皮中，防己黄芪汤。

第二，骨节疼烦，掣痛不得屈伸，近之则痛剧，甘草附子汤。

见到上述情况，可以用方证相对法直接处方。方证相对法实质上仍是病脉证治，但不是所有方剂都适用，只有具备典型特征的才能用此法。经方的根本是病脉证治，对某些特殊症状可以用方证相对法，简化了辨证过程。比如痉痛篇中有角弓反张就可以用大承气汤。

3.暍病的诊治

暍病就是暑病，中暍就是中暑。中暑的特点：身重而疼痛。

《金匮要略》中给了2个处方：一是白虎加人参汤，二是一物瓜蒂汤。目前临床上已不再用中药治疗急性中暑，但是临床上还有不少慢性中暑病，或者叫中暑后遗症，特别是身体疼重而脉微弱，就有可能是中暑后遗症。

诊断要点：初次得病是在暑伏天；每到暑伏天病情加重；脉大无力，口渴乏力，心烦。暑证最容易误诊，碰到上述情况即可诊为暑病，从而正确治疗。

例一　郭某，男，49岁。左侧上下牙痛阵发性加剧20多年，医诊三叉神经痛。始以拔牙法治疗，至其左上下门齿，犬齿，臼齿全部拔掉后仍疼痛，后又改用西药内服、封闭与中药、针灸配合，疼痛不减。细审其证，除左侧上下牙龈、面颊、太阳穴部阵发性剧烈疼痛之外，并见心烦不安，口干口渴，纳呆食减，舌苔薄白，脉虚大而弦。结合脉证，故脉虚大而弦者，气阴两虚清阳失升，浊阴失降耳。治宜补气养阴，升清降浊。

处方：人参、麦冬、五味子、青皮、陈皮、神曲、黄柏、白术、升麻、泽泻各10克，甘草、当归各6克，黄芪、葛根、苍术各15克。

某医方：既然其表现为牙痛，何不用清胃散、泻黄散、甘露饮加减予之？患者听后云：均已用之，然其不效耳。医又云：上方乃东垣清暑益气汤，清暑益气汤乃东垣为暑病所设之方，今用于治疗三叉神经痛，吾未闻之也。答曰：清暑益气汤原方虽非为治三叉神经痛而设，然其方既具补备气阴，又具升清降浊，故用之于本例三叉神经痛的患者。服药3剂，疼痛大减，继服20剂，疼痛全失，果愈。

分析：患者脉虚大而弦，心烦、口渴，舌苔薄白。

例二 龚某，男，23岁。发作性四肢瘫痪，疲乏无力，医诊周期性瘫痪。发病开始，只要休息1日即可缓解，后来每次发病非用氯化钾不能缓解，但最近1年虽用氯化钾也不如从前那样很快缓解，为此又加用中药补肾强筋壮骨之剂配合治疗，至今无明显效果。近1个月来，症状一直不见改善，为此不得不每天输钾以减轻症状。细询其证，除四肢瘫痪，疲乏无力外，并见烦渴多饮，自汗盗汗，心烦心悸，舌苔薄白，脉弦大而数。综合脉证，思之：舌苔薄白，脉弦大而数者，气血俱虚也，弦数者，湿热郁结，清升浊降失职也，口渴喜饮汗多者，里热而津伤复耗于气也。治宜补气养阴，燥湿清热，升清降浊。

处方：黄芪15克，甘草、当归各6克，人参、麦冬、五味子、青皮、陈皮、神曲、黄柏、葛根、苍术、白术、升麻、泽泻各10克。

服药4剂，精神倍增，口渴喜饮，汗出乏力消失，四肢活动正常。其后又间断服药3个月，追访7年，未见复发。

分析：脉弦大而数，舌苔薄白，烦渴多饮，清暑益气汤治周期性瘫痪。

例三 文某，男，24岁。面部疙瘩，头痛、牙痛8年多，医诊痤疮，三叉神经痛。先予西药治疗2年多无效，继又予中药除湿清热，凉血解毒，清热泻火，活血通瘀之剂近2年也不见效。且近4年多以来，又发现双耳疼痛，咽喉肿痛，医诊慢性卡他性中耳炎、慢性咽炎、慢性扁桃体炎。虽遍用西药、中药均不见效果。细审其证，头痛牙痛，耳痛咽痛，心烦失眠，耳鸣耳聋，口燥咽干，疲乏无力，痤疮满面，疼痛流脓，舌苔薄白，脉弦大而紧，右脉大于左脉。综合脉证，思之：《难经》云："手太阴寸口者，五脏六腑之所终始。"何不从脉论治，拟以补气养阴，燥湿清热，升清降浊，解郁透邪。

处方：清暑益气汤。

服6剂，痤疮消失近半，心烦失眠，咽干咽痛好转。继服15剂，痤疮，咽喉疼痛，耳痛、牙痛俱减八九。继服3剂，诸证尽失。

分析： 脉弦大而紧，右脉大于左脉，舌苔薄白，心烦口燥。

例四 王某，女，45岁。咽干咽痛时轻时重，时有异物阻塞感7年多，医诊慢性咽炎。始于西药用之不效，继又予中药复方草珊瑚含片、四七汤加减等配合治疗，数年也不效。细察其证，除咽干咽痛，咽部异物阻塞感外，并见疲乏无力，心烦心悸，舌苔黄白，脉弦大而数。综合脉证思之：病久脉弦大而紧者，痰湿内郁，气阴两虚，清升浊降失职也。治宜补气养阴，燥湿清热，升清降浊。

处方：清暑益气汤，服7剂，不但诸证均减，且咽干咽痛，咽喉阻塞感大部分消退。继服10剂痊愈。

某医方：既为痰湿，为何理气化痰不愈？答曰：脉弦大而数者，证为气阴两虚为主，湿热阻滞为辅，故治宗补气养阴，燥湿清热，升清降浊之清暑益气汤而愈也。

分析： 本病长达7年多，证明暑病可以长期存在，并不是在暑伏天才有，脉弦大而数是诊断的关键，此外还有心烦。

例五 邹某，女，25岁。2～3年来，胸满胸痛，头昏脑涨，心悸气短，不敢走路，亦不敢参加简单的体力活动。医诊心肌炎，期前收缩、房室传导阻滞。先用西药治疗1年多，不见明显好转，后又配合中药炙甘草汤、冠心Ⅱ号、瓜蒌薤白散、天王补心丹等治疗8个多月也无明显效果。细审其证，除上述外，并见疲乏无力，口燥咽干，失眠多梦，纳呆食减，胃脘满胀，全身酸困，舌苔薄白，脉虚大弦数，时见促结。思之：病起于暑，今病虽数年，然脉仍虚大弦数，说明其表邪仍未去除，而气阴两虚，湿热阻滞，清浊升降失职耳，治宜补气养阴。

处方：清暑益气汤。

服20剂后，诸证俱减，精神倍增。继服20剂，诸证俱失。

某医云：前用炙甘草汤、冠心Ⅱ号、瓜蒌薤白散等而不愈，改用清暑益气汤而愈者何也？前方均治心药，后方为清暑，反而取效者何也？答曰：清暑益气者，既能解表，又能治里，既能除邪，又能扶正，此证表里俱见，虚实共有，故以清暑益气汤而解。

分析：本病起于暑，可以证明得了暑病，持续 2 ~ 3 年，再次证明暑病可以长期不愈。因此，首次发病季节非常关键。脉虚大弦数是清暑益气汤的决定性脉象，伴随症状有口燥咽干，全身酸乏。

例六　甄某，男，26 岁。5 ~ 6 年来，每至夏季，即反复感冒，先用胎盘球蛋白治疗不效，后以中药玉屏风散、补中益气汤近百剂无功。审其证见头晕乏力，喷嚏流涕，眼时痒，舌苔白，脉虚弦。综合脉证，思之：夏季者阴盛于里，阳盛于表，则气阴反伤，卫气不固，此东垣列补气养阴以治暑邪之意也。今之但用补气而不予养阴，则阴液更伤，卫气不固，故予玉屏风、补中益气不得痊愈也。

处方：清暑益气汤。

服药 3 剂，诸证消失。次年夏季诸证又复出现，但比较轻微，服 3 剂又愈。其后，又连续 2 年，在未病前服药 4 剂，果愈。

分析：该患者每到夏季病即发作，显系暑病，以后复发也是用清暑益气汤而愈，更证明了是暑病。说明暑病有到暑伏天复发的规律。

例七　贺某，女，45 岁。疲乏无力，面色萎黄 3 年多，医诊缺铁性贫血。前医以铁剂等西医治之，非但诸证不减，反胃痛呕吐，不能饮食。后医以补气养血，健脾温中药治之，胃痛减，血红蛋白反见下降，且心烦不安，时见鼻衄。细审其证，面色萎黄，结膜苍白，疲乏无力，食纳甚差，口干舌燥，手心烦热，胃脘胀满，舌苔黄白，脉虚大弦数。综合脉证，思之：脉虚大弦数者，气阴俱虚也；面色萎黄，纳呆口干，胃脘胀满者，脾胃湿热蕴结脾胃也。治宜补气养阴以培其本，燥湿清热、升阳益胃以治其标。

处方：党参、麦冬、五味子、青皮、陈皮、神曲、黄柏、白术、升麻、泽泻各 10 克，甘草、当归各 6 克，黄芪、葛根、苍术各 15 克。

服药 6 剂，精神大增，饮食好转，血红蛋白由 5 克增至 9.5 克。继服 12 剂，饮食、精神近于正常，血红蛋白 12 克。当服至 30 剂时，查血红蛋白 15 克，精神、食欲正常，体重增至 60 千克。

某医云：前用健脾温中、补气养血之剂而不效者何也？答曰：血虚者当补血，此千古不破之真理。然怎么补则有很大学问，若仅拘泥于血虚补血之一见则误也，血之生从脏腑来讲，有心主血，肝藏血，脾统血和肾精转化成血的不同。其中若因心血虚而血虚者当补心血，若心火灼血而致虚者则当泻心火，若肝之阴虚而血虚者当养肝阴，若肝胆实火灼血而血虚者则当泻肝火，若脾虚不能生血而血虚者当健脾，若脾胃湿热、积滞而致脾胃不能生血者则当健脾燥湿清热，若食滞不化而致脾胃不能生血者当燥湿健脾、消食导滞，若肾精亏损而致血虚者当益精填髓。血之生从气血论，若气虚不能生血者当补气，若因实热者当泻热，若因阴血不足所致者当养阴补血。血之生从阴阳论，若阴虚者当养阴清热，若阳虚者当温阳。血之生从寒热论，若寒者当温，热者方凉。如此等等。今察其脉证，一者气阴两虚也，两者脾胃有热也，三者升降失职也。今病在其阴而但用补血，阴虚有热而用温药，升降失职积滞内停反用逆膈，故不得而效也。

　　总结：清暑益气汤应用指征为：脉虚大弦数；舌苔薄白；伴随症状多见心烦，口渴，疲乏无力。若首次发病时间在暑伏天，且疾病到了暑伏天加重者要考虑暑病。

　　此外，朱进忠老师还用清暑益气汤治疗骨质增生、耳聋等，共同点是脉弦大，右脉大于左脉。

　　今天列出了朱进忠老师用清暑益气汤的经验，借此机会，谈谈我对暑病的认识。暑病是一个很特殊的疾病，很多医生和患者都认为只有三伏天才能有暑病，而其他时间则不存在暑病。以前我也是这样认为，但现在知道我错了。真相是很多患者在暑天得病，但没有痊愈，从此留下病根常年生病，所以一年四季都可以见到暑病，只是我们忽略了、忘记了或者误诊了。对于慢性疑难病，必须刨根问底，询问得病时间是否在暑期，如果是在暑期得病，要考虑暑病之可能；还有的患者每到三伏天病情明显加重，也必须考虑暑病。

　　暑病的常用处方有：清暑益气汤、藿香正气散、十味香薷饮、生脉饮。经方里有白虎人参汤、一味瓜蒂汤、竹叶石膏汤。本篇文章旨在提出，临床上暑病误诊太多，必须引起重视。

百合狐惑阴阳毒病病脉证治

1. 百合病

百合病,又叫百脉病。因"百合病者,百脉一宗,悉致其病也"。特点是:想吃不能吃,想卧不能卧,想走不能走;食欲时好时坏,不怕冷也不怕热,吃什么药都不见效;脉数无力;小便时头痛、头晕或寒战。另外还专门强调了口苦、小便赤。小便赤就是小便红,小便出血。所以百合病是以小便出血为主,脉数无力,伴见其他症状。

百合病误治的情况如下。

第一,百合病,不能用汗法,因为小便赤,脉无力,误汗之后体内更加缺水,所以用百合加知母汤。

第二,百合病,不能用下法,因为脉无力,误下之后,用滑石代赭石汤。

第三,百合病,不能因患者不想吃,恶心呕吐而用吐法,因为脉无力。如果误用了吐法,就会有黏液的丢失,要用百合鸡子汤。

第四,如果没有误治,用百合地黄汤。

第五,百合病时间长者,会口渴,可以用百合洗方。

第六,如果用了洗方,百合病仍不愈,用栝楼牡蛎散。

第七,百合病,伴有发热,用百合滑石散。

百合病很特殊,每个处方里都用百合(栝楼牡蛎散除外),可兼有口渴或发热,但这不是百合病的特征。百合病的诊断指标只有一条:小便红,小便时头疼,或头晕,或寒战。目前公认的是百合病患者舌红赤,少苔或无苔,可以参考。

总结百合病诊断要点:口苦、小便赤;小便时头疼,或头晕,或寒战;欲食不能食,欲卧不能卧,欲行不能行;如有神灵,身形如和,脉微数。见到上面任意一条即应考虑百合病。特别是见到神情恍惚,悲喜不定,舌红少苔者,要着重考虑百合病。

2. 狐惑病

狐惑病内服的处方有 2 个:甘草泻心汤和赤豆当归散。外用的处方也有 2

个：苦参汤外洗和雄黄熏法。

我治过几例白塞病，一位口疮严重，用苦参煎水含口中，效果很好。另一位外阴溃疡，用苦参 30 克煎水坐浴，疗效满意。我曾给一位癌症淋巴结溃烂患者试用雄黄熏法，由于工具不得力，另考虑到雄黄烧后有毒，结果用后无效，后来也没有再用过。那么，是否能把苦参加到汤剂里，雄黄装胶囊口服呢？这个完全可以，并且疗效应该更好，刘方柏就是这样用的。

我比较了狐惑病中甘草泻心汤和赤豆当归散这 2 个处方的条文，前者"默默欲眠，目不得闭，卧起不安"，后者"微烦，默默但欲卧"；前者"面目乍赤、乍黑、乍白"，后者"目赤如鸠眼，目四眦黑"。共同点：欲眠、心烦、目赤、目黑。

谈到目赤，我想到了强直性脊柱炎患者中有六成合并有虹膜炎，就是眼红。那么，强直性脊柱炎患者中会不会有一部分是狐惑病呢？值得思考。

狐惑病诊断要点：口腔溃疡合并外阴溃疡；心烦欲眠，目赤目黑。

3. 阴阳毒

阳毒症状：面赤，咽喉痛，唾脓血。阴毒症状：面目青，身痛如被杖，咽喉痛。

阴阳毒诊断只用症状诊断即可，我印象中，有个八九岁的小男孩，白血病，在北京儿童医院治疗 1 年，效果不佳，他死之前 3 日就是痛得要命，注射哌替啶也不能止痛。

升麻鳖甲汤里的雄黄最好装胶囊服用。入煎剂怕有副作用，但也只有入煎剂才能彻底治好那些要命的疾病，这就让人很为难，没有十足的把握是不敢这样做的。我看过一篇报道，雄黄入煎剂，用了 3 克，作者说川椒能解雄黄毒。我的建议是为了保证疗效，肯定是入煎剂，但应该先从 0.3 克慢慢加上去来总结经验。

例　患者，红斑狼疮，脸上有斑块，色红，颜色鲜艳，形似蝴蝶，发斑的地方有热感、瘙痒，脉数有力，用金匮辨病法诊断为阳毒病。

处以升麻鳖甲汤。升麻、甘草各 20 克，当归、川椒、炙鳖甲各 10 克。7 剂。雄黄 0.3 克，研粉装胶囊，每日 2 次，每次 1 粒，饭后服用。

7 日后，病状减轻，用上方加百合、生地、滑石，又服用 20 日，症状全消，于是去掉雄黄，继服 20 日巩固。幸运的是该患者没有再复发。

我仔细分析阳毒和阴毒的条文之后发现，升麻鳖甲汤治疗的疾病与咽喉、红斑狼疮、血液病如白血病、血小板减少性疾病关系密切。血液病患者出血时，有的是鲜红斑块，属于阳毒；有的是青斑，属于阴毒。更为奇妙的是，阴毒和阳毒患者中，很多会合并有百合病、狐惑病或赤豆当归散证。比如红斑狼疮患者中，舌红少苔、无苔者就要合上百合病处方；白血病患者中，合并有溃疡者，就要合上狐惑病处方甘草泻心汤；再生障碍性贫血患者中，合并有感染化脓者，就要合上赤豆当归散。至此，我们也终于明白，医圣为什么把百合狐惑阴阳毒证合在一起。阳毒者，红斑也；阴毒者，青斑也。

雄黄最好不要入煎剂，曾经有个老医生在用升麻鳖甲汤时把雄黄入了煎剂，结果患者急诊去了医院，吓坏了。但是雄黄装胶囊口服还是比较安全的，注意剂量不要大，特别是青黄散的应用。青黛、雄黄比例为 7 : 3，有了青黛后，雄黄应用更安全。日本人治疗血液病喜用牛黄，我想牛黄和青黛性质差不多，也许我们以后可以用青黛、牛黄、雄黄三者配伍来治疗血液病。

程群才医案

白某，女，18 岁。主诉：反复发作性全身紫斑 1 年余。于 1987 年 8 月 12 日求诊，1 年前，患者无意中发现左下肢有一紫斑，如硬币大，无痒痛感觉，数日后，四肢及颜面部相继出现多处紫斑，在某医院确诊为血小板减少性紫癜。1 年来，全身紫斑反复发作时轻时重，屡服中西药物，效果均不理想。血常规检查：白细胞 8100/ 立方毫米，中性粒细胞 67%，淋巴细胞 33%，血小板 50 000/ 立方毫米。患者面色萎黄，食少乏力，舌质淡紫，苔黄白相间，脉细涩。此乃病程日久，正气损伤，气虚失摄，血溢肌肤，瘀滞不行所致。治宜益气统摄，活血止血。

升麻 20 克，雄黄 1 克（冲），鳖甲、党参、白术各 15 克，当归 8 克，川椒 5 克，甘草 12 克，黄芪 30 克。每日 1 剂，水煎服。

1987 年 8 月 22 日诊，全身紫斑基本消退，血小板升至 90 000/ 立方毫米。后用升麻鳖甲汤加黄芪，阿胶配丸服用 1 月，至今病未再发。

按语：依脉证之断，本案当为阴毒之证，本应去蜀椒、雄黄二味。但程氏认为，本方若不加蜀椒，患者服后往往有恶心、头晕等反应，川椒和雄黄同用，则不见上述副作用。同时又认为，雄黄内服虽宜短期小量，但与川椒同用，可服至每日 1 克，未见有任何副作用。可供临床参考。

我研究血液病快 20 年，一直不得心法，总觉得天下最难治的病莫过于血液病，尽管侥幸有成功者，但整体把握并不大。我前段时间下了狠心，首先假定治疗方法就在经方里，那么就一定要在经方里把血液病的治疗方法找出来。我对每一个处方都进行了分析，中间思考的过程复杂而痛苦，无法一一细说，大致思路如下：首先白血病用砷剂是确定有效的，经方中含有砷的药物有 2 个：雄黄和代赭石，经方中用到雄黄的处方是升麻鳖甲汤和雄黄熏方。

我把精力主要集中于阴阳毒的升麻鳖甲汤上，继而我又意识到，整个《金匮要略》百合狐惑阴阳毒病脉证治第三里的处方都应该和血液病相关。百合者，阴虚也。狐惑者，寒热错杂也。赤豆当归散者，化脓也。阴阳毒者，毒也。血液病、红斑狼疮与此篇密切相关，除此之外，血液病患者面色多黄，与黄疸篇也密切相关，同时我也考虑到了血液病和栀子柏皮汤和麻黄连翘赤小豆汤的关系，以后再详述。

总结一下：血液病的经方治疗主要是百合狐惑阴阳毒第三和黄疸病第十五的处方，以及《伤寒论》中栀子柏皮汤和麻黄连翘赤小豆汤。其实，临床上有一些疾病也会表现为红斑或青斑，这些都可以考虑阴阳毒的治疗方案。

阳毒之为病，面赤斑斑如锦文，咽喉痛，唾脓血。五日可治，七日不可治，升麻鳖甲汤主之。阴毒之为病，面目青，身痛如被杖，咽喉痛。五日可治，七日不可治，升麻鳖甲汤去雄黄，蜀椒主之。

升麻鳖甲汤方：升麻二两，当归一两，蜀椒（炒去汗）一两，甘草二两，鳖甲手指大一片（炙），雄黄半两（研）。

上六味，以水四升，煮取一升，顿服之，老小再服，取汗。

 ## 疟病中风历节病病脉证治

1. 疟病病脉证治

疟病之脉有 7 种：脉弦；脉弦数者多热；脉弦迟者多寒；脉弦小紧者下之差；弦迟者可温之；弦紧者可发汗；针灸也，浮大者可吐之。

疟疾类型有 5 种：热疟用白虎加桂枝汤，寒疟用柴胡桂枝干姜汤，有寒有热用蜀漆散方、牡蛎汤方，渴疟用柴胡去半夏加栝楼汤，疟母用鳖甲煎丸。

疟病特点是恶寒与发热交替出现，并且定时发作。热疟发热重，恶寒轻；寒疟恶寒重，发热轻；寒热疟恶寒发热一样重。牡蛎汤方后注：若吐，则勿更服。说明牡蛎汤的脉象是浮弦大；柴胡桂枝干姜汤脉弦迟；白虎加桂枝汤脉弦数。

2. 中风病病脉证治

定义："夫风之为病，当半身不遂"，此处"半身"可以指左半身和右半身，也可以指上半身和下半身。

病机：血虚受寒。"寸口脉浮而紧，紧则为寒，浮则为虚，虚寒相搏，邪在皮肤；浮者血虚，络脉空虚。""寸口脉迟而缓，迟则为寒，缓则为虚，荣缓则为亡血，卫缓则为中风。"说明中风是虚寒，且虚为血虚。

值得重视的是，"邪气中经则身痒而瘾疹"，因此凡是半身痒，且有瘾疹者要考虑中风病。

处方分析：侯氏黑散主四肢烦重；风引汤主热瘫痫；防己地黄汤主狂状妄行，独语不休；续命汤主口不能言；《千金》三黄汤主百节疼痛；《近效方》术附子汤主头重眩；崔氏八味丸主少腹不仁；《千金方》越婢加术汤主汗大泄。

显然《千金方》越婢加术汤和崔氏八味丸主治下半身的问题；而《近效方》术附子汤主治上半身的问题；侯氏黑散主四肢问题；风引汤主大脑神经系统的问题；防己地黄汤主语言问题，独语不休；续命汤也主语言问题，口不能言；《千金》三黄汤主治关节疼痛；《近效方》术附子汤主治头晕，是头部出了问题；崔氏八味丸主少腹的问题；《千金方》越婢加术汤主下焦也就是下肢的问题。

医圣列举了中风患者的部位：四肢、大脑神经、语言、关节、头部、少腹、下肢。从部位和典型特征能够准确地鉴别处方，同样，这些部位的瘾疹也可以很快鉴别。

中风病相当于西医中脑血管疾病，再加上半个身体的病变，脉象特点是浮而紧无力，或者迟而缓无力。我希望大家先把《金匮要略》中风历节病脉证并治第五通读几遍，这样再学习时就会简单很多。

我把中风篇的处方做了总结，为了便于记忆和理解，我把每个处方都重新定义了一遍，具体内容如下：寒瘫，侯氏黑散；热瘫，风引汤；狂瘫，防己地黄汤；不能说瘫，《古今录验》续命汤；疼痛瘫，《千金》三黄汤；头晕瘫，《近效方》术附子汤；麻木瘫，崔氏八味丸；大汗瘫，《千金方》越婢加术汤；头皮瘫，头风摩散。

这样总结之后再见到中风的病就容易多了，只要按照上面的要点往里套就可以了。当然，每个处方都还有各自独特的用处。

那么，什么是中风呢？"夫风之为病，当半身不遂；或但臂不遂者，此为痹，脉微而数，中风使然"，经方中中风指的是半身不遂，这是经方的定义。为了更好地运用经方中风篇里的处方，就必须把经方之"中风"和西医的名词结合起来。

第一，能导致患者半身不遂的疾病有：脑出血（又叫脑溢血）、脑梗死（又叫脑血栓）、脊髓炎、脊髓损伤、进行性肌营养不良、肌萎缩、小儿脑瘫、脑积水、椎管狭窄及椎管术后引起的肢体功能障碍，另外推广到面肌痉挛（又叫嘴歪眼斜）、面肌萎缩、脑萎缩、周期性瘫痪、帕金森病、脑瘤、脑炎、脑寄生虫病、脑脓肿等。

第二，半身不遂前的症状：高血压、高血脂、脑动脉硬化。

第三，半身不遂治疗后的各种后遗症。

实际上，西医中能导致半身不遂的疾病还有很多，比如侧索硬化等。但不管怎么样，只要患者具有了半身不遂的症状，就可以参考使用第五篇中风历节病里的处方。

风引汤，除热瘫痫。

大黄、干姜、龙骨各四两，桂枝三两，甘草、牡蛎各二两，寒水石、滑石、赤石脂、白石脂、紫石英、石膏各六两。

上十二味，杵，粗筛，以韦囊盛之，取三指撮，井花水三升，煮三沸，温服一升。

╔══ 杨天知医案 ══╗

姜某，男，52岁，农民，1975年9月3日初诊，素患高血压病，半月前与人口角后，头晕头痛，烦躁易怒，有时感到左上肢抽动，面红如醉，油亮发光，诊为高血压，服降压西药及镇肝熄风汤、龙胆泻肝汤、温胆汤等方剂，诸症不减，血压不降。舌质红、苔黄厚，脉弦滑，血压 170/100 毫米汞柱，治宜清热泻火，熄风潜阳。

方用风引汤加生石决明、钩藤各 30 克，5 剂，9 月 15 日二诊：血压140/85 毫米汞柱，上方连服月余，血压一直维持在 130～150 / 85～90 毫米汞柱之间。

分析： 该患者是高血压热证，舌红，苔黄厚，烦躁易怒，面红如醉，油光发亮，如果任由疾病发展，必定会偏瘫。通过见微知著法推出高血压应该用中风的方剂，中风篇里热瘫用风引汤，因此选用风引汤。

匡显祥医案

方某，男，12 岁。突然双目上视，旋即扑地，不省人事，口流涎沫，手足抽搐，醒后如常人。一日发作一两次，反复发作 3 年多，曾用中西药无效。近来加剧，每日发作 2～3 次，每次 2～3 分钟方醒，伴头晕、口苦、目赤、胸胁烦闷、大便干结、小便红、舌边尖红、脉沉弦。

处方：生大黄、干姜各 30 克，生龙骨、生牡蛎各 24 克，桂枝 15 克，寒水石、赤石脂、白石脂、紫石英、生石膏各 45 克，生甘草、枳实各 15 克，芦根 40 克。

共研粗末，每次 60 克，煎服。连服 20 日，症状明显减轻，每半月发作一次，发作时间也缩短。守方加石菖蒲 20 克，川贝 10 克，治月余未见发作。嘱坚持服药 3 个月，并间以六君子汤送服，以助脾消化，随访 1 年余未发。

分析： 该患儿属热证癫痫，因此选用风引汤，疗效显著。

例一 女，9 岁。平时经常做鬼脸，走路不稳，双手不停地舞动，身体也晃来晃去，在大医院诊断为舞蹈症，用了多种西药无效。舌质红，苔黄腻，脉滑有力，大便干，小便黄。

处方：大黄、龙骨、生石膏各 40 克，干姜 10 克，桂枝、甘草、牡蛎、赤石脂各 20 克，寒水石、滑石、紫石英各 60 克。10 剂。

5 剂后明显见效，后来又合用升降散，共服药 50 剂，痊愈。当时因为缺白石脂这味药，所以没有用。

风引汤应用的依据是西医脑部病变属于热实证者。

◈◈◈ 楼英芳医案 ◈◈◈

黄某，男，4 岁，1982 年 6 月 29 日初诊。因呕吐半月，于 5 月 19 日继发抽搐，颈项强直，角弓反张，诊为结核性脑膜炎而住院，28 日后好转出院。现后遗语言不清，步态不稳，斜视等。辨证属于肝肾阴虚之痿证，予滋水涵木，化痰熄风利窍之药，症状明显改善。7 月 14 日复诊，见患儿斜颈，头向右偏 15°，不能自动纠正，查颈明显抵抗，亦无其他异常。予养血益阴通络，药 7 剂无效，且颈斜日甚。西医会诊，谓有脑底粘连可能，未予处理，经反复思考，忆及《金匮》风引汤可治热瘫痫，并有用本方治愈妇女绝育术后斜视的报道，遂于 7 月 22 日处方：

滑石、寒水石、赤石脂、紫石英、生龙骨、生牡蛎各 10 克，桂枝 1 克，制大黄、甘草各 3 克，干姜 2 克。

服 5 剂后颈斜好转，继服 3 剂，已基本纠正，带回前方 5 剂善后，同年 10 月随访，已恢复正常。

按语：风引汤方中诸石药清热熄风，佐以大黄导热，干姜、甘草温中和胃，桂枝通络宣痹，且制约诸石药寒涩之弊，组方严谨，具清热镇静缓急之功，由热性病引起之痫、瘫、拘挛筋急、项强之症，均所适合。本例结核性脑膜炎后遗斜颈，用此方正合病机，故收良效。

风引汤总结如下。

第一，治疗西医中脑部疾病、脊椎病、神经性疾病引起的癫痫、瘫、抽搐、拘急。

第二，治疗热性病后遗症状。

第三，《千金要方》治大人风引，少小惊痫瘛疭，日数十发，医所不疗，除热方。

第四，治疗高血压、偏瘫、偏瘫后遗症，属于实热证型者。

第五，风引汤的应用，要突出"除热"2 字。热证表现有口干口苦，大便干，小便黄红，舌苔黄厚腻，舌质红等。脉弦滑有力，舌质红，舌苔黄可以定为实热证。我的经验，凡饭量超级大，力量超级大的患者，热证的可能性较大。

防己地黄汤，治病如狂状，妄行，独语不休，无寒热，其脉浮。

防己一分，桂枝三分，防风三分，甘草三分。

上四味，以酒一杯，浸之一宿，绞取汁，生地黄二斤㕮咀，蒸之如斗米饭久，以铜器盛其汁，更绞地黄汁，和分再服。

丁德正医案

李某，女，33 岁，已婚。患者数年来，眩晕易乏，少眠多梦，时或心悸躁慌，月余前，其疾发作，时而哭啼吵闹，时而昏仆欲绝，经当地诊为癔病，用甘麦大枣汤等 10 数剂无效。来诊前夜，症象益剧，或张嘴吐舌，称鬼弄怪，或神情恍惚，奔走村外，自言自语。诊查：患者清瘦，面略赤，脉轻取浮，重按细数，舌质红无苔，唇干、口苦。家属云：患者常谓项强，头皮紧拘，如绳缚之。此症显系阴血亏损，风邪外并，阳热内郁，神明失司所致，处以防己地黄汤。服 2 剂，神思略定，妄行独语大减，又服 3 剂，症象若失，头皮发紧及项强等症状也去。后用朱砂安神丸续服善后，随访至今，健康如常。

按语：精神类疾病，见舌红而干，无苔俱可用防己地黄汤治疗，据丁氏经验，本方干地黄甘重于苦，用量以 150 克为恰当，量多则服后心烦，量少则难有滋阴养血之效。并改蒸法为浓煎，其效相同。

分析：患者自言自语就是独语不休；奔走村外，就叫妄行；脉浮说明阴血虚之浮而芤大之象。

有一部分偏瘫患者出院后，伴有精神症状，比如打人、骂人等，就是防己地黄汤证。这类疾病西医多用镇静药，疗效极差，但如果改用此方则疗效显著。我曾用该方治疗过 3 例这样的患者，效果很好。不同的是，我让患者先煎生地黄，然后用生地水再来煎药。

何耀普医案

靳某，男，50 岁，农民，1991 年 7 月 4 日初诊。患者半年来颜面及躯干部皮肤潮红肿胀，糜烂渗出，结痂脱屑，自觉灼热，瘙痒难忍，尤以耳部前后及前胸等处为重，可见大片结痂，痂下皮肤潮红，裂口渗液。自诉曾经中西医多方治疗而效果不佳，或时效而旋即复发。诊见舌质深红，苔黄燥，脉数大。诊为剥脱性皮炎，证属血热阴伤，风湿袭表。治以清热凉血补阴，祛风化湿解毒。方用防己地黄汤加味：

生地 120 克，防风、丹皮各 15 克，防己、荆芥各 12 克，桂枝 10 克，泽泻 20 克，土茯苓、前胡各 30 克，甘草 6 克。

每日 1 剂，水煎服。服药 2 剂，症状减轻，大便稍稀溏，舌红，脉数有力。效不更方，继服 10 剂后诸症消失，舌脉正常，随访 1 年无复发。

按语：用防己地黄汤加味治疗剥脱性皮炎，笔者临床治疗多例，均获效验。此案病情缠绵复杂，病由血虚阴亏，复受风湿之毒（从阳化热）煎熬日久，阴血更加耗伤，水不制火，热毒更加肆虐而成本虚标实错综复杂之证，所以单纯用西药抗炎抗过敏或一般的活血祛风，化湿解毒中药均不能胜任。而仲景的防己地黄汤恰中病机，故笔者谨遵原方，略增数味，而获效验。该方重用生地滋阴凉血；桂枝、防风、泽泻祛风胜湿，又制生地之寒腻；增丹皮、荆芥、土茯苓、前胡以解毒化湿，宣肺达表，是为祛邪而设。药证相符，主次兼顾，故能获此殊效。

分析：用防己地黄汤治剥脱性皮炎，是很独特的经验。要知道，剥脱性皮炎重者致死，我至今还没遇到过这样的患者，把这篇文章摘录在这里，以供大家不时之需。

防己地黄汤小结。

第一，该方治疗的是狂癫。

第二，癔症发作、肺性脑病、躁狂抑郁症、精神分裂症、更年期精神病等，其中有一部分患者会表现为此方证。

第三，该方中生地黄量要大，以 150 克为佳，最好是生地黄煎成水后，再煎其他药，这样可以避免生地黄的副作用。

《千金方》越婢加术汤，治肉极热，则身体津脱，腠理开，汗大泄，历风气，下焦脚弱。

麻黄六两，石膏半斤，生姜三两，甘草二两，白术四两，大枣十五枚。

上六味，以水六升，先煮麻黄，去上沫，内诸药，煮取三升，分温三服。恶风加附子一枚炮。

赵明锐医案

韩某，女，32 岁，第 3 胎产后不久，出现两下肢水肿，肿势并不严重，故未引起足够重视，2 年来时轻时重，虽然断续治疗，也未治愈。突然于去年春天两下肢软弱不任使用，步履艰难，逐渐加重，以后每行三五步也需别人扶持。在农村虽经中西药及针灸治疗，却无显效。

患者面容消瘦，精神倦怠，口渴能饮，食欲尚好，动则易汗，两下肢水肿，按有指凹，触之冰冷，自己站立不稳，摇摇欲仆，凡抬腿迈步，悉需别人帮助，脉大而数，舌红苔腻。投以越婢加术汤加减。

麻黄、甘草各 10 克，石膏、白术、防己各 15 克，茯苓 30 克，生姜 6 克，大枣 5 枚。

水煎温服，服 5 剂。服药后，尿量增多，下肢水肿明显好转，行动也比以前有了转机，原方再服 5 剂后，下肢水肿已将近消失，步履虽然仅能缓慢地行走 20 ～ 30 步，但已不需人扶持，以后又改服调气补血，强壮筋脉之剂，缓缓收功。

分析：两脚无力，就是下焦脚弱，同时又易出汗，属于出汗痹，因此选用了《千金方》越婢加术汤。

侯氏黑散，治大风，四肢烦重，心中恶寒不足者。

菊花四十分，白术十分，细辛三分，茯苓三分，牡蛎三分，桔梗八分，防风十分，人参三分，矾石三分，黄芩三分，当归三分，干姜三分，川芎三分，桂枝三分。

上十四味，杵为散，酒服方寸匕，日一服。初服二十日，温酒调服，禁一切鱼肉大蒜，常宜冷食，六十日止，即药积在腹中不下也，热食即下矣，冷食自能助药力。

该条文中，心中恶寒是什么意思？不足是什么意思？冷食、热食又是什么意思？让我们从实际病例来说明吧。

我爸爸退休后身体健康，但吃饭跟别人不一样，他吃饭要吃正煮着的饭，吃的菜要求一直在火上，只要菜从火上端下来，他就说菜凉了，吃了不舒服。这样子几年后，他感觉两条腿走不动，又过一段时间得了脑梗死，偏瘫了。

前几天有位患者来找我，自诉因脑梗死住院，住院时头痛头晕，出院后还会有头痛头晕，想预防复发。详细问诊，除头痛头晕外，无其他症状，脉微数。

最后我问她："心口凉不凉。"

答："不凉。"

又问："是不是爱吃热饭呀？"

答："是啊，我最爱吃在火上煮着的饭，稍微凉一点吃了就不舒服。"

我明白了，这就是心中恶寒。热食指的是在火上一直煮着的食物；冷食是与热食相对而言，冷食并不是指冰冷的食物，而是指我们平时吃的饭菜的温度。条文中"热食即下矣"，说的是吃 60 日侯氏黑散后，就不需要再吃滚烫的食物了。上面那个患者我让她吃的正是侯氏黑散。

还是接着思考侯氏黑散。四肢烦重，就是患者感觉胳膊、腿抬不起来，觉得沉重。我们在大街上有时候会看到有的人脚上像拴了一根绳子，迈步前先拽一下，从这个症状看，该方应该是中风病的基本处方。

心中恶寒说过了，患者喜欢吃比较热的食物。那么"不足"是什么意思呢？这几天我问了几位患者的情况，又问了 2 位心脑血管病的医生，了解到大部分偏瘫患者食欲旺盛，吃的比平常人多，按理说有的患者偏瘫在床，又不运动，偏偏食欲却很好。因此我得出一个结论：不足说的是食欲好，吃不饱。

最后总结是：心中恶寒，指不愿意吃凉饭，只愿意吃热饭，何任医案中患者说心窝头冷，这是指心中恶寒。心中恶寒不足，指患者想吃比较热的食物，并且饭量大，胃口好，常常感到饥饿，有种吃不饱的感觉。

何任医案

赵某，男，54 岁，患者平时嗜酒，患高血压已久，近半年来感手足乏重，两腿尤甚。自觉心窝部发冷，曾服中西药未能见效。诊脉弱虚数，苔白。血压160/120 毫米汞柱，予侯氏黑散。

杭菊花 120 克，炒白术、防风各 30 克，桔梗、黄芩、牡蛎各 15 克，细辛、矾石各 3 克，干姜、党参、茯苓、当归、桂枝各 9 克，川芎 5 克。

各药研细末和匀，每日 2 次，每次 3 克，以温淡黄酒或温开水冲服，先服15 日，1 个月以后来复诊，心窝头冷已很少见，手脚也有力，能步行来城，血压正常，要求再配 1 剂续服。

分析： 心中恶寒，四肢烦重，高血压，正好是侯氏黑散之证。

我也用过侯氏黑散治高血压，效果不错，要点是患者饭量大，不愿意吃冷饭冷菜，服药 1 ～ 2 个月效果明显。大家记住，侯氏黑散是高血压的首选方，但不能见到高血压都用这个方。

黄泰生医案

陈某，男，63岁，退休工人，1984年6月27日诊。患脑梗死，左侧肢体偏瘫已2年。由家属扶持勉强行走，血压160/90毫米汞柱，神清，语言欠流利，左侧鼻唇沟变浅，左侧上下肢肌张力减弱，呈弛缓型瘫痪。自诉头昏，全身沉重，畏寒。舌淡红，体歪，苔薄白，脉沉细。投以黄芪桂枝五物汤加减，15剂后自觉头昏稍减，肢体活动稍有进步，且左侧上肢略能上举，可拄棍行走，步态不稳，四肢仍觉重如灌铅，并恶风寒。舌淡红，苔薄白，脉沉细，血压150/90毫米汞柱。思《金匮》侯氏黑散可治"大风四肢烦重，心中恶寒不足者"。

处方：牡蛎、丹参各15克，菊花、茯苓各12克，桔梗、防风、地龙各10克，当归、天麻各6克，黄芪20克，桂枝5克，细辛3克。

连服5剂，感左侧肢体如释重负，左手能抬手过肩，端碗漱口吃饭，晨起可弃棍行走半小时。又续服10剂后，上肢能抬举过头，终日可不用拐杖走路，语言清楚，上下肢功能活动接近正常，血压稳定在120/80毫米汞柱左右。嘱继服20剂，以固疗效，随访偏瘫、肢体活动良好。

按语：（原按）偏瘫一证，重在活血祛瘀治疗，黄芪桂枝五物汤是治疗血痹的常用方，但本例有四肢苦重、恶风寒的特点，是外邪风寒，内侵空虚之络脉，使经脉之气痹阻而偏瘫，故用侯氏黑散合黄芪桂枝五物汤化裁，疗效颇佳。

分析：如果我们采用"但见一症便是"的原则来学习，那么，中风患者可以用侯氏黑散；四肢烦重，心中恶寒不足也可以用。这样思考的话，应用范围就广了。不过，还要强调一点，四肢烦重只能说有可能是侯氏黑散证，却不能说一定是侯氏黑散证。

高海治疗原发性高血压经验

临床资料：74例均属门诊病例，其中男性48例，女性26例，年龄均在42—64岁，病程5～15年不等，以10年以上居多，并发心脑改变52例，并发眼底改变16例，并发肾脏改变6例，血压均在230/120毫米汞柱左右。

治疗方法：菊花40克，白术、防风各10克，细辛、茯苓、牡蛎、当归、人参、矾石、干姜、川芎、桂枝各 3 克，桔梗 8 克，黄芩 5 克。病情较重者，取煎剂，并配合西药，病情较轻者，将本方按比例研成散剂，每日 3 次，每次 5 克，口服，以缓收功效。

治疗结果：血压恢复正常 14 例，血压降至 160/100 毫米汞柱 52 例，血压下降停药后复发，继服上药又下降者 6 例，2 例无效。

临床思路分析：原发性高血压常见头痛、头晕、胸闷、体倦等症，甚者可见肢体麻木，临床多从眩晕或头痛辨治，虽然不属于中风病范畴，但其发病常与肝阳上亢、痰湿阻络、气血俱虚、风邪侵扰等因素有关。侯氏黑散中重用菊花，能平肝潜阳；人参、白术、当归、川芎合之可调补气血；茯苓、桔梗、牡蛎、矾石、干姜等诸药相配可化痰除湿通阳；防风、细辛、桂枝能祛风散寒；黄芩之苦寒，以防姜、桂之温燥化热。诸药配伍，标本兼顾，内外同调，用于原发性高血压能收异病同治的效果。

分析：上述医案虽未经辨证，直接应用侯氏黑散治高血压，但仍取得了很好的疗效，如果我们辨证后再使用，疗效应该会更好。

陈修常治疗高血压合并高血脂经验

临床资料共 83 例，男 71 例，女 12 例，年龄最小 40 岁，最大 69 岁，收缩压均在 160 毫米汞柱以上，舒张压均在 110 毫米汞柱以上，属 1 级高血压者 59 例，3 级者 12 例，本组病例血清胆固醇均在 7.8 毫摩 / 升以上（正常值 7.2 毫摩 / 升），甘油三酯均相应升高。

治疗方法：在采用侯氏黑散治疗前，停用其他降压、降脂药物 1 周，检查血压、血脂。治疗后，复查血压、血脂进行对照。侯氏黑散由菊花 40 克，白术、茯苓、牡蛎、防风各 10 克，桔梗 8 克，细辛、人参、矾石、当归、干姜、川芎、桂枝各 3 克，黄芩 5 克组成，随症加减，如无明显寒热，方中药量比例一般不做增减。临床症状突出者改汤剂，菊花最多用至 80 克，症状缓解后，按原方比例制成散剂，每日 3 次，每次 5 克，2 个月为一疗程，一般服用 6 个月。

治疗结果：83 例患者血压明显下降，血脂中胆固醇及甘油三酯均有大幅下降。

分析：大家以后可以把侯氏黑散作为治疗高血压、高血脂的首选处方。

最后总结：第一，高血压患者首选侯氏黑散。

第二，偏瘫后遗症，嘴歪，用《古今录验》续命汤；不愿吃冷饭冷菜，用侯氏黑散；自言自语、乱动，用防己地黄汤；大便干，舌苔黄腻或伴癫痫症状，用风引汤；头晕严重，用《近效方》术附子汤；伴疼痛者，用《千金》三黄汤；水肿汗出，用越婢加术汤；有麻木症状，用八味肾气丸。

第三，上述方药可以根据病情任意组合。比如偏瘫后遗症的患者，肢体麻木，嘴歪，一侧肢体不能动，同时又不愿意吃冷饭冷菜，应该用八味肾气丸合《古今录验》续命汤合侯氏黑散。对疑难大病，合方是一个提高疗效的十分重要的方法。

大家对《金匮要略》中风篇的方剂应用不太多，我想提出自己的一点看法。

第一，侯氏黑散治风中于经。"治大风，四肢烦重，心中恶寒不足者"，邪在于经，即重不胜。

第二，防己地黄汤治疗风中于腑。"治病如狂状，妄行，独语不休，无寒热，其脉浮"。患者如狂、妄行，自然是不认识人，邪入于腑，即不识人。

第三，《古今录验》续命汤治疗风入于脏。"治中风痱，身体不能自收，口不能言，冒昧不知痛处，或拘急不得转侧"。邪入于脏，即舌难言，口吐涎。

第四，崔氏八味丸治疗风入于络。"治脚气上入，少腹不仁"。邪在于络，即肌肤不仁。

有人会问，如果脑梗死的患者，不能说话，又手麻脚麻，该如何治疗呢？我的看法是，患者之风既在脏，又在络，要用《古今录验》续命汤合崔氏八味丸。

3. 历节病病脉证治

寸口脉沉而弱，沉即主骨，弱即主筋，沉即为肾，弱即为肝。汗出入水中，如水伤心，历节黄汗出，故曰历节。

少阴脉浮而弱，弱则血不足，浮则为风，风血相搏，即疼痛如掣。

从原文可以看出，历节病是肝肾同病，筋骨同病，是风血相搏而致。从脉象对比上可以看出，中风历节病的病机基本一致，都是血虚受寒，只不过中风表现为半身不遂，以身体不能活动为主；历节表现为关节疼痛，不可屈伸。

乌头汤治疗寒湿历节，桂枝芍药知母汤治疗寒热错杂历节，但缺少治热历节的方药，可以考虑用中风篇中的风引汤来治热历节。

历节病虽然只有 2 个处方，但在关节疼痛的治疗中占有重要地位。近几年，更是各种报道层出不穷，桂枝芍药知母汤和乌头汤已经到了滥用的地步。因此，如何规范化地应用处方，就显得非常重要。

我见过多例关节疼痛的患者用桂枝芍药知母汤后一点效果也没有，这也充分说明了不能指望只用一方治疗一切关节疼痛。为了解决这个问题，我翻看了很多名家的验案，并结合我个人的临床体会，总结了几条规律，供大家参考。

历节病的基本特点是：疼痛如掣，不可屈伸。须要指出的是，除桂枝芍药知母汤和乌头汤有不可屈伸的特点外；甘草附子汤也有此特点，但甘草附子汤的疼痛与历节病的疼痛有明显区别，后者疼痛阴雨天加重，近之则痛剧。

历节病的第二个特点是：伴有下肢或者脚踝水肿。我们在水气病篇谈到防己黄芪汤、防己茯苓汤、越婢加术汤、桂枝加黄芪汤也会有水肿，该怎么鉴别呢？其实非常简单，历节病患者小便正常，水气病患者都有小便不利。

历节病的第三个特点是：体瘦。虚劳病中黄芪建中汤也会身体瘦，怎么鉴别呢？后者有里急症状，而历节病没有。

从大量的医案来看，历节病的这 3 个特点都很重要，像小柴胡汤一样，但见一症便是。现在还有一个问题，桂枝芍药知母汤和乌头汤怎么鉴别呢？桂枝芍药知母汤特点：疼痛不可屈伸；乌头汤特点：四属断绝，即疼痛的就像腰和四肢要断了似的。

 血痹虚劳病病脉证治

1. 桂枝加龙骨牡蛎汤

桂枝加龙骨牡蛎汤出自《金匮要略》血痹虚劳病脉证并治第六。

夫失精家少腹弦急，阴头寒，目眩。发落，脉极虚芤迟，为清谷，亡血，失精。脉得诸芤动微紧，男子失精，女子梦交，桂枝加龙骨牡蛎汤主之。

桂枝、芍药、生姜各三两，甘草二两，大枣十二枚，龙骨、牡蛎各三两。

上七味，以水七升，煮取三升，分温三服。

该方在临床上很常见，但大家用的并不多，方证特点是：自汗、怕风、多梦，此外较常应用于遗尿。

例一 男，12 岁，自小开始尿床直到现在，多处治疗无效，因此很自卑。

我问："做梦吗？"

答："每天晚上都做梦，每次都在梦里找厕所，找啊找，终于找到了厕所，这时也就尿到床上了。"

又问："爱出汗吗，怕风吗？"

答："经常出汗，吹风后不舒服。"

处方：桂枝加龙骨牡蛎汤。

桂枝、白芍、生姜、生龙骨、生牡蛎各 12 克，炙草 8 克，大枣 4 枚。5 剂。

5 剂后，自汗多梦消失，尿床已愈，又予 5 剂巩固。

该处方对老年人尿床、小便失禁也很有效，但不是所有的尿床都能治好。

例二 赵某，男，34 岁。有结核病史，主诉夜里入睡后盗汗 3 年，平时怕冷，怕风。

我问："做梦吗？"

答："每夜乱梦纷纷，睡眠质量很差。"

处方：桂枝加龙骨牡蛎汤。7 剂后盗汗停止，继服 7 剂以巩固疗效。

临床上因为出汗就诊的患者也不少。用这个处方治出汗，一定要把握住怕风、出汗、多梦这 6 个字。

例三 女，38 岁，工人。每晚睡觉梦交，天明才去。已经好几年了，羞于治疗，天长日久，则身体消瘦、无力，头晕眼花，白带多，质清稀，怕冷怕风，舌淡苔薄白，脉细弱。

处方：桂枝加龙骨牡蛎汤。10 剂后，梦交消失，继服 10 剂后诸症均减，身体日见强壮。共服 60 剂，身体复原如常人。

例四 一高血压患者，主诉头晕。血压 170/95 毫米汞柱，服用降压药后头晕加重，同时耳鸣、汗多、怕风、面色黄，夜梦多，舌质淡，脉浮无力。

处方：桂枝加龙骨牡蛎汤。6 剂后症状消失，继服 6 剂，头晕未再出现，血压正常 120/85 毫米汞柱，又服 6 剂，以求巩固。

例五 女，40 多岁，脱发。易出汗、怕风、多梦、苔薄白，舌边有齿痕，平时血压低，直立时易头晕。

处方：桂枝加龙骨牡蛎汤合苓桂术甘汤。10 剂后脱发明显减轻，30 剂后脱发痊愈，血压恢复正常。

大家看，上述2位患者，一高血压，一低血压，都用桂枝加龙骨牡蛎汤后恢复正常。

例六 男，遗精7年，久治无效。3个月来视力急剧下降，双眼外形正常，面色黄，身体瘦，头发稀疏干枯，多梦、怕风、自汗出，头晕耳鸣。舌质淡，脉大，按之无力。

处方：桂枝加龙骨牡蛎汤。5剂后视力好转，仅遗精2次，继服40剂后，视力恢复正常，遗精消失。

自汗包括出汗，可以是全身出汗，也可以是局部出汗。比如脚汗即脚局部出汗，阴囊潮湿即阴囊局部出汗。除此之外，自汗还有更广阔的用义。汗的特点：一是清稀如水。凡清稀如水的液体都可以认为是汗，比如流清鼻涕，可以认为是鼻子在出汗；皮肤慢性溃疡流清稀脓液，可以认为是皮肤在出汗。同样道理，白带清稀无臭味或月经色淡，淋漓不尽者也叫出汗；大便清稀如水的水样便是直肠在出汗；慢性中耳炎患者耳朵长期流稀水，可以认为是耳朵在出汗；二是由身体内向身体外流动。明白了汗的概念，我们就可以更广泛地应用桂枝加龙骨牡蛎汤。

患者遗尿，相当于自汗出，只要再具备怕风，多梦，就可以直接用桂枝加龙骨牡蛎汤，因此自汗、怕风、多梦叫桂枝加龙骨牡蛎汤综合征。

请再看一则医案 高某，女，42岁。带下清稀，3年不愈，多次治疗，间有小效，终未根治。带下连绵不断，脸色苍白，头晕脱发，梦多，少腹怕冷、怕风。舌质淡红，苔薄白，脉弱。

这则医案中，我们把带下清稀看作自汗，加上怕风多梦，就是典型的桂枝加龙骨牡蛎汤综合征，直接用该方，服药12剂诸症全消。

接着解释龙骨、牡蛎合用的意义。《伤寒论》和《金匮要略》中龙骨、牡蛎合用的处方共有5个，分别是桂枝加龙骨牡蛎汤、柴胡加龙骨牡蛎汤、桂枝甘草龙骨牡蛎汤、二加龙骨牡蛎汤、桂枝去芍药加蜀漆牡蛎龙骨救逆汤。上述5个处方均可用于梦多的患者，也就是说，只有梦多的患者用上面的处方才是正对靶心。但是，临床上好多医生从不问患者梦多与否，导致了无法精确应用。

我经常用桂枝加龙骨牡蛎汤，该方与苓桂术甘汤合用可治疗脱发，一般

10 剂后脱发减少，可用于癌症患者化疗的脱发。

例七 男，65 岁，贲门癌术后化疗 3 个疗程后，身体虚弱，不停地出汗，身上一点劲儿也没有，怕冷、怕风，夜里噩梦不断，精神极差。

处方：桂枝加龙骨牡蛎汤。当日见效，12 剂后，症状全部消失，身体复原。后改用抗癌之剂进行调理。

很多癌症晚期患者，卧床不起，奄奄一息，怕冷怕风。由于疾病的折磨，再加上对癌症的恐惧，使得患者常做噩梦，疼痛时浑身大汗，完全符合自汗、怕风、多梦的桂枝加龙骨牡蛎汤综合征。

例八 田某，女，67 岁，肺癌骨转移。疼痛剧烈，痛时浑身大汗，怕风，风一吹就受不了，睡眠质量极差，闭上眼就做噩梦。

处方：桂枝加龙骨牡蛎汤。3 剂后疼痛大减，共服用 15 剂，诸症皆消，患者也燃起了生的希望。

要特别说明一点，桂枝加龙骨牡蛎汤治疗自汗，其中汗指冷汗，指没有味道的透明的汗。

2. 虚劳病

《金匮要略》虚劳病篇记载，"脉大为劳，极虚亦为劳"。我的理解是，脉大非常有力，是劳证；脉大非常无力，也是劳证。就是说脉大的两个极端都属于劳证。

《伤寒论》中也出现了脉大，指的是阳明外证。例如伤寒三日，阳明脉大，此处的脉大必定是大而有力。而在虚劳病中，脉大是危重症，见于慢性疾病出现虚弱，或重病后期的恶病质状态，特别是脉弦浮大而弹指有力，要引起高度警惕。

我治疗的疾病中癌症最多，以前就吃了很多这方面的亏，自从明白这个道理以后，在临床上才有了数。曾有一食管癌患者，服用我的处方 2 个月后，症状消失，不再服药。3 年后和他女儿一起来找我，自觉身体不舒服，医院检查都正常，我一把脉，就感到了脉象非常有力，浮弦大搏指有力。于是告诉他女儿说，患者病情危险，需要立即住院治疗。女儿认为父亲仅仅是身体有点儿不舒服，而我却大惊小怪，遂换医生治疗。3 日后患者脑出血，急往医院抢救。

214

还有部分癌症患者，经过手术和多次化疗，身体很虚弱，全身广泛转移，脉却大而有力。按实证治疗效果不佳，加大剂量用药也不行，实在不明白是怎么回事儿。在懂得了脉大为劳，脉大且力量大亦为劳之后，我立即调整思路，改变用药方向，从泻法改为补法，很快就取得了显著疗效。临床上，长期生病，加上长期错误用药，就会有虚劳病的可能。

虚劳病的脉象有 2 种：第一种，脉非常的虚弱，要按到沉位才能感觉到，并且无力，原因是身体太弱。此时要用补中益气法，慢慢把身体补上来。第二种，脉弦硬有力搏指，脉粗且硬，就是脉硬大，摸着一点儿也不柔软，也属于虚劳脉，即大虚有实脉，应该补，不能攻。该脉象最易误导医生。临床上长期患病的人，特别是重病，如癌症等的患者，若脉大硬，一定要补，千万不能一味蛮攻。

例一　胃癌患者，腹水、腹胀、吃不下饭，脉大硬有力。按以前的经验都是大剂量利水药，比如薏苡仁、益母草等。懂得脉大为劳的道理后，结合病史，患者已 1～2 个月吃不下饭，怎么可能会有实证呢？因此诊断为虚劳证。

处方：黄芪 60 克，人参 30 克，黑附子 30 克。3 剂后，腹水减少，9 剂后食欲恢复，继服 15 剂后腹水消失。

这样的处方在我未懂得虚劳病脉大为劳之前是难以想象的，那时候的我只知道利水，只知道抗癌，不见效就以为是量小而加大剂量，结果却疗效极差。真的是，当医生时间越长，越觉得自己懂得太少。

脉弦而大，弦则为减，大则为芤，减则为寒，芤则为虚，虚寒相搏，此名为革。妇人则半产漏下，男子则亡血失精。

该条文讲虚劳革脉。革脉也是大脉的一种，即弦大脉。病机是虚寒，治疗方法是温补，症状女则流产崩漏，男则出血遗精。革脉沉取明显无力，很容易鉴别。但在疾病晚期，革脉也可以有力，这恰好体现了疾病的危险性。

虚劳病面色薄，或面色白，特点是清谷、亡血、失精、盗汗、肠鸣、疾行则喘喝，最重要的一个特点是里急，此外还有腹满，如少腹满、腹满、腹满不能饮食。

虚劳篇各方证总结：虚劳失眠用酸枣仁汤，虚劳腰痛用八味肾气丸，虚劳外感用薯蓣丸，虚劳瘀血用大黄蟅虫丸，虚劳汗出用《千金翼》炙甘草汤，虚劳里急用小建中汤、黄芪建中汤，虚劳多梦用桂枝加龙骨牡蛎汤，虚劳传染用《肘后》獭肝散。

值得注意的是，虚劳篇共 10 个处方，其中 5 个要用酒。包括天雄散、八味肾气丸、薯蓣丸、大黄䗪虫丸、《千金翼》炙甘草汤。

虚劳病根据脉象来诊断。第一，脉大，原文里有"脉大为劳""其脉浮大""其病脉大者""脉弦而大，大则为芤"，充分说明了脉大的特点。第二，脉虚，原文里有"极虚亦为劳""脉虚沉弦""脉极虚芤""脉虚弱细微者""芤者为虚"，充分说明了脉虚的特点。

虚劳病诊断总结。

第一，凡有里急症状，脉无力，诊断为虚劳病。

第二，凡劳累后病情加重，诊断为虚劳病。

第三，凡脉大，且排除阳明外证，诊断为虚劳病。

第四，凡脉浮无力，面色白或面色薄，诊断为虚劳病。

首先要明确一点，里急不是下坠，而是大小便憋不住。很多患者有了大便，或小便，必须立即上厕所，憋不住。后重指的是下坠感。痢疾患者伴有里急后重，但虚劳患者只有里急，基本上不伴有，或只有很轻微的下坠感。很多人早上一起床就必须马上去厕所，而这些人多是健康人，其实这些人已经有了虚劳病。

伴里急症状的虚劳患者有 2 个处方：小建中汤和黄芪建中汤。现在更流行的是黄芪当归建中汤，从临床角度说，我比较看好黄芪当归建中汤。

例二　女，23 岁，溶血性黄疸，极度贫血，头晕眼花，卧床不起，不想吃饭，多梦，脸色苍黄，舌质淡白，脉大无力。在医院治疗无效。

问诊中得知，患者憋不住大便，有了便意必须马上上厕所，稍迟就控制不住。结合其他症状，诊断为虚劳病。又患者有里急症状，给予黄芪当归建中汤。1 个月后基本恢复，以后改为间断服药，治愈。

有明显过度劳累史，或劳累后病情加重，都可以确诊为虚劳病。从这个意义上来说，虚劳患者不能高强度的锻炼身体，最多可以散散步。

临床上心脏病包括病毒性心肌炎在内的患者，最好是卧床休息，为什么呢？因为患者一旦活动，病情就会加重。从这个角度看，心脏病患者中有很大一部分人应该属于虚劳病。不少人会感到意外，但事实就是如此。"脉沉小迟，名脱气，其人疾行则喘喝"，与心脏病的症状非常接近，只是加了脉沉小迟。实际上是指脉沉小迟无力的心脏病患者。

张乃卿医案

刘某，男，56岁。自诉冠心病4年余，近2个月常发心绞痛，伴室性期前收缩，服丹参片、双嘧达莫、硝酸异山梨酯等无效。胸痛彻背，动则气短，心悸，易出汗，背冷肢凉，近几日多梦失眠，胃纳显减，夜尿频而清长，大便微溏，面色苍白，舌质胖嫩，边多齿痕，苔薄白，脉沉细而结。予黄芪建中汤加味。

炙黄芪、饴糖（分两次冲）各30克，炒白芍20克，桂枝、广郁金、川芎各10克，沉香（后下）3克，生姜4克，大枣6枚。6剂。

6剂后见效，又服13剂后改为丸剂善后，1年后随访，胸痹及结代脉未曾再发。

从上面这则医案也可以看出金匮辨病的重要性。曾治过一例腰痛患者，干活后腰痛，不干活腰不痛，脉无力。诊断为虚劳腰痛，口服金匮肾气丸3盒而愈。若患者有金匮病，要先诊断出属于金匮中的什么病，再辨方证，然后治疗就会很简单。

男子面色薄者，主渴及亡血，卒喘悸，脉浮者，里虚也。

男子脉虚沉弦，无寒热，短气里急，小便不利，面色白，时目瞑，兼衄，少腹满，此为劳使之然。

患者面色发白，无论脉浮还是脉沉，只要脉无力，就可以确诊为虚劳病。从条文可以看出，面白兼出血，脉无力就是虚劳病。

看到这里，我突然想到了白血病。我以前见过很多白血病儿童，多面色苍白。很多白血病患者面色苍白，同时有出血现象，就像条文里所讲"亡血，短气里急，兼衄"，若再加上脉无力，就可以确诊为虚劳病。名医张鹳一和门纯德都认为白血病是虚劳为主，兼夹其他。我对此尚缺乏临床验证，只能留待以后再次讨论学习。在这里我回忆一下治疗白血病的惨痛教训，曾用小柴胡汤加减法治疗2例白血病患者，用了之后白细胞上升，令我非常痛苦。

3.血痹病

血痹病症状：身体不仁，即麻木。除此之外，还要满足一个条件：尊荣人，即虚胖的人。简言之，虚胖的人麻木，就是血痹病。化疗后的患者，身体虚弱，脉自然无力，若伴有麻木，就可以用黄芪桂枝五物汤。我用过几例，确实有效，但用药时间比较长，需要 15 ~ 30 日，也可能是我用量小的原因。对于老年人中出现的手脚麻木者，我建议用龙牡壮骨颗粒或者乌鸡白凤丸，更方便，效率也非常高。

血痹是什么病呢？易发人群：尊荣人，骨弱肌肤盛。病因：疲劳汗出，卧不时动摇，加被微风，遂得之。治疗方案：脉自微涩，在寸口、关上小紧，宜针引阳气，令脉和紧去则愈。脉象：阴阳俱微，寸口关上微，尺中小紧。症状：外证身体不仁，如风痹状。处方：黄芪桂枝五物汤。

黄芪三两，芍药三两，桂枝三两，生姜六两，大枣十二枚。

上五味，以水六升，煮取二升，温服七合，日三服。

血痹病脉无力，症状是麻木。既然说身体不仁，那么身体任何一个部位的麻木都叫身体不仁，都可以归于血痹病。

我治疗过十几例化疗后手脚发麻的患者，脉无力，直接诊断为血痹病，处以黄芪桂枝五物汤，大部分在 20 日内痊愈。

还有一位女患者，起初脚麻，接着全身麻，然后心脏难受，休克。不定期发作，做了好多检查，又住院治疗多次，均无效。患者脉无力，身体麻，显然属于血痹病。我让她熬中药吃，患者说以前中药吃得太多了，现在闻到中药味儿就恶心。于是改为乌鸡白凤丸口服，疗效满意，休克发作越来越少，最后不再发作。

目前在我的印象中，黄芪桂枝五物汤和补阳还五汤差不多，同时与中成药里的乌鸡白凤丸也差不多。所以临床为了方便，会让一些手脚麻木的患者服用乌鸡白凤丸。我妈妈 70 多岁了，有次跟我说手有点儿麻，我赶紧让她服用乌鸡白凤丸，2 瓶后手麻消失。还有几个老太太，也因手脚麻找我咨询，同样处以乌鸡白凤丸，吃后均痊愈。

血痹病在老年人中十分常见，患者也很痛苦，采用黄芪桂枝五物汤或者乌鸡白凤丸治疗有明显疗效。其实只需记住脉无力，身体麻木就可以用，所以血痹病还是非常容易诊断的。

肺痿肺痈咳嗽上气病病脉证治

1. 肺痿

肺痿病机：热在上焦。症状主要：汗出、呕吐、消渴、小便利数，脉数无力，咳嗽，口中浊唾涎沫，便难，又被快药下利，重亡津液，即津液丢失过多。与肺痈的区别：肺痈脉数有力，肺痿脉数无力。方证：心中温温液液者，《外台》炙甘草汤、《千金》甘草汤；咳唾涎沫不止，咽燥而渴者，《千金》生姜甘草汤；但坐不得眠者，《千金》桂枝去芍药加皂荚汤；不咳、不渴、遗尿、小便数者，甘草干姜汤。

2. 肺痈

肺痈症状：口中辟辟燥，咳即胸中隐隐痛，脉滑数有力，咳唾脓血。肺痈可以咳唾脓，也可以咳唾血，也可以咳唾脓血。方证：肺痈喘不得卧，葶苈大枣泻肺汤；肺痈浊唾腥臭，桔梗汤、《外台》桔梗白散；肺痈有瘀血，《千金》苇茎汤；肺痈浮肿鼻塞，葶苈大枣泻肺汤。

我常用的治疗肺痈的处方是《千金》苇茎汤，特别是在治疗肺癌合并感染的患者时必用此方，此外老年性肺炎也经常用。

肺痈病的诊断：口干，咳即胸疼，咳唾脓血，脉滑数有力。

若口中辟辟燥，咳即胸中隐隐痛，脉反滑数，此为肺痈，咳唾脓血，脉数实者为肺痈。

从本条文可以看出，肺痈是实证，脉滑数有力，伴咳嗽，胸疼，吐脓血。肺癌患者常见咳嗽、胸疼，尽管吐脓不常见，但吐血的患者很多，只要伴有脉数有力就可以确诊为肺痈病。

我治疗过几例肺癌合并感染的患者，若脉有力，用《千金》苇茎汤，疗效非常好。若脉无力，用《千金》苇茎汤合人参、黄芪、当归之类的补药，九补一攻，补药量大，《千金》苇茎汤量小，效果也很好。

肺痿和肺痈的鉴别：肺痿脉数无力，肺痈脉数有力。肺痿吐浊唾涎沫，肺痈吐脓血。浊唾涎沫指吐的都是泡沫痰，并且痰黏，不好吐出。

金匮辨病法，诊断比较容易，重要的是处方之间的鉴别。治疗肺痈的处方有：葶苈大枣泻肺汤、桔梗汤、《外台》桔梗白散、《千金》苇茎汤。由于《外台》桔梗白散临床中很少应用，今天就不再讨论。

咳而胸满，振寒脉数，咽干不渴，时出浊唾腥臭，久久吐脓如米粥者，为肺痈，桔梗汤主之。

桔梗一两，甘草二两。

上二味，以水三升，煮取一升，分温再服。则吐脓血也。

桔梗汤条文和《外台》桔梗白散的条文一样，只是处方和用法不一样。肺痈症状不严重时用桔梗汤，非常严重时用《外台》桔梗白散。这两个处方，服用后都会吐脓血，类似吐法。

其次，桔梗汤方也治血痹。血痹就是四肢麻木，桔梗汤证脉有力，到此我们就把血痹的处方补充完整了。脉无力的血痹用黄芪桂枝五物汤，或补阳还五汤，或乌鸡白凤丸；脉有力的血痹用桔梗汤，或《外台》桔梗白散。

肺痈，喘不得卧，葶苈大枣泻肺汤主之。

肺痈，胸满涨，一身面目浮肿，鼻塞清涕出，不闻香臭酸辛，咳逆上气，喘鸣迫塞，葶苈大枣泻肺汤主之。总之，伴有比较严重的喘。

《千金》苇茎汤，治咳有微热，烦满，胸中甲错，是为肺痈。

苇茎二升，薏苡仁半升，桃仁五十枚，瓜瓣半斤。

上四味，以水一斗，先煮苇茎得五升，去滓，内诸药，煮取二升，服一升，再服，当吐如脓。

综上所述，咳嗽吐脓血，脉数有力者，用《千金》苇茎汤；吐脓血兼有臭味者，加桔梗汤；吐脓血兼喘甚者，加葶苈大枣泻肺汤；病情非常严重者，加《外台》桔梗白散。

今后在临床上见到咳嗽患者，要考虑到下列金匮病：伴吐脓血，肺痈病；伴上气，咳而上气病，也叫肺胀病；伴浊唾涎沫，肺痿病；伴咳唾引痛，痰饮咳嗽病之悬饮；伴咳逆倚息，短气不得卧，其形如肿，痰饮咳嗽病之支饮。排除金匮病后，要考虑伤寒病。

奔豚气病病脉证治

奔豚病因惊吓、惊恐而得。因此，胆小、害怕、恐惧者，要考虑奔豚病，特别是精神病和癫痫病。

奔豚气上冲胸，腹痛，往来寒热，奔豚汤主之。

奔豚病，从少腹起，上冲咽喉发作欲死，复还止。

我很不愿意谈奔豚病，因为此病是我心里永远的痛苦。我学西医出身，回老家开门诊后，局面迅速打开，患者蜂拥而至。其中有一位患者，农村妇女，自诉已经患病20多年，曾用中西药无数均无效，求我一定要给她治好。患者每天不定时的会有一股气从小肚子向上冲，一直到咽喉，马上就觉得喘不上气，活不成了，过时气自动消失，症状亦消，好时如常人。我的第一感觉是神经官能症，那就治吧。患者每5日来一次，换西医处方，治疗8个月，均不见效。最后我对患者说，不要再来了，我真的治不好你的病。可以说这8个月里我把能想到的方法都用遍了，最后换来的是4个字——黔驴技穷。

这个病例使我认识到了西医的局限性，我在用西医治疗疾病1年后终于开始了自学中医的艰苦历程。后来我知道了，该患者是奔豚病，是中医里面很简单的一个疾病。奔豚病共分3个类型：奔豚汤证、桂枝加桂汤证、茯苓桂枝甘草大枣汤证。不知道患者现在好了没有，我要对她说声对不起。

发汗后，脐下悸者，欲作奔豚，茯苓桂枝甘草大枣汤主之。

奔豚病的临床表现：自觉有气从下向上走，气所过之处，会出现很多症状。如果气到了胃部，会感到胃胀；到了胸部，会感到胸闷心慌；到了咽喉，会感到憋闷窒息欲死，甚至冷汗淋漓；到了头部，会眩晕欲跌。气消则症状随之而消。

胡希恕医案

张某，女。失眠多年，久治无效。头晕心悸，脐左跳动，有时感气往上冲，冲则心烦、汗出，口干不思饮，舌苔白，脉缓。

茯苓24克，桂枝12克，大枣5枚，炙甘草、远志各6克，酸枣仁15克。

服用 3 剂，睡眠稍安，头晕、心烦，气上冲感也减，前方加生龙骨、生牡蛎各 15 克，继续服用 6 剂，除失眠多梦外无其他不适。

该患者根据脐左跳动，气上冲，可定为奔豚。

 ## 胸痹心痛短气病病脉证治

例一 男，36 岁，肺癌。手术后进行了放化疗，应该说控制得比较满意，3 年后右胸部剧烈疼痛，到医院复查，显示胸膜多处转移灶，大医院治疗多次，疼痛却越来越重，于是找我诊治。

我问："疼痛剧烈时后背痛吗？"

答："痛。"

问："疼痛剧烈时能平躺吗？"

答："不能，必须坐起来。"

无其他症状。那么，该患者属于中医里的什么病呢？答案非常明确，属于金匮病之胸痹病。

处方：全瓜蒌 80 克，薤白 45 克，生半夏 60 克。

泡半小时，煮半小时，水煎服。每日 1 剂，每日 2 次，于早、晚饭后服用。1 剂后疼痛大减，3 剂后基本不痛，遂停止服用西医止痛片和中药。过了几日，疼痛复起，原方不动，接着服用。患者用药后无任何副作用，大小便均正常。就这样，吃吃停停，大概服用 40～50 剂，停药后不再复发。到医院复查显示，胸膜上的转移灶数量也减少了。

胸痹，不得卧，心痛彻背者，栝楼薤白半夏汤主之。

栝楼实一枚（捣），薤白三两，半夏半升，白酒一斗。

上四味，同煮，取四升，温服一升，日三服。

该患者胸背疼痛，甚者不能平躺，与本条文完全相符。用金匮辨病法直接辨为胸痹病，选用栝楼薤白半夏汤，用后效果显著。不仅症状解决，而且对癌细胞的控制也起到了极大作用，表明经方对癌细胞也有直接作用。该患者已经过放化疗处理，仍控制不住癌细胞发展，而经方的三味药却可以起到控制作用。患者当时用水煎药，而没有用酒煎药，是因为我担心，酒对患者癌细胞起刺激作用，因此没有要求用酒来煎药。

例二 男，65岁，贲门癌，没有手术。吃饭噎，吞咽困难，无其他症状。起病好几个月，一直未治疗，最近感觉吞咽越来越困难，遂找我治疗。患者吃饭噎住时吐黏条，不咳嗽，不疼痛，二便、休息均正常，寸脉沉无力，尺脉弦。西医确诊为低分化腺癌。条文明言，"阳微阴弦，即胸痹而痛"，因此诊断为胸痹病。

问："平时喝白酒吗？"

回："酒量极大，一顿喝一斤也没事儿。"

处方：全瓜蒌80克，薤白45克，生半夏60克。3剂。

白酒半斤，再加水泡半小时，开盖煮半小时，第2煎时仍加白酒半斤。每日1剂，每日2次，饭后服用。1剂后吞咽困难减轻，2剂后黏条明显减少，3剂后噎的症状减轻了一半。继续用药20剂，吞咽困难完全消失。我建议患者检查，患者说条件太困难，现在能吃能喝，病应该是已经痊愈了。

我特意称量过全瓜蒌这味药，小的30～40克，中等的80～90克，大的可以到120克以上，看来我的用量还不算大。患者吞咽困难消失，则癌细胞也一定缩小，不然噎的症状不会消失。该患者根据脉象，阳微阴弦，确诊为胸痹病。如果没有阳微阴弦的脉象，就不能确诊为胸痹病，从而也就不能够用栝楼薤白半夏汤。

例三 女，47岁，乳腺癌，未做手术。右乳腺流脓流血，有恶臭味，疼痛，所幸的是没有转移。我当即诊断为胸痹病。又口苦，大便干，脉有力，伤寒辨病法诊断为少阳病之大柴胡汤证。

处方：柴胡40克，生姜、黄芩、白芍、生半夏、炒枳实各15克，大黄20克，全瓜蒌80克，薤白45克。20剂。

冷水泡半小时，水开后煮半小时，去渣再煎10分钟，每日1剂，分2次服用。我没给患者用白酒，同时生姜减量，大黄加量。20剂后，患者复诊，流脓流血基本停止，肿块变软变小。仍以大柴胡汤合栝楼薤白半夏汤为主，调整方案，又服用100剂左右，病情得到完美控制，患者保住了性命。

例四 男，58岁，肺癌。无任何症状，因其他病无意中发现，马上进行化疗，谁知化疗后肿块反增大，立即改成放疗，放疗33次后肿块只缩小了1/5，患者忧心忡忡，非常害怕肿块继续增大。此外放疗后患者增加了气短一症，不动还可以，动则气短，不发热，咳嗽喘轻微。用伤寒辨病法无果，于是又用金匮辨病法，诊断为胸痹短气病。

胸痹，胸中气塞，短气，茯苓杏仁甘草汤主之；橘枳姜汤亦主之。

处方：茯苓 30 克，杏仁 15 克，甘草 10 克，陈皮 160 克，炒枳实 45 克，生姜 80 克。5 剂。

泡半小时，煮半小时，每日 1 剂，分 2 次饭后服用。5 剂后，气短基本消失，白腻苔变成了薄白苔。患者诉说目前症状是干咳，无痰，偶尔痰中带血。

《千金》苇茎汤，治咳有微热，烦满，胸中甲错，是为肺痈。胸痹之病喘息咳唾。于是处方：《千金》苇茎汤合栝楼薤白白酒汤。

芦根、冬瓜子各 40 克，薏苡仁 30 克，桃仁 20 克，全瓜蒌 80 克，薤白 45 克。10 剂。

10 剂后，吐血再未发作，咳嗽减轻，但仍有咳嗽，痰黏，并自诉心律失常多年。于是，金匮辨病诊断为肺痿病合并有胸痹病。处方：炙甘草汤合栝楼薤白白酒方。

甘草、火麻仁各 20 克，生姜、桂枝各 15 克，西洋参、阿胶各 10 克，生地黄、麦门冬各 40 克，大枣 10 枚，全瓜蒌 60 克，薤白 30 克。20 剂。

20 剂后，患者自觉症状全消，与正常人无异，CT 显示肿块已缩小一半，信心大增，继续用药。中间根据情况调整过几次方案，最终患者活了下来。

肺癌患者，病变部位正在胸部，因此属于胸痹病的可能性极大。同样的道理，食管癌、贲门癌、乳腺癌、纵隔肿瘤以及其他癌症引起的纵隔淋巴结转移，都要考虑胸痹病的可能性。肺癌骨转移患者，胸水，夜里睡觉不能平躺，背部疼痛，用金匮辨病法诊断为胸痹病。

胸痹，不得卧，心痛彻背者，栝楼薤白半夏汤主之。

胸痹缓急者，薏苡附子散主之。

患者采用栝楼薤白半夏汤合薏苡附子散，一段时间后，胸水消失，背痛也有明显改善，再据证调方治疗，效果明显。

很多肺癌胸水的患者，都有不得卧的症状，都不能平躺，因胸痹留气结在胸，所以胸满。肺癌合并阻塞性肺气肿，就是典型的留气结在胸，不用枳实薤白桂枝汤，还能用什么呢？现在大多数人把胸痹与心脏病画了等号，根本想不到肺癌、乳腺癌、食管癌、纵隔肿瘤与胸痹也关系紧密，这都是思维僵化的原因。更有不少人认为经方治疗癌症只是减轻症状，根本不相信能治好癌症，这更是缺乏临床、缺乏自信的表现。

今天仅仅以胸痹一篇作为例子来讲述经方在癌症治疗中的作用。20 年来，我用经方治愈了很多癌症患者，也有很多患者没有治好，这说明我在经方治癌的道路上尚需奋勇前行。此外还有很多经方治疗癌症的经验，都写出来需要时间，只好先写一篇，以图抛砖引玉。

 ## 腹满寒疝宿食病病脉证治

1. 腹满病

腹满病虚实辨证法：按之不痛，虚证腹满；按之痛，实证腹满。实证腹满，用下法，下之后，舌苔黄可去。

中寒特点：喜嚏，或者欲嚏不能，清涕出，下利。治疗用附子粳米汤或大建中汤，解决心胸中大寒痛，腹中寒。

《金匮要略》腹满寒疝宿食病脉证治第十中原文。

第 1 条　跌阳脉微弦，法当腹满，不满者必便难，两胠疼痛，此虚寒从下上也，当以温药服之。

第 2 条　病者腹满，按之不痛为虚，痛者为实，可下之；舌黄未下者，下之黄自去。

第 3 条　腹满时减，复如故，此为寒，当与温药。

第 9 条　病腹满，发热十日，脉浮而数，饮食如故，厚朴七物汤主之。

第 10 条　腹中寒气，雷鸣切痛，胸胁逆满，呕吐，附子粳米汤主之。

第 11 条　痛而闭者，厚朴三物汤主之。

第 12 条　按之心下满痛者，此为实也，当下之，宜大柴胡汤。

第 13 条　腹满不减，减不足言，当须下之，宜大承气汤。

第 14 条　心胸中大寒痛，呕不能饮食，腹中寒，上冲皮起，出见有头足，上下痛而不可触近，大建中汤主之。

第 15 条　胁下偏痛，发热，其脉紧弦，此寒也，以温药下之，宜大黄附子汤。

第 16 条 寒气厥逆，赤丸主之。

第 2 条 讲患者腹胀，若按压腹部不痛，为虚证；若按压痛者，为实证，应该用下法。实证患者，舌苔黄，没用过下法，用下法之后，舌苔黄可去。关于这句话，临床上误解的人很多，请大家一字一句地分析。患者腹胀，然后我们按腹部，用是否腹痛来判断虚实。也就是说，腹胀按腹部后，不必问患者腹胀是加重还是减轻，我们看的是是否腹痛。现在的误解是，腹胀患者，按后腹胀加重为实证，按后腹胀减轻为虚证。还有一个误解，患者腹痛，按后腹痛加重为实证，按后腹痛减轻为虚证。医圣原意是，患者腹胀，按压腹部后，依是否腹痛定虚实。正确方法是：患者腹胀，如果按压后腹痛，为实证，可下；如果按压后无腹痛，为虚证。

第 3 条 若单纯从字面上看，根本无法解释，必须结合上文才能理解。患者腹胀，按压后腹痛，为实证该用下法。患者舌苔黄，还没用过下法，所以就要用下法治疗，用了下法之后，舌苔不黄，腹胀也暂时减轻。过时又开始腹胀，为寒，需要用温药治疗。

上面 2 条规定了下面几条原则：腹满，按之痛，为实；腹满，按之不痛，为虚；实者下之，寒者温之。

临床上的常见类型：厚朴七物汤，主太阳阳明合病；附子粳米汤，主少阴病；厚朴三物汤，主阳明病；大柴胡汤，主少阳阳明合病；大承气汤，主阳明病；大建中汤，主太阴病；大黄附子汤，主少阴阳明合病；赤丸，寒证偏方。

2. 寒疝、宿食病

寒疝病的特点：绕脐痛，脉弦而紧，恶寒，不欲饮食。

疼痛伴冷汗出，用大乌头煎；伴胁痛，用当归生姜羊肉汤；伴身体痛，用乌头桂枝汤；伴四肢凉，用赤丸方；伴阴缩，用乌头汤。伴心痛加腹痛，用《外台》柴胡桂枝汤；伴心痛加腹胀，大便不通，用《外台》走马汤。

宿食病脉象分 3 种：浮而大，按之反涩，尺中亦微而涩；数而滑；紧如转索无常。上述 3 种脉均应有力。

宿食在上，吐之，瓜蒂散；在下，下之，大承气汤。

下利不饮食，脉有力者，脉数而滑者，有宿食，当下之。

五脏风寒积聚病病脉证治

　　例　赵某，女，44岁。上次月经持续1个多月，一直不干净，有少量血块，不痛。无流产史，以往月经正常。自诉记忆力下降，头晕心慌，失眠多梦。到医院检查卵巢有小囊肿。服用止血药无效，医院建议清宫，患者想用中药治疗。

　　望诊：面白无华，体胖，舌上水滑。

　　问诊：太阳病问诊，无头痛，无脖子难受，但后背痛，腰凉，腰部有进风感。少阳病问诊，无口苦，无胸胁苦满，无往来寒热。阳明病问诊，不怕热，出汗不多，大便正常，每日1次，不黏。太阴病问诊，饮食正常，饭量可，无腹胀，进食凉物不难受，平时爱吃水果。厥阴病问诊，手脚不凉，也无消渴。少阴病问诊，精神可，休息差，四肢不凉，身上无浮肿。

　　患者六经问诊基本正常，腰部有进风感可以诊断为桂枝证。我记得门纯德老师说过，出血患者尽量避免用桂枝。我原本想用桂枝茯苓丸，后来一想，还是听他老人家的话吧，先用其他方案治疗，无效后再用桂枝茯苓丸不迟。另外，患者舌上水滑，显然属于寒证，桂枝茯苓丸中有丹皮，会不会过于寒凉呢？考虑到此，决定放弃使用桂枝茯苓丸。至此该患者就可以放弃伤寒辨病了，遂开始金匮辨病。

　　患者腰部特别凉，属于《金匮要略》五脏风寒积聚病脉证并治第十一之肾着病。头晕心慌，失眠多梦，面白无华，属于贫血症状。我治疗贫血，一概遵循胡希恕老先生的经验使用当归芍药散。且该患者舌苔水滑，更是应该用利水剂治疗，当归芍药散正好是补血利水。

　　《金匮要略》妇人杂病脉证并治第二十二里写道，"妇人腹中诸疾痛，当归芍药散主之"。我曾听一位治疗妇科病很出名的医生讲过，不管妇女得了什么病，都用当归芍药散加减来治疗，依据就是这一条。我没有验证过他的经验，但女性血虚、贫血，我也会用当归芍药散来治疗。该患者自然也要这样来用。

　　总结：患者属于五脏风寒积聚病之肾着汤和妇人杂病之当归芍药散，二方合方治疗。

甘草、白术各 10 克，干姜、茯苓各 20 克，当归 3 克，白芍 16 克，泽泻、川芎各 8 克。3 剂。

3 剂后，患者自诉出血减少 2/5，腰部进风感只剩少许，腰部凉感减轻一半。再处上方 5 剂，吃到第 7 剂时，出血全部停止，后背已经不痛，腰部进风感消失，但腰部仍有凉感。再处上方 3 剂，症状全消，头晕心慌消失，休息很好。停药休养身体，嘱患者停止吃水果冷饮之类。

肾着之病，其人身体重，腹中冷，如坐水中，形如水状，反不渴，小便自利，饮食如故，病属下焦，身劳汗出，衣里冷湿，久久得之，腰以下冷痛，腰重如带五千钱，甘姜苓术汤主之。

甘草、白术各二两，干姜、茯苓各四两。

上四味，以水五升，煮取三升，分温三服，腰中即温。

体会：凡患者出血，一定要考虑瘀血导致出血的可能性，万万不能见血止血。体内有瘀血，而见血止血，尽管血止住了，一段时间之后，出血会更厉害。以该患者为例，如果患者采用输止血药、血小板之类，血止之后，下次就有可能不是漏证，而是血崩。我曾听过几例出血患者，血崩之后经医院抢救无效死亡，这些患者均与出血时不考虑活血化瘀有关，令人痛惜。

医生治病，一定要考虑远期疗效，不能只顾短期疗效，更不能把小病治成大病，大病治成死证。肾着病诊断标准就是条文中讲的那些症状，另外，脉无力。准确地讲，肾着汤治疗的是下焦寒湿虚证。

思考：腹重如带五千钱是不是指大腹便便的虚胖人呢？是否能用来帮助虚胖者减肥呢？有人根据如坐水中，而用肾着汤治疗妇女白带清稀量多，效果甚佳；也有人根据如坐水中而用肾着汤治疗尿床，疗效也甚佳。不论临床如何应用，必须诊断为肾着病之后才能用。

 痰饮咳嗽病病脉证治

1. 短气病

短气病有 2 种：茯苓杏仁甘草汤和桔枳姜汤。《金匮要略》痰饮咳嗽病病脉证治第十二中也有短气病。

夫短气，有微饮，当从小便去，苓桂术甘汤主之；肾气丸亦主之。

临床上，见到短气病，可以把这4个处方合起来用，这样疗效更有把握。我的经验处方是：

茯苓、陈皮各40克，杏仁、枳实、生姜各20克，甘草10克，桂枝、白术各30克。与桂附地黄丸同时使用。

2. 痰饮病

痰饮病成因是饮水多。

夫病人饮水多，必暴喘满；凡食少饮多，水停心下，甚者则悸，微者短气。

《金匮要略》痰饮咳嗽病脉证并治第十二开篇讲到饮有4种。第一种是痰饮，位于肠间，又叫肠道饮，"其人素盛今瘦，水走肠间，沥沥有声"。第二种是悬饮，位于胁下，"饮后水流在胁下，咳唾引痛"。第三种是溢饮，位于四肢，"饮水流行，归于四肢，当汗出而不汗出，身体疼重"。第四种是支饮，位于肠间、胁下、四肢之外的其他部位，"咳逆倚息，短气不得卧，其形如肿"。

从上面可以看出，四饮的区别点在于它们各自的位置。饮在肠，腹部咕噜咕噜响者为痰饮，治疗处方：苓桂术甘汤和甘遂半夏汤。前者用于冷饮，后者用于热饮。饮在四肢，四肢疼重，不出汗者为溢饮，治疗处方：小青龙汤和大青龙汤。前者用于外寒里冷饮，后者用于外寒里热饮。饮位于胁下者为悬饮，治疗处方为十枣汤，显然是用于热饮。按医圣的分类方法，应该还有一个治疗悬饮冷饮的处方。支饮，饮位于除四肢、胁下、肠道外的其他部位。比如饮在膈间，虚证用木防己汤，实证用木防己汤去石膏加茯苓芒硝汤。饮停于心下，症状是头晕，其实是头部有饮，用泽泻汤。饮停于胸，症状是胸满，用厚朴大黄汤。饮停于肺，症状是不得息，用葶苈大枣泻肺汤。饮停于胃，症状是呕家本渴，今反不渴，实质上是呕吐而不渴，用小半夏汤。饮停于肠，症状是腹满，口舌干燥，用己椒苈黄丸。饮停于胃和膈间，症状是卒呕吐，心下痞，眩悸，用小半夏加茯苓汤。特殊情况之水上冲而癫眩者用五苓散，"假令瘦人脐下有悸，吐涎沫而癫眩，此水也"。《外台》茯苓饮也谈了水上冲而出，只不过吐的是水，又叫停痰宿水，而五苓散主吐涎沫。

总结：肠间有冷饮，用苓桂术甘汤。肠间有热饮，用甘遂半夏汤。肠道外面有饮，用己椒苈黄丸。胁下有饮，用十枣汤。四肢有冷饮，用小青龙汤。四肢有热饮，用大青龙汤。头部有饮，用泽泻汤。胃部有饮，用小半夏汤。胃和膈间同时有饮，用小半夏加茯苓。胸部有饮，用厚朴大黄汤。肺部有饮，用葶苈大枣泻肺汤。膈间有饮，虚证用木防己汤，实证用木防己汤去石膏加茯苓芒硝汤。实质上是大小便正常用木防己汤，大小便不利用木防己汤去石膏加茯苓芒硝汤。口中吐涎沫，用五苓散；口中吐停痰宿水，用《外台》茯苓饮。

今天在这里，重点讲一下己椒苈黄丸。从上面的分析可以看出，己椒苈黄丸主肠道外有水，即现在我们常说的腹水。现在让我们来看一则赵守真《治验回忆录》里的医案。

赵守真医案

朱某，男，25岁。春间患风寒咳嗽，寝至全身浮肿。医用开鬼门法，浮肿全消，但咳嗽仍紧，腹感满胀。又用六君子汤加姜、辛、味，温肺健脾，咳得减而腹更胀大，行动则气促。易医亦认为虚，疏实脾饮，服后胀不减，胸亦甚觉痞满。经治10余日无效，已延半年，腹大如鼓。吾夏月治其邻人某之病，因来复诊。按脉沉实，面目浮肿，口舌干燥，却不渴，腹大如瓮，有时哕声胀满，延及膻中，小便黄短，大便燥结，数日一行，起居饮食尚好，殊无羸状。如果属虚服前药当效，而反增剧者，其为实也明矣。审病起源风寒，太阳之表邪未尽，水气留滞，不能由肺外散，反而逐渐深入中焦，与太阴之湿合为一，并走肠间，辘辘有声，而三焦决渎无权，不从膀胱气化而外溢，积蓄胃肠而成臌。当趁其体质未虚，乘时而攻去之。依《金匮》法，处方：防己椒目葶苈大黄丸（改汤），此以防己、椒目行水，葶苈泻肺，大黄清肠胃积热，可收快利之效。药后水泻数次，腹胀得减。再2剂，下利尤甚，腹又逐消，小便尚不长，用扶脾利水滋阴之法，改服茯苓导水配吞六味地黄丸，旬日而瘥。

按语：水臌而饮食尚佳，殊无羸状。当此应攻，投己椒苈黄丸前后分消，果得泻而腹胀减，复进2剂，水饮去其大半，遵《内经》"衰其大半而止"的原则，改进茯苓导水汤，利水缓图，病瘥。以此鉴之，前医治法，属以补塞实，《内经》所谓"实实"之误也，焉能取效？茯苓导水汤，为《证治准绳》方，组成：赤茯苓、泽泻、槟榔、木瓜、大腹皮、陈皮、桑白皮、木香、砂仁、紫苏、白术、麦冬、灯芯。

分析：腹水患者，若伴有肠鸣音，要看是否有苓桂术甘汤证或者甘遂半夏汤证。若有，要与己椒苈黄丸一起用。特别是兼有其他地方有饮者，要合上治疗该饮证的处方。

谈到这里，再谈一下中医治水的原则。从医圣的教导中我们知道，患者有水，但水的来源不同，从气而来，叫水气病，要用水气病的处方；从饮而来，叫痰饮病，要用痰饮病的处方；从血而来，要用治血的处方。

 ## 消渴小便不利淋病病脉证治

淋病主要症状为小便次数多，疼痛、量少、不利。现代语言称为泌尿系感染。

淋之为病，小便如粟状，小腹弦急，痛引脐中。

本条文讲，淋之为病，小便浑浊，小肚子即膀胱区疼痛，痛时连及肚脐。小腹弦急，指少腹拘急。

"淋病不可发汗，发汗则必便血"，讲淋病的治疗禁用汗法。

治疗淋病，医圣给了6个处方：栝楼瞿麦丸、蒲灰散、滑石白鱼散、茯苓戎盐汤、白虎加人参汤、猪苓汤。

"小便不利者，有水气，其人若渴，栝楼瞿麦丸主之"。从方后注得知原本有腹凉，即淋病水肿、口渴、腹凉者，用该方治疗。

蒲灰散治疗厥而皮水，症状为手脚冰凉，四肢水肿。如果伴有淋病，即泌尿系感染，则更是蒲灰散证。蒲灰散治淋病湿热属实证者。

蒲灰七分，滑石三分。

上二味，杵为散，饮服方寸匕，日三服。

茯苓戎盐汤治淋病寒湿属虚证者。

茯苓半斤，白术二两，戎盐（弹丸大）一枚。

上三味，先将茯苓、白术煎成，入戎盐，再煎，分温三服。

滑石白鱼散治淋病湿热瘀血属实证者。

滑石二分，乱发二分（烧），白鱼二分。

上三味，杵为散，饮服半钱匕，日三服。

蒲灰散中有人用蒲黄，有人用炒蒲黄，曹颖甫认为应该是菖蒲烧成灰。滑石白鱼散中，有人用鱼脑石代替白鱼。戎盐指的是大青盐。栝楼瞿麦丸治疗泌尿系感染引起的水肿、口渴、腹中冷。临床上肾盂肾炎、输尿管结石、糖尿病肾炎等病经常出现栝楼瞿麦丸证。

例 女，38岁，慢性肾盂肾炎，反复发作，多次住院用抗生素治疗，始终不能痊愈。平时尿频、尿急、尿痛。大便稀不黏、怕冷、口渴，但不喜欢喝冷水，下肢水肿。

诊断依据：尿频、尿急、尿痛辨为金匮病之淋病；下肢水肿，口渴，小便不利辨为淋病之栝楼瞿麦丸证。处方：栝楼瞿麦丸，7剂。1周后症状基本消失，继服10剂，后用肾气丸巩固，未复发。

糖尿病肾病患者多见栝楼瞿麦丸证。除此之外，还要考虑到化瘀，显然，血余炭是个好选择。糖尿病多见阴虚，《金匮要略》黄疸病脉证并治第十五中，阴虚湿热黄疸有瘀血时用的正是血余炭。

诸黄，猪膏发煎主之。

猪膏半斤，乱发如鸡子大三枚。

上二味，和膏中煎之，发消药成，分再服。病从小便出。

淋病篇中滑石白鱼散中也是用乱发二分（烧），显然，血余炭正是治疗糖尿病微循环障碍的最佳药物。除此之外，还可以认为血余炭是治疗小便不利，瘀血的最佳药物。中医有五淋，包括石淋、气淋、膏淋、劳淋、热淋。所以上面所述治淋4方就可以治疗五淋。以石淋为例，如输尿管结石、肾结石、膀胱结石、尿道结石等都会表现出上面的方证。此外一些感染性泌尿系疾病无论急性或慢性都有应用上述处方的可能。

贺昌医案

文某，男，49岁，业农。于1958年7月前来就诊。自诉从3月份起，小便微涩，点滴而出，至4月上旬溺时疼痛，痛引脐中，前医投以五淋散连服，5剂无效。诊其脉缓，独尺部细数，饮食正常，予踌躇良久，忽忆及《金匮要略》淋病篇有云"淋之为病，小便如粟状，痛引脐中"等语，但有症状未立疗法，又第二节云"若渴，栝楼瞿麦丸主之"。但此病不渴，小便频数。经查阅余无言《金匮新义》不渴者茯苓戎盐汤主之，滑石白鱼散并主之。遂将二方加减变通，处方如下：茯苓24克，白术、戎盐各6克，滑石18克，去发灰，白鱼，易鸡内金6克，冬葵子9克。嘱患者连服8剂，每日1剂，每剂2煎，每次放青盐（戎盐）3克，煎成一小碗，每碗两次分服，忌鱼腥腻滞辛辣之物。

据患者自诉，吃完8剂后，中午时小便解至中途忽觉有气由尿道中冲射而出，尿如涌泉，遂痛止神爽，病即若失。再诊其脉已缓和，尺部仍有弦数，此系阴亏之象，继以猪苓散合芍药甘草汤，益阴利小便而愈。

淋病属于金匮病，因此碰到了尿频、尿急、尿痛的患者，根据病脉证治辨为金匮淋病，再根据症状，判断属于淋病6方的哪一方证。

金匮淋病诊断标准：尿频、尿急、尿痛，"小便如粟状，小腹弦急，痛引脐中"。病机：胃热，"趺阳脉数，胃中有热，即消谷饮食，大便必坚，小便即数"，此处暗指淋病之人易饥，且大便干。处方：栝楼瞿麦丸、蒲灰散、滑石白鱼散、茯苓戎盐汤、白虎加人参汤、猪苓汤。处方间鉴别：栝楼瞿麦丸，主淋病伴水肿、口渴；蒲灰散，主淋病实证湿热；茯苓戎盐汤，主淋病寒湿虚证；滑石白鱼散，主淋病伴有瘀血。前3个方证若伴有瘀血，都可以合上滑石白鱼散。白虎加人参汤，主淋病阳明胃热；猪苓汤，主淋病阴虚水热。治疗禁忌：不能发汗。

淋病实际上就是尿路刺激征。临床上遇到此类患者，应想到这6个方，然后从中选择。

例 男，57岁，胃癌腹腔转移，腹水，两脚水肿，经医院抽水、输白蛋白、利尿等，腹水旋消旋升，患者不堪其苦，转求中医解决。问诊小便疼痛、量少、次数多，同时腹痛，非常明显是淋病。确诊为金匮病之淋病，四肢不肿，排除皮水；脉无力，排除蒲灰散和白虎加人参汤；口渴、脉浮，诊断为猪苓汤证。处方：猪苓汤。10剂后，小便疼痛减轻，腹水减少，继服15剂后，小便时不再疼痛，稍有腹水，开始配合抗癌治疗。

💮 水气病病脉证治

水气病和痰饮病的鉴别：水气病必有水肿，用手按压后凹陷不起，过时才能恢复正常。痰饮病，按后无凹陷，比如肠道有水、胸腔积液，怎么按呢，按了肠道和胸腔也不会凹陷。

水气病的类型：面部和眼睑先肿，不影响吃饭者，为风水，用越婢汤；影响吃饭者，属于里水，用越婢加术汤。四肢先肿，为皮水，若手脚不凉，用防己茯苓汤；若手脚凉，用蒲灰散。水肿伴有黄汗，属于黄汗，若脉沉，用芪芍桂酒汤；若脉浮，用桂枝加黄芪汤。腰以下先肿者，用防己黄芪汤。

桂枝去芍药加麻黄附子细辛汤，治疗的是腹部肿大，但按之不凹陷。所以，医圣说水饮所作，而没有说水气病。枳术汤，主治腹部肿大，按之不凹陷，同样不属于水气病，而属于水饮病。两者的区别是：前者脉无力，属于虚证；后者脉有力，属于实证。

我在县城开诊所，母亲70岁了，觉得城里太孤单，就住在了离城十多里的乡下老家。有一天给我打电话说，觉得双手发胀，憋得慌。我问还有其他感觉吗？说没有，就是前两天感冒了，服用感冒药后，现在感冒好了，却觉得手发胀。我说先不用管它。过了半月，我妈又打电话说，脸和眼皮都肿了，手也胀得更厉害，小便少。我一听，坏了，这是急性肾炎。忙嘱咐不要吃任何药，我马上回家送中药。我赶紧配了3剂药，送回老家。3日后我打电话问情况，我妈说已经消肿，小便略少。我又送了10剂，到第4剂时痊愈，剩下的药就给扔了。到今天已有4～5年，未复发。

处方：麻黄18克，生石膏24克，生姜9克，生甘草6克，白术12克，大枣5枚。

为什么不用大剂量？因为发病时间短，病情轻，又未经误治，再加上是老人，所以用量极小。

为什么不输液，不住院？输液、住院肯定也能好，水肿也会退，但会使患者发展为慢性肾炎，过一段时间就会复发，还得住院，经过若干次的治疗，患者就会变成慢性肾衰、尿毒症，然后透析、换肾。本来只是感冒后遗症，一旦住院，后果很可怕。

急性肾炎是怎么得的？要说清这个问题，就必须从六经的排气管道说起。把人体从上到下分6层楼，只有一个排废气、水蒸气的管道。所有楼层的废气、水蒸气都往上飘，到6楼后通过毛孔排出体外。现在，有一个小环节出了问题，那就是6楼的排气管道温度过低，废气、水蒸气到这儿后从气体变成了液体。所以6楼就开始水肿，脸肿，眼皮也肿。4楼是厨房，还在热火朝天地做饭，废气、水蒸气继续往上走。这样问题就出来了，排气管不正常，排气不通畅，厨房里的废气、水蒸气排不出去，导致厨房越来越热。这时候6楼的太阳就把温度还可以的某段管道的毛孔打开，所以患者会自汗。厨房里的废气、水蒸气排不出去，涌到血管里，所以脉浮。厨房里温度高，阳明就会口渴。现在废气、水蒸气要往外排，但不管风从哪个方向吹过来，都是往身体里的方向吹，所以怕风。天冷了，毛孔会更闭合，排气管温度更低，所以患者怕冷，疾病在冬天加重。

患者自汗出，为什么还要用麻黄？这就涉及一个很关键的问题。我在麻黄汤里专门解释了无汗，这种情况不叫自汗，而叫无汗，因为水肿的部位不出汗。也就是说，病变部位不出汗，就叫无汗，就能用麻黄。这是我仔细分析所有出汗的条文，所有含麻黄的条文后，思考近1年才得出的一句话。搞清楚了无汗，麻黄就敢用了，就会用了。

越婢加术汤中每味药有什么作用？麻黄把毛孔都打开，新产生的废气、水蒸气得以排出；生石膏将厨房里的空调打开，因为厨房太热了，需要降温。生姜拿着电吹风，在厨房里对着排气管往上吹热风，排气管的温度升高，同时把变成水的气体再变回气体，毛孔是开着的，然后排出体外。生甘草来了，把厨房的火关闭。厨房里空调开着，火关着，地面上都是冷水，此时白术来了，打开了排凉水的开关，把水排到大肠。最后大枣来到厨房，哪儿缺水就补补水，哪儿水多就用抹布抹一抹。好了，事情结束，一切恢复正常。

风水恶风，一身悉肿，脉浮而渴，续自汗出，无大热，越婢汤主之。

风水加术四两。

为什么西医会越治越重？这就要看西医是怎样治疗的。西医治疗急性肾炎，先说输液吧，几大瓶凉液体进入血管，使血管中的废气、水蒸气由气态变成液态。抗生素大苦大寒，比凉水还凉。患者水肿，就赶紧利尿，1楼的少阴不同意呀，为什么，因为加大了工作量，所以少阴开始闹情绪，想偷懒。西医一看，好家伙，不听话，派激素去当监工，只要少阴不听话，就狠狠地打。少阴只好拼了命地排水。这样住个十天半月，水肿消退，可以出院了，可排气管还有问题，所以一段时间后复发。西医又是那一套，这次少阴的身体没上次好，西医就多派了几个打手去，少阴只好强打起精神来排水。西医说少阴这家伙最狡猾，打手少了就不怕了，出院后也不能让它偷懒，于是让患者天天吃大量激素。这样反复多次，始终不修排气管，全靠少阴工作，终于有一天，少阴同志再也坚持不住，倒下了，于是就发展成了慢性肾衰竭和尿毒症。

看了这篇后，大家对部分上部水肿和肾病应该了然于胸，我觉得应该能挽救不少人吧，当然了，这个还要靠大家自己。

🏵 黄疸病病脉证治

急慢性肝炎、肝硬化、胆结石梗阻、溶血性贫血等病容易出现黄疸，黄疸出现往往意味着病情比较严重。

黄疸民间疗法：瓜蒂散，嘱患者往鼻子里吸药，吸后从鼻中流黄水，治疗黄疸。

《金匮要略》黄疸篇附方　"瓜蒂汤，治诸黄"。

《金匮要略》痉湿暍病脉证治第二　一物瓜蒂汤方。

瓜蒂二十个。

上剉，以水一升，煮取五合，去渣，顿服。

把瓜蒂汤改成散剂，治疗黄疸。瓜蒂汤治诸黄，意思是说瓜蒂汤可以治疗所有的黄疸，但并不是所有的黄疸用瓜蒂汤效果都很好，瓜蒂汤有自己特有的适应证。瓜蒂汤用的是吐法，吐法的脉是浮脉，脉沉者不能用。千金麻黄醇酒汤所治黄疸为太阳病无汗的黄疸，此外还可用麻黄连翘赤小豆汤。太阳病出汗的黄疸，应该用桂枝加黄芪汤。

"寸口脉浮而缓，浮则为风，缓则为痹，痹非中风，四肢苦烦，脾色必黄，瘀热以行"，说明黄疸的主要病机是瘀热。"然黄家所得，从湿得之。一身尽发热而黄，肚热，热在里，当下之"，说明黄疸与湿有关，总的说明黄疸的病机是瘀热湿。然茵陈蒿汤、栀子大黄汤等黄疸方中都没有用到活血化瘀的药物，所以以后我们用这些处方时，应该加上一些活血化瘀的药。比如桂枝加黄芪汤治疗黄疸要加三棱、莪术。黄疸分为阳黄和阴黄。阴黄病机为瘀寒湿，同样要用活血化瘀的药治疗。

"诸黄，猪膏发煎主之"。猪膏发煎用于治疗舌光无苔的黄疸。就是说所有类型的黄疸，只要患者舌光无苔，就可以用猪膏发煎治疗。一般湿热瘀的黄疸患者舌苔黄厚腻，寒湿瘀的黄疸患者舌苔白滑腻，而猪膏发煎的黄疸患者舌光无苔。

夫病酒黄疸，必小便不利，其候心中热，足下热，是其证也。

酒黄疸者，或无热，靖言了了，腹满欲吐，鼻燥。其脉浮者，先吐之；沉弦者，先下之。

酒黄疸的患者，应该用栀子大黄汤，如果患者脉浮，应该先用瓜蒂散吐之，吐之后，用栀子大黄汤。脉沉弦者，应该用大黄硝石汤下之，下之后，再用栀子大黄汤治疗。

"脉沉，渴欲饮水，小便不利者，皆发黄"。小便不利是黄疸的常见症状。"腹满，舌痿黄，躁不得睡，属黄家"。说明舌苔黄，腹胀，不能睡，是黄家。临床上，肝炎患者往往都睡不好，且胳膊、腿憋得难受，符合"寸口脉浮而缓，浮则为风，缓则为痹。痹非中风，四肢苦烦，脾色必黄，瘀热以行"中所说的"四肢苦烦"。

黄疸之病，当以十八日为期，治之十日以上瘥，反极为难治。黄疸病误治之后多从阳黄变成阴黄。如果患者住西医院几个月，还没好，一般不太可能是阳黄。

黄疸分为3个类型：谷疸、酒疸、女劳疸。

趺阳脉紧而数，数则为热，热则消谷，紧则为寒，食即为满。尺脉浮为伤肾，趺阳脉紧为伤脾。风寒相搏，食谷即眩，谷气不消，胃中苦浊，浊气下流，小便不通，阴被其寒，热流膀胱，身体尽黄，名曰谷疸。

阳明病，脉迟者，食难用饱，饱则发烦头眩，小便必难，此欲作谷疸。虽下之，腹满如故，所以然者，脉迟故也。

谷疸之为病，寒热不食，食即头眩，心胸不安，久久发黄，为谷疸，茵陈蒿汤主之。

谷疸的主要特点：食后难受、腹胀、头晕。"食谷即眩""食难用饱，饱则发烦头眩""食即头眩"。用茵陈蒿汤治疗。

酒黄疸的主要特点：胃部嘈杂感、烧灼感、疼痛感。平日爱喝白酒的人，得黄疸后，容易出现酒黄疸。治疗用栀子大黄汤。

黄家日晡所发热，而反恶寒，此为女劳得之。膀胱急，少腹满，身尽黄，额上黑，足下热，因作黑疸。其腹胀如水状，大便必黑，时溏，此女劳之病，非水也。腹满者难治。硝石矾石散主之。

黑疸，又叫女劳疸，主要特点：额上黑。

这 3 个类型的黄疸，如果出现了脉浮，当以汗解之。

"诸病黄家，但利其小便；假令脉浮，当以汗解之，宜桂枝加黄芪汤主之"，意思是说上面这些黄疸的类型应该利小便。茵陈蒿汤、栀子大黄汤、硝石矾石散都是利小便的方剂。"宜"字，说明不是必须用桂枝加黄芪汤。原因是汗法治疗黄疸有 3 个处方：桂枝加黄芪汤、千金麻黄醇酒汤、麻黄连翘赤小豆汤。

"诸黄，猪膏发煎主之"。阴虚舌红无苔之黄疸应该用猪膏发煎。

"黄疸病，茵陈五苓散主之"。黄疸伴有水肿，用茵陈五苓散。

"黄疸腹满，小便不利而赤，自汗出，此为表和里实，当下之，宜大黄硝石汤"。黄疸伴小便出血，用大黄硝石汤。

"诸黄，腹痛而呕者，宜柴胡汤"。黄疸伴腹痛呕吐者，宜柴胡剂。

"男子黄，小便自利，当与虚劳小建中汤"。此为特殊情况，虚劳患者，面色萎黄，例如西医中贫血患者，面色黄，小便正常。可以用小建中汤，也可以用虚劳篇的其他处方。

治黄疸，首先分黄疸类型，其次辨病因，再看预后，最后看特殊情况。学习金匮病要反复朗读原文，然后一条一条慢慢分析，处方与处方之间，药物与药物之间应仔细鉴别。

茵陈蒿汤方

茵陈蒿六两，栀子十四枚，大黄二两。

上三味，以水一斗，先煮茵陈，减六升，内二味，煮取三升，去滓，分温三服。小便当利，尿如皂角汁状，色正赤。一宿腹减，黄从小便去也。先煮茵陈蒿，大黄不必后下。

硝石矾石散方

硝石、矾石〔烧〕等分。

上二味，为散，以大麦粥汁和服方寸匕，日三服，病随大小便去，小便正黄，大便正黑，是候也。硝石为火硝。

栀子大黄汤方

栀子十四枚，大黄一两，枳实五枚，豉一升。

上四味，以水六升，煮取二升，分温三服。大黄不必后下。

猪膏发煎方

猪膏半斤，乱发如鸡子大三枚。

上二味，和膏中煎之，发消药成，分再服。病从小便出。

茵陈五苓散方

茵陈蒿末十分，五苓散五分。

上二物和，先食饮方寸匕，日三服。

大黄硝石汤方

大黄、黄柏、硝石各四两，栀子十五枚。

上四味，以水六升，煮取二升，去滓，内硝，更煮取一升，顿服。

《千金》麻黄醇酒汤

麻黄三两。

上一味，以美清酒五升，煮取二升半，顿服尽。冬月用酒，春月用水煮之。美酒为黄酒。

患者服用黄疸方后，会出现2种情况：一是脾湿，用茵陈五苓散来善后；二是脾燥，用猪膏发煎来善后。

我对黄疸篇的理解：黄疸病自然包括现代医学所说的黄疸，除此之外，也应该包括皮肤黄、小便黄、舌苔黄、带下黄等诸多疾病在内。

诸黄，腹痛而呕者，宜柴胡汤。

病者腹满，按之不痛为虚，痛者为实，可下之；舌黄未下者，下之黄自去。

这2条联系起来可以得出：舌黄，腹痛而呕者大柴胡汤下之，下之黄自去。

男子黄，小便自利，当与虚劳小建中汤。

男子黄，实质上是西医的贫血状态，医圣也将之列入了黄疸篇，即中医之血虚，也属于黄疸范围。更加说明了黄疸病就是身黄。

"腹满，舌痿黄，躁不得睡，属黄家"，说明舌黄也是黄家。

从条文分析可知，现代医学的黄疸属于黄疸范畴，同时部分血液病也属于，还有部分舌苔黄的患者也要考虑黄疸病的可能。

阳黄患者脉有力，属于三阳病。太阳病之黄疸，用《千金》麻黄醇酒汤和

239

桂枝加黄芪汤；少阳病之黄疸，用柴胡汤；阳明病之黄疸，用瓜蒂汤；谷疸，用茵陈蒿汤；黑疸，用硝石矾石散；酒疸，用栀子大黄汤；小便出血，用大黄硝石汤。我常用栀子大黄汤治疗患者烧心，舌苔黄，脉有力，疗效非常好。脉有力属于阳病，舌苔黄属于黄疸，因此用栀子大黄汤。

黄疸病属于湿热瘀三者为患，因此在治疗处方中加活血化瘀药就非常有必要，比如桃仁、丹皮之类，比如三棱、莪术之类。刘方柏建议黄疸病用血府逐瘀汤，很有道理。

黄疸一病，必须辨寒热虚实而治。湿热瘀黄疸常见，湿寒瘀黄疸少见，虚证黄疸更少见。然而从临床来看，最需要掌握的恰恰是少见和更少见现象的治疗方法。现摘录章柏年老师《黄疸与补法》中的一篇文章供大家学习。

黄疸治疗，医家从以发汗、利尿为法，而将补法作为禁列，不敢轻试，故俗语云："黄疸用补，十医九惧。"由于立法偏颇致使缠绵日久，正气疲惫之黄疸重证。失之交臂者，不可胜数。

宗于此法者，或据于《内经》"湿热相交民当黄疸"，或据学仲景"黄疸所得，从湿得之"；这些均不无道理，且临床亦多有良效。然据此而立"治黄疸不利小便，非其治也"之论，则作茧自缚矣。湿热固然系黄疸之成因（其实也非所有黄疸均属湿热）；若脾气旺而能散精于肺，通调水道，下输膀胱，何热邪而湿之有？若肾气壮而火能生脾土，中州运行，何寒蓄生湿之有。经曰，"正气存内，邪不可干"，黄疸奚独不然？故黄疸亦有标本虚实，治亦当辨证施之。昔俞震氏云："医宗循规矩以为法，常者生焉，变者死焉，转眼立法未备也；不知要在乎操纵于规矩之用，神明于规矩之外，靡不随手应之。"此论于黄疸，确可细细体味。应知"诸病黄家，但利其小便"乃仲景之规矩，他如温、清、消、补、吐、下诸法，及以补为消，塞因塞用等均为"巧"。若专事渗利不能愈者，急当改弦易辙，另辟蹊径，即神明于规矩之外矣。

明代医家王肯堂，张景岳大倡补法治黄疸，宗之者不乏其人，如清代汪文绮氏。上溯灵素诸经，熟研诸子百家，尤以《景岳全书》窥其秘钥，观其会通，宗古法而弗苟。变古法而非立异，引尚触类，起斯人于险危，济生民于寿域。大凡黄疸新病初起，多以消导攻泻，久病脾胃杀伤，气血虚弱，必用补法，庶可收功。不过"新"与"久"属模糊语言，当以《金匮》"黄疸当以十八日为期，治之十日以上瘥，反剧为难治"之论为准则。可理解为 10 日内者为新，10 日以上不瘥者为久。"久"者并非长年累月之意。新病如用渗利退黄之剂不应，就该警惕，慎防变证，即当考虑补法。若误认为病重药轻，徒增渗利退黄之品，病必殆。

余临证数十年，运用补法治黄疸，屡起沉疴，似有所获，要者不外乎熟研古人之书，辨认阴阳虚实，同中有异。若脾虚发黄者补脾，胃阴伤者养胃，肾元不足者壮肾，力戒胶柱鼓瑟。

曾治一患者，80 高龄，病黄疸。经余诊时，家属已久绕病榻，商议后事。证见全身浮肿如泥，前医曾用利水退黄药多剂，黄疸如故，神志不清，脾肾大亏之候，仿景岳法，急进大剂熟地、参、芪、杞子等温肾实脾之味 1 剂。翌日，神志转清，浮肿见退，黄白厚燥之苔亦化。原法调治，不数日已能起坐，谈笑自若。

又治一中年妇女，因建造住宅，忧思劳伤过度，发为黄疸。面目色黄，悉身浮肿，不思饮食，精神困顿异常，舌红光如镜，脉细少神，脾胃之阴大伤。西医诊断为急性传染性黄疸型肝炎。此时若用渗利，必当伤阴坏病，乃投大剂益气生津，养胃清热之品。连服 7 剂，黄疸浮肿消退大半，舌红转淡，苔光稍复，渐思饮食，以原法增损，数剂而愈。

上二案虽方药不同，一从养胃生津，一从调理脾肾，然，均为补法治黄，能获如此之效，益信补法于黄疸，确大有用武之地。本文意为阐明黄疸发病，非热一端，补法实可佐渗利之不足，而神明于规矩之外也。即庄子云：善师者不陈，得鱼者忘筌，得心应手，不违乎法而不拘于法也。

我以前也治过一些肝硬化的患者，效果不好。我又学了一些偏方和名人经验，效果也不怎么样。明白病脉证治的道理以后，我就想，肝硬化患者属于什么病呢？结论是属于金匮病之黄疸病。属于黄疸病里的什么病呢？结论是属于黄疸病之黑疸，又叫女劳疸。为什么呢？

肝硬化患者面色黑黄，正如条文所说"身尽黄，额上黑"。此外怕热，总觉得手脚心热，即足下热。大便必黑，这是因为肝硬化患者有消化道出血。膀胱急，少腹满，是因为小便不利。

现在我们来完整地看一下《金匮要略》第十五篇黄疸病中黑疸的原文。

黄家日晡所发热，而反恶寒，此为女劳得之。膀胱急，少腹满，身尽黄，额上黑，足下热，因作黑疸。其腹胀如水状，大便必黑，时溏，此女劳之病，非水也。腹满者难治。硝石矾石散主之。

硝石、矾石（烧）等分。

上二味，为散，以大麦粥汁和服方寸匕，日三服，病随大小便去，小便正黄，大便正黑，是候也。

硝石指的是火硝，矾石指的是绿矾、皂矾。服用皂矾后，会大便黑。

例一 男，55岁，肝硬化。面色黑黄，体瘦，肝功能不正常，胆红素高，白蛋白低，以前每年住院3～4次，现在想用中药治疗。用什么呢？用硝石矾石散。

处方：火硝50克，皂矾50克。粉碎后混匀，每日2次，每次1克，饭后服用。大麦一把熬成粥，用粥汁冲服1克硝石矾石散，患者把大麦也吃掉了，说很好吃。

服用此药后，牙齿会变黑，没关系，停服后就会好。大便变黑，一方面是肝硬化有消化道出血，另一方面皂矾会让大便发黑。患者自从服用硝石矾石散以后，每2个月检查一次，病情逐渐好转，再也没有去住过院。服用1年以后，患者自觉已痊愈，遂停药。

例二 男，30岁，肝硬化大出血，在医院抢救时把脾切除。面色黄黑，脸上油腻，脉有力。我让他服用硝石矾石散，他也是每2个月检查一次，4个月后，食管静脉曲张消失。6个月后，肝脏的体积慢慢增大。8个月后，检查基本正常。

硝石矾石散对阳转阴无效，对改善肝功能有一定效果，但不太大，对肝硬化有特效。硝石矾石散治疗的是黑疸，那么，现代疾病中哪些病会出现黑疸呢？临床上肝硬化、肝癌、胆管癌、胰腺癌等都会出现黑疸。对于经方家来说，不用管西医诊断的是什么病，只要患者出现了黑疸，就要用硝石矾石散。

门纯德医案

郭某，1983年4月1日在山西某医院诊断为胰头癌，住院治疗20余日后转回大同某医院维持治疗，在该院住院50余日，病情日渐加重，在生命垂危的情况下邀门老会诊。当时患者黄疸指数80多，肝脾肿大，大量腹水，发热、吐血，病情已经非常严重。当时门老用硝石矾石散主方进行治疗。治疗后，黄疸指数降至6，腹水消退，食欲大增，每日能食半斤食物，精神好转而出院。出院后每日上街锻炼身体，生活质量得到了很大提高。

 惊悸吐衄下血胸满瘀血病病脉证治

1. 惊悸病病脉证治

关于金匮病之惊悸，我很惭愧。因为治疗惊悸的处方目前我仍未用过，无法谈自己的经验，只能谈谈我学习他人的经验，请大家原谅，等我以后有了亲身体验再补充告诉大家。

心下悸者，半夏麻黄丸主之。

半夏麻黄等分。

上二味，末之，炼蜜和丸小豆大，饮服三丸，日三服。

何任医案

顾某，男，58岁，家住杭州建国中路。患者素有慢性支气管炎，入冬以来，自感心窝部悸动不宁，久不减轻，心电图检查尚属正常。脉滑苔白，宜蠲饮治之。姜半夏、生麻黄各30克，上两味各研末和匀，装入胶囊中。每次服2丸，蜜糖冲水吞服，每日3次。胶丸服完后，心下悸动已差，又续配一方，以巩固之。

悸病的治疗处方总结：胃部跳动，用半夏麻黄丸；胃部跳动，伴手脚凉，用茯苓甘草汤；脐下跳动，用苓桂枣甘汤；脐下跳动，伴吐涎沫而癫眩，用五苓散；脐上跳动，用理中丸；脐上跳动，伴怀孕，用桂枝茯苓丸；四肢跳动，用防己茯苓汤。

火邪者，桂枝去芍药加蜀漆牡蛎龙骨救逆汤主之。

桂枝三两（去皮），甘草二两（炙），生姜三两，牡蛎五两（熬），龙骨四两，大枣十二枚，蜀漆三两（洗去腥）。

上为末，以水一斗二升，先煮蜀漆，减二升，内诸药，煮取三升，去滓，温服一升。

桂枝去芍药加蜀漆牡蛎龙骨救逆汤名字太长，以下简称桂枝救逆汤，便于交流。该处方需要参看《伤寒论》第112条，"伤寒脉浮，医以火迫劫之，亡阳必惊狂，卧起不安者，桂枝去芍药加蜀漆牡蛎龙骨救逆汤主之"。病症为惊狂，卧起不安。

那么，什么叫火邪呢？第114条 "太阳病，以火熏之，不得汗，其人必躁，到经不解，必清血，名为火邪"。

连建伟医案

张某，女，54岁，急性肾衰竭。期间突然出现惊恐，卧起不安，脉数，苔薄腻，几个人都按她不住。患者服用桂枝救逆汤后，惊恐消失，神志安定。该方起到了救逆的作用。《金匮要略论注》："此方治惊，乃治病中之惊狂不安者"，即疾病过程中发生了惊狂不安，使用时将该方中蜀漆改成茯苓。

胡希恕医案

王某，女，26岁，旁观修理电线而受惊吓。现惊悸、心慌、失眠、头痛、纳差恶心，时有喉中痰鸣，每有声响则心惊变色，烦躁骂人不能自控，逐渐消瘦，由两人扶持来诊。苔白腻，脉弦。此寒饮郁久上犯，治以温化降逆。

桂枝、生姜各10克，炙甘草6克，大枣4枚，半夏、茯苓各12克，生牡蛎、生龙骨各15克。

3剂后，心慌，喉中痰鸣减轻。6剂后，纳增，睡眠好转。再服10剂，诸症皆消。惊病中，惊与烦并见，用柴胡加龙牡汤；惊与狂、卧起不安并见，用桂枝救逆汤。

"卧起不安"的总结：心烦腹满者，栀子厚朴汤；狐惑病，甘草泻心汤；惊狂者，桂枝救逆汤。

2.吐衄下血病

吐血不止者，柏叶汤主之。

柏叶、干姜各三两，艾三把。

上三味，以水五升，取马通汁一升，合煮取一升，分温再服。

现在多用童便代替马通汁。柏叶即侧柏叶，治疗上焦出血，特别是上消化道出血、支气管出血。

下血，先便后血，此远血也，黄土汤主之。亦主吐血，衄血。

甘草、干地黄、白术、附子（炮）、阿胶、黄芩各三两，灶中黄土半斤。

上七味，以水八升，煮取三升，分温二服。

灶中黄土，目前多用赤石脂代替。黄土汤治疗中焦出血，若血往上走，则为吐血；若血往下走，则先便后血；若血往皮肤走，则衄血。

我曾治过一例大便后鲜血直流的患者，由于出血，患者心慌气短乏力，脉沉数无力。

按金匮辨病为中焦出血之黄土汤证。处方：甘草、熟地黄、白术、黑附子各20克，阿胶、黄芩各30克，赤石脂80克。3剂。

结果：1剂即愈，3剂后停药，改吃归脾丸善后，未复发。从现代医学来看，胃溃疡出血属于中焦出血，正好是黄土汤证。

下血，先血后便，此近血也，赤小豆当归散主之。

这是下焦出血。痔疮患者，出血严重，肛门灼热，疼痛难忍，脉有力。用赤小豆当归散合槐角丸治愈。赤小豆当归散治疗的是下焦血虚湿热的出血，尿血、带下夹血的患者也能应用。

柏叶汤治上焦出血，黄土汤治中焦出血，赤小豆当归散治下焦出血。中焦出血比较特殊，有三个途径：向上出为吐，向外出为衄，向下出为便血。上述3个处方治疗的都是寒热错杂的出血。

紧跟着医圣又写了泻心汤。泻心汤治疗热证、实证的出血。无论什么样的出血，若伴脉有力，舌红苔干，就可放心大胆使用该方。此外鼻衄、吐血、便血、尿血等都可应用。

血液病患者中有不少是出血证。因此，血液病的治疗要深刻钻研第16篇吐衄下血、第3篇百合狐惑阴阳毒和第15篇黄疸病。值得重视的是，第16篇中有2个治疗衄血的处方：一是黄土汤，二是泻心汤。两者的鉴别很简单，脉无力者，黄土汤；脉有力者，泻心汤。如果一手脉无力，另一手脉有力，就把2个处方合起来用。

为什么要专门点出来衄血呢？原来啊，衄血是血小板减少的主要症状，引起血小板减少的疾病很多，比如原发性血小板减少症、再生障碍性贫血、白血病等。用黄土汤和泻心汤来治疗衄血，就是非常不错的方法。

曾有一位血小板减少的女孩子，13 岁，来时身上满布斑点，舌淡苔薄白，脉细无力，无其他症状，处以黄土汤。大概服用 60 剂后，彻底痊愈。只是每次来月经时，患者都会害怕，遂让患者每次月经时服用云南白药胶囊，十几年过去了，情况一直良好。

至于泻心汤治疗血小板减少症，患者则大多伴有口渴，饭量大，舌红苔黄，脉有力。只有用泻心汤泻火之后，血小板才会上升。唯一需要注意的是，泻心汤中病即止，不可长期使用。

临床上，总会有复杂疑难的患者来考验医生，当然血小板减少症的患者也不会例外，肌衄患者一手脉有力，另一手脉无力，需要将黄土汤和泻心汤联合使用。我一直认为，灶中黄土还是不用赤石脂代替的好，在淘宝上就可以买得到，价格也不贵。倒是阿胶，由于担心买到假货，可以用猪皮代替。有一位同行告诉我，可用黄明胶代替阿胶，效果不错，我想应该是可以的。

赵明锐认为，黄土汤治疗血证效果至为可靠，不论是由内脏病变引起的吐血、鼻出血或是便血、子宫出血、潜血、隐血，或是体表肌肉皮下的溢血，凡属于脾虚气寒，中阳不足，统摄无权所造成的病证，经临床反复验证，有一定效验。

黄土汤的一般成人量。甘草 10 克，生地黄、白术、熟附子各 12 克，阿胶 15 克，黄芩 10 克，灶心土半斤。灶心土捣碎用开水冲起搅拌，待粗土沉底而细尘未澄清时，急取其水煎药，如澄为清水则无用。

3. 瘀血病

例 女，28 岁，本村人。流产后血崩，白天不出血，一到夜里就出血，哗哗地流，血量达一洗脸盆，卫生纸扔了一地，病情已持续 1 个月。在县医院做了清宫术，输血，输血小板、止血药和抗生素半月，均不见效。又转到妇幼保健院，检查子宫正常，还是输血输液，亦不见效。目前患者已出院，靠喝参汤维持，奄奄一息，卧床待毙。

患者母亲找到我，让我为其女儿治疗。我说你咋不早来？她母亲说心想你是治癌症的，还看妇科病吗？我说癌症都能看，妇科病咋就不能看？

我问："肚子痛吗？"

答："痛，一痛就出血，出了血就不痛了。

又问："有血块吗？"

答："有血块，但不多。"

小茴香（炒）7 粒，干姜（炒）1 克，柴胡、肉桂各 3 克，制没药、川芎、赤芍药、五灵脂（炒）各 6 克，生蒲黄、当归各 9 克。3 剂。每日 1 剂，早晚饭前吃。记住该炒的药一定要炒，生蒲黄要用布包，肉桂要同煎，茴香只用 7 粒。

用药当日夜间出血减少一半，3 剂后出血止，继服 3 剂巩固。后改为乌鸡白凤丸、归脾丸各 2 盒以补身体善后。此后 2 年多，再未复发。

该病例为瘀血导致的出血。不用活血化瘀，单纯补血止血，患者必死路一条。临床上因血崩而死者不在少数，都是到死也不敢用活血化瘀药。我共收了患者 20 元，其中丸药是患者自己买的，费用低，疗效好。我治 100 位患者也没医院治 1 位挣得多。

活血化瘀为什么能治出血呢？很多名家都有验案。现在的中医大夫有意无意之中受西医影响较深，所以出血患者到了中医那儿大部分也是补血止血。患者求西医无效，求中医也无效，只能束手待毙，其实就是 20 块钱的事。内经里有句话叫"微者逆之，甚者从之"。意思是轻微的、小的毛病要逆，比如轻微地呕吐就用止吐药。严重的、厉害的毛病要从之，比如呕吐厉害者就要用吐法，要帮助患者吐出来。该患者出血厉害，就属于"甚者"，就要"从之"，所以用活血化瘀法，只有这样病才能好。现在多半的中医只知道逆，而不知道从，如何能解决疑难杂症？

血液在往前流的时候，突然把前面的路堵住，后面的血还在源源不断地流过来，但往前又走不动，血液越积越多，于是把血管撑破了，遂出血。西医见此，赶紧堵，血管破的地方堵住后，血管里的压力更高，即使暂时不出血，将来必定复发。又一看贫血，遂输血，血输得越多，被堵住的血管里压力越大，越要以出血来减轻压力。

中医用活血化瘀的中药，把瘀血化开，自然就不再出血。不少人报道，水蛭治脑出血效果好，原因就在于此。当然了，出血的原因还有很多，但要时刻存一个活血化瘀的概念在心中。

呕吐哕下利病病脉证治

呕吐患者，若有痈脓，不能治呕吐，只需解决痈脓的问题。那么，如何解决痈脓呢？

……目四眦黑。若能食者，脓已成也，赤豆当归散主之。

肺痈，喘不得卧，葶苈大枣泻肺汤。

咳而胸满，振寒脉数，咽干不渴，时出浊唾腥臭，久久吐脓如米粥者，为肺痈，桔梗汤主之。《外台》桔梗白散也主之。

《千金》苇茎汤，治咳有微热，烦满，胸中甲错，是为肺痈。

肠痈处方：薏苡附子败酱散、大黄牡丹汤、排脓散方、排脓汤方、浸淫疮方、狼牙汤方。

夫呕家有痈脓，不可治呕，脓尽自愈。

本条讲患者化脓，然后呕吐，这是化脓引起的呕吐，必须要解决化脓，而不必治疗呕吐，这就是治病必求于本。呕吐本于痈脓者，治脓。

病人欲吐者，不可下之。

本条讲凡是想呕吐的患者，不可用下法。其实就是不能用承气汤，因为病势向上，用下法为逆。

现在有的人见到大便干，就想用下法，这是错误的。《伤寒论》第204条明确指出，"伤寒呕多，虽有阳明证，不可攻之"。那么该怎么办呢？

第96条 心烦喜呕……小柴胡汤主之。

第103条 呕不止，心下急，郁郁微烦者，为未解也，与大柴胡汤。

患者欲吐，即喜呕，因此用小柴胡汤和之。舌苔黄欲吐者，用大柴胡汤。

第203条 阳明病，胁下硬满，不大便而呕，舌上白苔者，可与小柴胡汤。上焦得通，津液得下，胃气因和，身濈然汗出而解。

呕吐病脉象原文。

问曰：病人脉数，数为热，当消谷饮食，而反吐者，何也？师曰：以发其汗，令阳微，膈气虚，脉乃数。数为客热，不能消谷，胃中虚冷故也。

脉弦者虚也。胃气无余，朝食暮吐，变为胃反。寒在于上，医反下之，今脉反弦，故名曰虚。

寸口脉微而数，微则无气，无气则荣虚，荣虚则血不足，血不足则胸中冷。

趺阳脉浮而涩，浮则为虚，涩则伤脾，脾伤则不磨，朝食暮吐，暮食朝吐，宿谷不化，名曰胃反。脉紧而涩，其病难治。

只谈理论会枯燥，会让读者心烦，我也是这样，单看纯理论会打瞌睡，看不下去，总想看看医案什么的，才能有信心往下看。所以，我马上就要列医案了。

呕家的 2 大治疗原则已经讲了，脉象也列了出来，下面来谈一谈呕吐的第一个大病——胃反。

胃反的寸口脉：脉弦者，虚也；趺阳脉浮而涩；脉紧而涩，其病难治。

胃反的症状：朝食暮吐，暮食朝吐，宿谷不化。

胃反的病因：寒在于上，医反下之，致胃气无余，浮则为虚，涩则伤脾，脾伤则不磨。说明了胃气少，脾也伤。

胃反的类型。

第一，胃反呕吐者，大半夏汤主之。

半夏二升（洗完用），人参三两，白蜜一升。

上三味，以水一斗二升，和蜜扬之二百四十遍，煮药取升半，温服一升，余分再服。

第二，胃反，吐而渴欲饮水者，茯苓泽泻汤主之。

茯苓半斤，泽泻四两，甘草二两，桂枝二两，白术三两，生姜四两。

上六味，以水一斗，煮取三升，内泽泻，再煮取二升半，温服八合，日三服。

第三，吐后，渴欲得水而贪饮者，文蛤汤主之；兼主微风，脉紧，头痛。

文蛤五两，麻黄、甘草、生姜各二两，石膏五两，杏仁五十枚，大枣十二枚。

上七味，以水六升，煮取二升，温服一升，汗出即愈。

胃反病的 3 个类型，以吐后渴与不渴来鉴别。不渴，用大半夏汤；口渴想喝水，用茯苓泽泻汤；口渴想一直喝水，用文蛤汤。

张谷才医案

王某，男，65岁。1976年5月27日诊。呕吐不食，食则良久吐出，夹有痰饮，大便10余日未行。口干思饮，形体消瘦，已2月余。某医院做胃肠钡剂造影，诊为不完全性幽门梗阻。诊见精神萎靡，言语无力。舌质淡红而干，脉细弱。病因年高久病，胃气虚弱，脾失健运，痰饮内停，肠中津枯。欲扶其正而虑助其痰，欲祛其痰而恐津更枯，欲润其燥而惧呕更著，病极棘手，拟大半夏汤试服。方用姜半夏15克，红参10克。水煎取汁，兑服白蜜60克，少量多次，频频饮服。3剂后，呕吐减止，大便也通，胃气复苏，肠燥得润，转危为安。继用原法调理将息，吐止便畅，体弱渐复，终获痊愈。

按语：本案久病呕吐不止，中气亏损，津液内伤，大便燥结者，用本方辛开降逆，补中润燥，正气充实，脾胃润和，水温得化，肠燥得润，胃气下行，则呕吐自平。

张老认为本方适宜于某些神经性呕吐，经久不愈，便结难解者，以及年高体虚，便干难下者。幽门梗阻、食管癌、胃癌等在治疗过程中参用该方，也有裨益。

田氏以大半夏汤加味治疗晚期食管贲门癌梗阻，多数患者服用1剂后，食管流涎减少，能进水和流质食物，继服则梗阻逐渐好转。

例一 男，49岁。主诉恶心呕吐，早上吃的食物晚上吐出来，晚上吃的食物早上吐出来，吃什么吐的还是什么，一点儿也不消化，此外还吐黏液，已有几月，全靠输液维持生命。大便干，10来天才有少量大便，小便正常，手脚凉，无精神，全身无力，说话的劲儿都没有，口不渴，脉弱无力，舌质淡苔薄白。诊断为金匮病之胃反病。因胃反而口不渴处以大半夏汤。生半夏96克，红参48克，白蜜100克。加水共煮半小时，缓慢下咽，小口呷服，1剂即愈。该患者不是癌症，所以1剂见效后，改服归脾丸善后。

单氏用大半夏汤治疗胆囊术后胃食管反流。另外，《千金》方治胃反不受食，食入即吐；《外台》方治呕，心下痞硬。对于胃反后渴者，我治过一位女患者。

例二 女，糖尿病9年。每日用降糖药，现恶心呕吐，口干口渴，想喝水，进食后不消化，几小时后吐出不消化的食物，舌苔白腻。当即诊断为金匮呕吐病之胃反病。患者口渴欲饮，排除大半夏汤；喝几口水即可，排除文蛤汤。

处方：茯苓泽泻汤。茯苓 40 克，泽泻 20 克，甘草、桂枝各 10 克，白术 15 克，生姜 5 片。5 剂。水煎服，每日 1 剂，分 2 次服用。5 剂后，舌苔由白腻变为薄白，已不恶心呕吐，停服。血糖未化验。

关于文蛤汤我没有用过，但查看资料有人用于糖尿病的治疗，大家不妨借鉴学习。

 ## 疮痈肠痈浸淫病病脉证治

我在临床上见到的脑转移患者，多为肺癌脑转移。为解决脑转移，我想尽了各种办法，曾给一位患者一剂药中用了 100 条蜈蚣，无效；用过核桃树枝煮鸡蛋，无效；也用过一些名家的验方，均无效。是不是因为中药过不去血脑屏障所以治疗效果不好呢？因此有一段时间，只要是脑转移，我就对患者说，肺癌的事我来解决，脑转移的事你自己想办法。患者问什么办法，我说要么手术，要么放疗。但后来有位患者坚持让我用中药来治他的脑转移，没办法，被逼上梁山了，只能继续研究。

我的治疗方案是，早晚服用抗肺癌的中药，中午服用抗脑转移的中药。结果 5 日见效，患者说头痛、呕吐、复视均减轻。服用 2 个月后检查，脑转移消失。这让我喜出望外，又试几例，效果都很好，见效快，也彻底。

处方：炒枳实、白芍各 1 克，桔梗、山豆根各 2 克。研细面，每日 1 次，中午冲服。服药后，吃一个煮鸡蛋的蛋黄，不能吃蛋清。

这是矢数道明的方子，排脓散加山豆根。我也万万没有想到这么个小方子对脑转移会这么有效，看来用中药不需要考虑血脑屏障。

只中午服药是因为早晚还要治肺癌。我用该处方治过 1 例脑部良性肿瘤，无效；也治过食管癌、肝癌等，均无效。多年验证路，辛苦谁人知？

濮阳的一位患者告诉我，脑转移头痛的时候，把毛巾放醋里煮，趁热外敷痛处，能马上止痛。我试过 2 例，有效。但其他癌症没用过，不知道是否有效。

下面有则医案，大家思考后处方。吴某，男，16岁，学生。2001年3月21日初诊，2年前右耳患急性化脓性中耳炎，出现右耳疼痛，高热，鼓膜穿孔并伴流脓。在本市某医院五官科治疗3周余，上述症状基本控制，但间断月余右耳又有少量脓液流出，经用药后脓液消失，此后每间隔1～2个月就出现脓液，总是以西药控制，10日前右耳又出现脓液，经西医五官科再次检查，诊为良性化脓性中耳炎。对鼓膜穿孔处做局部烧灼处理后，建议中西治疗。患者面色㿠白，畏寒怕冷，右耳道流出清稀脓液，无疼痛，听力减退，饮食及二便正常，舌淡苔薄白，脉沉弱，诊为脓耳。

黄汗有2种情况：脉沉，用黄芪芍桂苦酒汤；脉浮，用桂枝加黄芪汤。所以说，桂枝加黄芪汤必须用于脉浮的患者，仔细阅读黄汗的处方原文就可明白。上面这则医案，按照金匮辨病，诊断为疮痈肠痈浸淫病，该用哪个处方呢？用薏苡附子败酱散。薏苡附子败酱散适于脓液清稀。医案的后半部分，辨证为阳气不足，耳道痈脓，治宜通阳散结，排脓消痈，投薏苡附子败酱散。

处方：生薏仁300克，炮附子60克，败酱草150克。上药为面，炒，每日3次，每次6克，开水冲服。服1个月整，耳无脓液，听力正常，其他症状亦消失。西医五官科复以耳镜检查，中耳炎症消失，鼓膜中心穿孔已封闭。

赵士魁医案

揣某，女，15岁，学生。患者于2个月前因胆道蛔虫病摘除胆囊，术后1周肝区疼痛不休，引流口淌脓，屡用青链霉素、龙胆泻肝丸、柴胡清肝饮等，疗效不佳。某医院欲为其二次手术，患者惧拒。1971年10月19日延余诊治：胸右侧第9肋下端，有1厘米×9厘米暗红色垂直切口斑痕一条，下端之引流口1厘米×1厘米×3厘米，色淡红，平塌，有咖啡色之稀薄脓液流出，气微腥臭，引流口与斑痕四周皆有1.5厘米宽之淡黑晕。右上腹稍现膨隆，肝脏触诊有明显压痛和叩击痛，肝脏肿大在肋缘下2.5横指，质略硬，边缘钝。肝区隐痛，夜间较重。颜面暗黄，形体瘦削，脘胀纳少，口苦咽干，渴不欲饮，溲黄便溏。舌淡苔白，脉弦细无力。此属术后毒物不净，正不胜邪，邪剧成痈。宜温肝疏木，助正荡邪。方药：薏米、制附子、生黄芪各40克，败酱草50克，柴胡、木香各15克。水煎，每日1剂，分早、中、晚、夜4次服。引流口局部敷提毒散，外贴麝香回阳膏，隔日一换，至愈为止。

此方服 2 剂后痛减轻。5 剂后痛止，脘胁舒，纳谷馨。继进 6 剂，脓色转白，质稍稠，余症亦均减轻。遂改为每日服上方半剂，每日 2 次，2 周后病瘥。

按语：此证当与非手术之肝化脓区别治疗，既往未识此机，屡以苦寒之品虚其虚，致使肝阳日衰，邪气久羁，《内经》云"损者益之"，因此用薏、附、芪扶阳益气以温肝；"结者散之"，故予败酱、柴、香排毒散结以疏肝。肝阳得复，疏泄有权，邪气自消。

该患者有脓，金匮辨病为疮痈。脉无力，用薏苡附子败酱散。患者有引流，所以不需要用排脓汤。

 ## 跌蹶手指臂肿转筋阴狐疝蛔虫病病脉证治

例　女，自诉咳嗽 40 年，病情较轻，就是没事了就得咳嗽几声，能想到的检查都做了，凡是治咳嗽的药都用过，均无效。北京、上海都去过，知名的中医和西医都找过，谁也治不好。我看了看患者的眼白，有很多青斑。我问化验大便有虫卵吗？答大便化验正常。我知道了，患者的咳嗽是蛔虫卵在肺泡里引起的。患者说，我不管是什么引起的，你能给我治好就行。我说那还不简单。

阿苯达唑片 2 片，早上空腹吃，忌油腻。2 日、15 日、17 日后各服用 2 片，半年后重复上述过程。该患者服用 2 片后，咳嗽止。共服用 16 片，彻底痊愈。该患者离我老家就三里地，给我介绍了很多疑难杂症的患者。

该患者很好治，关键是诊断，很多医生总认为只有小孩才有寄生虫病，其实错了，成人有也很多。

有位中年女性，年龄我记不清了。胃痛多年，疼痛剧烈。检查无数，都诊断为胃炎，几乎所有治胃病的药她都用过，就是治不好。患者胃痛有个特点，说发作就发作，发作时要命似的痛，过时即止，好时如常人。我看了一下患者的眼白，虫斑遍布。于是对她说，小毛病，胃痛是蛔虫往胃里钻引起的，虫钻时痛，不钻时不痛。治疗跟上面一样，患者很快痊愈。

蛔虫之为病，令人吐涎，心痛，发作有时，毒药不止，甘草粉蜜汤主之。

妇人妊娠病病脉证治

贫血患者用当归芍药散是胡希恕老师的经验，当然也可以用该方再合其他方剂。

为什么贫血要用当归芍药散呢？首先贫血是西医中的概念，临床症状为头晕心慌，食欲不振，舌质淡，舌体胖大，记忆力下降，大便黑或者化验潜血阳性。

"心下有支饮，其人苦冒眩"，头晕是因为脑部轻度水肿，食欲不振是因为胃部水饮。

"阳明证，其人喜忘者，必有蓄血。所以然者，本有久瘀血，故令喜忘。屎虽硬，大便反易，其色必黑者"。记忆力下降说明有蓄血，大便黑或者潜血阳性说明有瘀血。

上面说明贫血患者是瘀血和水肿共存的一种状态，经方中当归芍药散最对证。因此胡老见贫血就用当归芍药散，疗效极佳，这是研究疾病本质之后得出的经验。有人说贫血用当归芍药散是西医思维，我不赞成这种观点，于是就写了本篇来加以分析和解释。恰恰相反，贫血用当归芍药散是真正的中医思维，实际上是说贫血患者是实证而不是虚证。

 ### 妇人产后病病脉证治

《伤寒论》第 143、144、145 条妇人杂病前 3 条，妇人产后病，小柴胡汤主之。《金匮要略》妇人产后病病脉证治第二十一和妇人杂病脉证并治第二十二最开始的处方都是小柴胡汤。医圣这样写的目的是什么？医圣想告诉我们什么？还是先看原文吧。

问曰：新产妇人有三病，一者病痉，两者病郁冒，三者大便难，何谓也？师曰：新产血虚，多汗出，喜中风，故令病痉；亡血复汗，寒多，故令郁冒；亡津液，胃燥，故大便难。

分析： 产后病最常见的有 3 种，一痉，二郁冒，三大便难。血虚，出汗多，易中风，此时会病痉；血虚，出汗多，易受凉，此时会郁冒；血虚出汗多，胃肠道缺水、缺津液，会大便难。由此得出，产后的病理基础是血虚，出汗多，胃肠道缺水、缺津液，此时易受风、受凉、大便干。出血导致血虚，出汗多导致燥，体内缺水。津液包括血和水，所以医圣写到亡津液。此 3 种情况病理基础一样，不同的是症状，还有不同的地方是中风、伤寒、大便难。那么，该怎么治疗和解决呢？请看原文。

"产妇郁冒，其脉微弱，不能食，大便反坚，但头汗出"。产后头晕眼花，脉无力，不想吃饭，大便干硬，但头上出汗，明显是贫血的症状。"所以然者，血虚而厥，厥而必冒"，因贫血所以手脚凉，所以头晕眼花。"冒家欲解，必大汗出"，头晕眼花，还会大汗出。"所以产妇喜汗出者，亡阴血虚，阳气独盛，故当汗出，阴阳乃复"。解释了产妇出汗多的原因。"大便坚，呕不能食，小柴胡汤主之"。大便坚，呕不能食，用小柴胡汤。问题是产后郁冒怎么解呢？

《伤寒论》第 263 条　少阳之为病，口苦，咽干，目眩也。

《伤寒论》第 97 条　血弱气尽，腠理开，邪气因入，与正气相搏，结于胁下。

郁冒，用小柴胡汤治疗。血虚，出汗多，中风病痉，也是用小柴胡汤，只不过是小柴胡汤的加减法，去半夏，加人参、天花粉。

仔细分析上面 2 条原文得出：产后病，血虚汗多，导致了 3 种病，而这 3 种病都用小柴胡汤治疗。原因就是小柴胡汤是治疗血弱气尽的处方，是妇科的一个特殊方剂。并且小柴胡汤有 7 个加减法，可以用来解决众多的兼夹情况。"治妇人在草蓐，自发露得风，四肢苦烦热。头痛者，与小柴胡汤"，这里小柴胡汤治疗的是产后感染。

今天讨论和学习的重点不是产后病，而是妇人杂病，即今天我们所说的妇科病。妇科病错综复杂，治疗难度大，特别是闭经、多囊卵巢综合征以及乳腺增生、卵巢囊肿、子宫肌瘤等疾病，尽管有些中医疗效不错，但整体治愈率并不高。该怎么办呢？看原文。

《金匮要略》妇人杂病脉证并治第二十二开篇写了 3 条，均为热入血室。这 3 条与《伤寒论》中第 143、144、145 条完全一样。

第 143 条　妇人中风，发热恶寒，经水适来，得之七八日，热除而脉迟身凉。胸胁下满，如结胸状，谵语者，此为热入血室也，当刺期门，随其实而取之。

第144条　妇人中风，七八日续得寒热，发作有时，经水适断者，此为热入血室，其血必结，故使如疟状，发作有时，小柴胡汤主之。

第145条　妇人伤寒，发热，经水适来，昼日明了，暮则谵语，如见鬼状者，此为热入血室，无犯胃气，乃上二焦，必自愈。

在前面已谈过，经期感冒一律用小柴胡汤，并且经期感冒后遗症也是用小柴胡汤。

妇科病为什么叫妇科病？特殊的地方就在于女性会来月经、会怀孕、会生孩子。怀孕时得的病叫妊娠病，产后得的病叫产后病，妇人杂病实质上就是月经病。换句话说，妇人杂病篇所有的条文和几乎所有的处方都与女性月经有关。

甘麦大枣汤是更年期的重要处方，与月经断绝有关；温经汤治月水过多，及至期不来；土瓜根散治经水不利；旋覆花汤治半产漏下；胶姜汤治妇人陷经；抵当汤治妇人经水不利、带下；矾石丸方治妇人经水闭；当归芍药散治妇人腹中诸疾痛，当然包括月经问题。

红蓝花酒治妇人六十二种风，六十二种风自然会影响月经。既然妇科病就是月经病，那么月经病又是如何来的呢？由感冒而来。女性月经期感冒，或者感冒后恰逢月经。考虑到月经正常周期是7天，所以一位健康的女性每月有1/4的时间是不能感冒的，因为一旦感冒，就会热入血室，就需要吃小柴胡汤。但实际上很多女性月经期感冒后并没有服用小柴胡汤来治疗，这就是妇科杂病的原因。

我们来反推一下，妇科杂病的关键因素是月经不调，月经不调的关键因素是热入血室，而热入血室的关键因素是经期感冒治疗不当。由此得出，小柴胡汤可以治疗经期感冒，可以解决热入血室，从而解决月经不调，即妇科杂病。因此，解决妇科病的关键是要用小柴胡汤。这里强调一下，小柴胡汤有7个加减法，需要加减者必须加减。那么，在临床上该怎么应用呢？应用方法有2种：第一，若有妇科病，不论何病，直接先用小柴胡汤，然后再病脉证治。依据是《伤寒论》第104条"伤寒十三日不解，胸胁满而呕，日晡所发潮热，已而微利，此本柴胡证，下之以不得利，今反利者，知医以丸药下之，此非其治也。潮热者，实也，先宜服小柴胡汤以解外，后以柴胡加芒硝汤主之"。医圣在这里的用法就是先用小柴胡汤，然后再随证治之。患者胸胁满，就是柴胡证。第二，若有妇科病，不论何病，用小柴胡汤合方。比如女性咽炎，用小柴胡汤合半夏厚朴汤；女性腹痛，用小柴胡汤合当归芍药散。上述2个处方的合方有不少名家都喜欢用，疗效显著，证明了第二种方法的正确性，但小柴胡汤合温经汤的医案并不多。有的妇科名医终身用逍遥散加减治妇科病，有的妇科名医终身用小柴胡汤加减治妇科病。以前我一直不明白为什么这样做，现在明白了，这就是医圣的原意。

妇科病治疗秘诀，非常简单，就是小柴胡汤。从我个人感觉来谈，治好妇科病先单用小柴胡汤，3日后，再根据情况用小柴胡汤合方，疗效应该更佳。

例　女，22岁，产后3个月，喂奶时心烦意乱，为此做了心电图，结果正常。西医诊断：产后抑郁症。

我问："不喂奶时心烦吗？"

答："偶尔会，但喂奶时多见。"

处方：竹皮大丸，3剂。

结果：1剂症消，3剂痊愈。

 ## 妇人杂病病脉证治

例一　女，24岁。13岁时月经初潮，自此开始痛经，患者认为痛经是正常现象，谁知疼痛越来越重，直至月经期间卧床不起，才开始治疗。刚开始治疗时服用西医止痛药，可稍微缓解疼痛，后来药量增大，把胃给吃出了毛病。自诉心口痛，不能吃饭、烧心、吐酸水。吓得不敢再服用止痛药，又怕使用哌替啶会上瘾，于时改成中药。服药近2年，时间长了，患者都快成了医生，认识了好多中药。因为此病，患者自己也上网查资料，去医院做了好多检查，什么问题都没有，只是痛经。患者自己说，想死的心都有，月经快来时，就吓得浑身哆嗦。

患者自诉服用过逍遥散、温经汤、桃红四物汤、血府逐瘀汤、胶艾汤、当归芍药散、桂枝茯苓丸、八珍汤、柴苓汤等，均无效。目前对中医、西医都失去了信心，只想能有个办法闭经。她说女人到 49 岁就会绝经，只要再熬上 25 年就可以了。

我按六经问诊单问了一遍，结果如下：头不痛，脖子不难受，怕冷、怕风、易出汗。我这里说明一下，患者每次都痛得身上直冒冷汗。口不苦，胁部无胀痛，口不渴，不怕热，大便干，吃凉东西不难受，手脚冰凉，精神可，休息可。脉沉细无力，细如丝，欲绝。患者主诉是痛经 11 年。补充症状：月经期间痛，月经止后不痛。痛时下腹部像冰块一样凉，每次都用热水袋捂着才能舒服一些。

问诊结束以后，我说你别担心，肯定能治好。患者就说，你把药量加大，最好能一次性把痛经解决。

处方：当归、桂枝、白芍、细辛各 48 克，炙甘草、木通各 30 克，生姜、吴茱萸各 48 克，大枣 25 枚。3 剂。

吴茱萸用开水泡 7 次后，把水去掉，就叫淡吴茱萸。其他药冷水泡半小时，水开后煮半小时，趁热加红糖一把。月经前 3 日服药，趁热饭前服用。

患者问："这个药能止痛吗？"

我答："保证能止痛"。

患者又问："这个药有副作用吗？"

我答："有。副作用就是你的腹部会变热，不再痛经。"

患者听后大笑。

现在我来分析一下，该患者有太阳病和厥阴病。又脉无力，所以是厥阴病表证。又易出汗，怕风，所以是当归四逆汤证。患者痛经 11 年，此为久寒，所以最终选用当归四逆加吴茱萸生姜汤。患者疼痛剧烈，量小恐无济于事，因此，直接按一两等于 16 克来处方。

药里为什么要加红糖呢？因红糖性温，味甘，能缓解吴茱萸的刺激性。大家一定要记住，吴茱萸超过 6 克时就一定要加红糖，要不然，那味道不是一般的怪。

患者效果怎么样呢？3 剂后，月经时稍有痛感。后来我减轻了药量，又服用 7 剂，从此不再痛经，痊愈。

患者服药后有什么反应吗？患者服药后感到腹部发热，手脚变得温暖，大便稀溏，而且口渴。

患者大便干为什么不加大黄呢？因患者为厥阴病，并且是虚寒的厥阴病，虽有大便干，也不必加大黄。并且用当归四逆加吴茱萸生姜汤后，大便不但不干，反而稀溏。什么情况下大便干才加大黄呢？患者大便干，每3日或者5日才大便1次，但只要肚子不难受，就不必处理。

《伤寒论》第351条　手足厥寒，脉细欲绝者，当归四逆汤主之。

当归三两，桂枝三两（去皮），芍药三两，细辛三两，甘草二两（炙），通草二两，大枣二十五枚（擘，一法，十二枚）。

上七味，以水八升，煮取三升，去渣，温服一升，日三服。

第352条　若其人内有久寒者，宜当归四逆加吴茱萸生姜汤。

当归三两，芍药三两，甘草二两（炙），通草二两，桂枝三两（去皮），细辛三两，生姜半斤（切），吴茱萸二升，大枣二十五枚（擘）。

上九味，以水六升，清酒六升和，煮取五升，去渣，温分五服。

例二　女，38岁。5年前人工流产后开始痛经，此前无痛经。月经时腹部发凉、绞痛，肠子就像绞绳索一样阵痛，痛得患者哭着在床上打滚，喝很烫的水能减轻疼痛，服用西药止痛药无效。月经过后疼痛止。月经有血块，颜色发黑，量少。

患者主诉为痛经。头不痛，脖子不难受，怕冷、怕风，疼痛时易出汗，口不苦，胁部无胀痛，口干，但不想喝水。不怕热，大便正常，吃凉东西不难受，手不凉，脚凉，精神可，休息可。脉细沉无力。其他症状：口干唇燥，舌质暗红有瘀斑。

该患者是厥阴病伴有表证，同时又有瘀血证。

患者为什么有瘀血证呢？口干不欲饮，舌质有瘀斑，经量少有血块，口干唇燥，这都是瘀血的表现。

该患者血虚吗？只要是厥阴病，就必定有血虚的因素。

处方：温经汤。吴茱萸12克，当归、川芎、白芍、红参、桂枝、阿胶、生姜、牡丹皮、甘草、生半夏各8克，麦门冬16克。5剂。

冷水泡半小时，水开后煮半小时。每日1剂，每日2次。阿胶烊化，服用时加红糖。

结果：患者服药后第1个月时痛经依旧，第2个月痛止。后来又间断服用几剂，痛经彻底痊愈。

问曰：妇人年五十，所病下利，数十日不止，暮即发热，少腹里急，腹满，手掌烦热，唇口干燥，何也？师曰：此病属带下。何以故？曾经半产，瘀血在少腹不去。何以知之？其证唇口干燥，故知之。当以温经汤主之。

吴茱萸汤三两，当归二两，川芎二两，芍药二两，人参二两，桂枝二两，阿胶二两，生姜二两，牡丹（去心）二两，甘草二两，半夏半升，麦门冬一升（去心）。

上十二味，以水一斗，煮取三升，分温三服。亦主妇人少腹寒，久不受胎，兼取崩中去血，或月水来过多，及至期不来。

例三 女，39岁，痛经十几年。自诉痛经时，腹部灼热感，平时黄带多，味腥臭。经来时，血色暗红，有血块。我仔细问了其他症状，除月经前乳房胀痛和痛经时会汗出外，无其他症状。大家要注意，女性月经前乳房会胀痛，月经来时胀痛减轻或消失，这就叫气上冲。

《伤寒论》第15条 太阳病，下之后，其气上冲者，可与桂枝汤，方用前法。若不上冲者，不得与之。

因患者痛经并伴有血块，所以必有瘀血。腹诊无脐上动悸，但左腹股沟压痛明显。于是处以桃核承气汤。

第106条 太阳病不解，热结膀胱，其人如狂，血自下，下者愈。其外不解者，尚未可攻，当先解其外；外解已，但少腹急结者，乃可攻之，宜桃核承气汤。

处方：桃仁12克，大黄4克，桂枝、甘草各8克，芒硝2克。3剂。

其中芒硝只煎一沸即可。嘱患者月经时开始服药，服药后会大便稀，会下血块。果然，服药后大便3次，同时经血量很大，排出更多的血块。3剂后停药，月经后再来看。几天后患者过来了，左腹股沟压痛已消，但自觉身上无力，头晕心慌，黄带变成了白带，质清稀。

改方当归芍药散，5剂。5剂后，诸症全消。就这样，患者的痛经解决了，以后再未复发，仅稍有腰酸。

为什么要月经来时服药呢？平时服用不可以吗？大家来看桃核承气汤的原文，"血自下，下者愈"。月经时，服用桃核承气汤，子宫里面的瘀血就可以顺势排出。这样治疗更彻底，效果更佳。也可以平时服用，但疗效会慢一些。

为什么大黄和芒硝的量如此之小？大黄和芒硝是此病的必用之品，但患者平时大便不干，所以小量也可以达到治疗目的。

例四　女，25 岁，痛经 5 年。月经时疼痛剧烈，然后经量开始减少，月经过后的七八天里少腹仍隐隐作痛，每次月经都要用止痛片。平时身体无力，干不了重活，怕冷喜暖，脉细沉，舌质淡，苔薄白，此外无其他症状。中药西药治疗 5 年，无效。好在患者症状不太重，但疼痛时间长，1 年当中有小半年都在疼痛中度过，多可怜啊！处方：当归黄芪建中汤。

桂枝、甘草、当归各 30 克，大枣 12 枚，白芍 60 克，生姜 20 克，黄芪 45 克。5 剂。

另外用饴糖 30 克，冲服。月经前 5 日开始服药，连用 5 剂，共服用 3 个疗程，痊愈。

例五　女，40 岁，痛经好几年了，痛经时伴头晕心慌，月经过后痛止，腹部有个疙瘩，按之痛，患者呈贫血面容。腹诊疙瘩处有跳动感。处方：当归芍药散合桂枝茯苓丸。

当归 15 克，白芍 80 克，茯苓、白术、桂枝、牡丹皮、桃仁各 20 克，泽泻、川芎各 40 克。3 剂。

结果：3 剂后疼痛消失。

痛经治疗经验总结：痛经在临床中很常见，多与受寒后形成瘀血有关。痛经病有虚证、实证、虚实夹杂证。大家知道，经水下行是生理现象。如果月经期间疼痛，月经过后痛止，证明为实证。为什么呢？因为体内的东西排出去后，患者自觉舒服，所以是实证。如果月经期间疼痛不甚，月经过后反而疼痛，或者疼痛加重，为虚证。为什么呢？因为体内的东西排出去后，更加痛苦，所以是虚证。还有的患者，月经期间痛经，月经过后疼痛不止，此为虚实夹杂证。纯虚证的患者多见归芪建中汤证。

痛经的治疗规律总结。

第一，手足冰凉，脉细无力者，用当归四逆加吴茱萸生姜汤。

第二，左腹股沟压痛者，用桃核承气汤。

第三，手掌烦热，唇口干燥者，用温经汤。

第四，月经过后疼痛者，用归芪建中汤。

第五，头晕心慌者，用桂枝茯苓丸合当归芍药散。

嘱患者少吃水果，不要淋雨和受凉。

妇人脏躁，喜悲伤欲哭，象如神灵所作，数欠伸，甘麦大枣汤主之。

甘草三两，小麦一升，大枣十枚。

上三味，以水六升，煮取三升，温分三服。亦补脾气。

临床应用甘麦大枣汤有 2 个要诀：一是患者有紧张感，二是爱哭。

前段时间有位男性，28 岁，西医诊断为抑郁症，问诊后才知道，患者总感紧张，无其他症状。于是处方甘麦大枣汤。服用两三天后见效，继续服用，效果明显。这是我学习刘保和老师的经验。还有的学生患考试综合征，平时学习成绩很好，但考试时发挥不理想，为什么？因为紧张啊！正好是甘麦大枣汤证。还有的人一听说有事儿，就会忍不住地去上厕所，这也是紧张造成的，也是甘麦大枣汤证。

大家最常见的是小孩子爱哭，有的小孩子夜里不停地哭，就可以用此方。成人中也有不少爱哭者，多为偷偷地哭。在爱哭的人群里，常见女孩子，动不动就哭。比如失恋、被骗或想起伤心事时，就会哭，可用此方。痛经在临床很常见，不少女孩子痛经时会哭，所以痛经也可以用甘麦大枣汤。老人也爱哭啊，特别是年龄大了，动不动就哭，见了这样的情况，就赶紧用甘麦大枣汤吧。

我的学生有位患者，才两三岁，确诊为癫痫，咨询我怎么治疗？当得知患儿每次都是大哭以后癫痫发作时，处以甘麦大枣汤，神效啊！

由此可知，大哭特哭之后得病的人，也是甘麦大枣汤证。人为什么要哭呢？因为伤心，有的患者说，自从爸爸去世后，天天哭，就生病了，一听病史就明白，是甘麦大枣汤证。

有的人不伤心，也爱哭。有个老太太，莫名其妙地掉眼泪，什么事也没有，什么原因也没有，就是想哭，时常眼里噙着泪花，服用甘麦大枣汤后痊愈。

有的人痛得厉害了就要哭。这没办法呀，痛了都爱哭，那么就赶紧用甘麦大枣汤吧，效果很好。

有的人害怕了就会哭。常言道吓哭了。碰到吓人的事情，谁不害怕啊。不少的癫痫患者有惊吓史，所以凡是有惊吓史的癫痫患者都可以用，并且应该用甘麦大枣汤。还有就是得了绝症的患者，比如癌症，听见病名就会吓哭。

我治过数不清的癌症患者，大部分都吓得要命，更有不少人告诉我，家里没人时就会偷偷地哭。癌症患者多会失眠，为什么呀？主要还是害怕。害怕了就会哭，所以癌症患者很多都要用到甘麦大枣汤。

甘麦大枣汤，癌症第一方。要知道，1/3 的患者是吓死的，剩下的 2/3 被吓得半死不活。所以癌症患者都可以用甘麦大枣汤。先让患者不哭，不哭了，也就不害怕了，不害怕了，癌细胞长得也就慢了。癌症中有 1/3 是治死的，患者因为害怕才拼命治疗，才会过度治疗，现在服用甘麦大枣汤，把本来该吓死的救了过来，顺便把过度治疗者也纠正了。患者不害怕了，还会拼命地去手术、放疗、化疗吗？当然会三思而后行。

有人用甘麦大枣汤来治爱笑，也取得了不错的效果。从这一点来看，此方果然是神方，是治疗神志疾病的经方妙方。患者服用了甘麦大枣汤后，都说甜甜的，很好喝，有的人把煮熟的小麦也吃了。吃了就吃了呗，小麦可是好东西。我每次都让放一斤呢，后来听有的人说，小麦太多了效果不好，我试试后再告诉大家结果。原方就 3 味药，我也是用 3 味，有时候会合方，效果也不错。

下面就让我们来看一些医案，更多地学习和应用吧。

岳美中医案

1936 年于山东菏泽医院诊一男子，年 30 余，中等身材，黄白面色，因患精神病，曾 2 次去济南精神病院治疗无效而求诊。查其具有典型的悲伤欲哭，喜怒无常，不时欠伸，状似"巫婆拟神灵"的脏躁证，遂投以甘麦大枣汤。甘草、淮小麦各 9 克，大枣 6 枚，药尽，7 剂而愈，追踪 3 年未发。

分析： 男性照样可以用甘麦大枣汤，部分精神病患者就属于甘麦大枣汤证。

陈汉云医案

女，12 岁，癫痫大发作 6 年，用苯妥英钠治疗无效，改用甘麦大枣汤，每日加明矾米粒大 1 枚冲服，连服半年而愈，随访 6 年未发作。

分析： 该患者应当是惊吓大哭后导致，有的小孩子因为看见了一条蛇或者车祸，有的因打架或被大人、老师训斥后发病等，都与惊吓后大哭有关。此类癫痫就需要用甘麦大枣汤来治疗，同时加明矾效更佳，如果合用白金散会更理想。有的人与人吵架后突然不能说话，这是想哭而哭不出来，也是甘麦大枣汤证，西医里叫癔症性失音。

张正海医案

潘某，女，16岁，学生，1984年8月初诊。患者每见流动之水则小便不禁。经西医检查均无异常，于1984年8月来中医治疗。为验其病情，当即令其目睹杯水泄地之状，果然云已遗尿于裤内。查患者发育正常，似无病之人，望其舌质淡红，苔薄白，诊其脉左寸稍弱，余部皆平。虽属小恙，处方尚觉棘手，寻思良久，复究其因，方知2年前打水时被恶犬惊吓，当时毫无不适，日久却见此疾。

处方：炙甘草、桑螵蛸各15克，淮小麦30克，大枣8枚，益智仁24克，生牡蛎12克。2剂。越2日，药后已不再遗尿，又进3剂，以巩固。

按语：病发于惊恐，为情志所伤。

分析：此病属于情志病。甘麦大枣汤之所以能治疗癌症，是因为癌症患者普遍有恐惧心理，偷偷哭自然在不言之中。比如甲状腺结节、子宫肌瘤的患者被确诊后，医生也会吓唬患者，因此，很多患者每天都处在惊恐之中，欲哭而不得，这正是甘麦大枣汤证。

临床上，更年期女性大部分都爱哭，用甘麦大枣汤。还有一些人胆小如鼠，这类人多体胖，用甘麦大枣汤。部分精神病患者，天天怕别人害他，也是胆小，用甘麦大枣汤。

第四讲 零星经验

 患者嗜睡为哪般

临床上有时会见到患者嗜睡，动不动就能睡着。我见过一个最厉害的，只要开车超过 2 小时就能睡着，他也知道自己有这个毛病。

据我的经验，嗜睡主要有 2 种：一种是阳证。《**伤寒论**》**第 268 条** "三阳合病，脉浮大，上关上，但欲眠睡，目合则汗"。多见于儿童、年轻人和身体康健者，治疗用白虎汤。此类患者往往属于西医中的鼻窦炎。另一种是少阴病。《**伤寒论**》**第 281 条** "少阴之为病，脉微细，但欲寐也"，多见于老年人、体弱、患有重病或慢性病的人，治疗用麻黄附子细辛汤。

对上述 2 种情况进行鉴别时，最重要的是要问，睡着后醒来是否觉得舒服。如果患者说睡得很享受，那就是阳病。为什么？因为"但欲眠睡"，只想睡觉，睡了还想睡，觉得睡觉是种享受，恨不得一直不醒来。我曾见过一些患者，吃了饭就想睡，其他啥也不想，除了睡觉没有别的乐趣，这就是典型的但欲眠睡。如果患者说，想睡但睡得不踏实，睡着了也像是醒着，醒后觉得累，还觉得难受。有时候特别想睡，可又睡不着，迷迷糊糊的，这就是"但欲寐"，属于阴证、麻黄附子细辛汤证。

常见的咽炎类型

咽炎症状：嗓子干、嗓子痛，咽部堵塞感、异物感。其他症状有嗓子痒，早上刷牙恶心等。

咽炎类型：第一，与鼻炎、鼻窦炎有关。咽炎患者问诊，要问患者鼻子是否有问题，如果有鼻炎、鼻窦炎，那就不要治咽炎，要先治鼻炎、鼻窦炎。因为咽炎是鼻炎、鼻窦炎的并发症，鼻炎、鼻窦炎治好后，咽炎自然就会消失。

第二，与胃病有关。此类患者胃病治好后，咽炎就会好。咽炎是由胃气不降而引起。

第三，与感冒有关。也就是说是感冒的后遗症。这类患者嗓子痒，想咳嗽。余国俊老师的金沸草散加减对此效果很好。

第四，与生气有关。多见于中年女性，可服用逍遥丸和六味地黄丸。逍遥丸用仲景牌，六味地黄丸为同仁堂生产。

 ## 从临床学经方

《金匮要略》肺痿肺痈咳嗽上气病脉证并治第七中多处提到"上气"，那么到底什么叫"上气"呢？

首先，上气不是喘。原因是，"肺胀，咳而上气，烦躁而喘，脉浮者，心下有水，小青龙加石膏汤主之"。本条文中同时出现了上气和喘，因此，两者不同。

其次，上气可以和喘同时出现。"咳而上气，此为肺胀，其人喘，目如脱状，脉浮大者，越婢加半夏汤主之"。

第三，上气不是咽喉不利。"大逆上气，咽喉不利，止逆下气者，麦门冬汤主之"。

要想弄清楚什么是上气，就要从临床来回答。最近我用射干麻黄汤治疗了几位喉中有痰鸣的患者，效果甚佳。我反复仔细地询问他们的症状，总结出了一个特点，即患者咳甚时，不能平躺，必须坐起来，站起来也可以。我明白了，原来这就是上气。我又问患者喘吗，患者回答是不喘，只有咳嗽，而且，咳嗽结束后，就能平躺。

咳而上气，喉中水鸡声，射干麻黄汤主之。

 当归芍药散治再生障碍性贫血

例　女，30多岁，从小患有再生障碍性贫血。当时找我时，化验单惨不忍睹，每项指标都低，血小板数干脆就是零。不过患者得病多年，早已耐受，居然没有很难受。当然了，心慌、无力还是有的，身上有瘀斑。

我让患者用中药，患者说以前吃的中药太多，现在只要看到中药就反胃，实在不想吃。又经家属多次劝说，终于肯再用一段时间的中药。

于是处方：当归9克，白芍48克，茯苓、白术各12克，泽泻、川芎各15克。水煎服，合归脾丸同时服用。

患者断断续续服药一段时间，有效，面色变黑，手掌泛红，身上比以前有劲儿了。

患者问能不能让效果更快点？我说行啊，但心里想，效不更方，能不能加大药量呢？但患者胃气本就弱，量大可能会适得其反，所以加量行不通。那是否能加量后改为多次服用来增加疗效呢？我想了一下也不行，患者本身对中药就反胃，现在每日2次已经很不容易，若变成每日4～6次，患者可能很快就不吃了。那该怎么办呢？我赶紧翻看《金匮要略》，仔细阅读原文。

妇人怀妊，腹中绞痛，当归芍药散主之。

当归芍药散方

当归三两，芍药一斤，茯苓四两，白术四两，泽泻半斤，川芎半斤。

上六味，杵为散，取方寸匕，酒和，日三服。

妇人腹中诸疾痛，当归芍药散主之。

分析： 处方比例上没问题，但要求是散剂，我们用的是汤剂，不过患者吃散剂更困难。后来我看医圣要求散剂服用时用酒和，会不会问题就出在这里呢？于是我嘱患者泡药时，除冷水外，再加一两黄酒，同煎。患者照办，果然疗效大增。

低血压的解决

低血压头晕特点是，蹲坐突然站起时眼前发黑，又叫直立性低血压，其实就是经方中所说"起则头眩"。

低血压的患者一般都自认为是小毛病，因为都知道自己血压低，从不吃药来治疗。但临床上我也时常会碰到一些咨询者，他们总是问：低血压有办法治好吗？我的答案是：有，红糖鸡蛋水。

红糖鸡蛋水具体做法如下。

第一，取 2 个生鸡蛋，洗净，把蛋壳打破，蛋液倒进碗里。

第二，用筷子把蛋液用力充分搅匀，力度太小容易有生蛋清或蛋黄出现。

第三，用煮沸的开水，一定要用正在沸腾的开水，冲碗里的蛋液，一次性冲满，中间不要停顿，避免有生蛋清或蛋黄。

第四，再用筷子轻轻搅拌几下，以便使其受热更均匀。

第五，取适量红糖放入碗里，搅拌几下，红糖鸡蛋水便做成了。

第六，每日早晨空腹喝一碗鸡蛋红糖水，每日 1 次，连服 10 日。

我用上述方法，治好了几十例的低血压，从未失手。

 都是大意惹的祸

3 日前来了位患者，女，40 岁左右，感冒多日。我心想感冒也来找我，就问有什么难受的地方？患者说口里没味道，不想吃饭，身上无力。我骄傲地说，1 剂药就能好。随即开了 1 剂小柴胡汤，原方原量，去渣再煎即可。心中满以为患者 1 剂就可痊愈。

第 2 日患者又来了，我得意地问：怎么样了？谁知患者说：根本没见效，你还说 1 剂就好呢。我一听，这不是闹了个大笑话吗？患者接着说：你根本就没用心看病，简单一问，就开药，这也太马虎了吧。我心想，啥也别说了，再次诊断吧。

原来患者 20 多日前做了流产手术，术后 20 日上街洗澡，回家时大风，然后感冒。现症全身酸痛、乏力，精神差，只想睡觉，嘴里没味道，不想吃饭，脉不浮。

处方：麻黄附子细辛汤合新加汤。

麻黄、细辛各 4 克，黑附子 9 克，桂枝、人参各 30 克，白芍、生姜各 40 克，甘草 20 克，大枣 10 枚。

患者问吃几剂，这次我信心满满地说 1 剂。1 剂后，患者喜笑颜开，说症状全消，精神也好了许多。继服 1 剂巩固。

我心想，以后看小病也不能大意。

 关于哮喘的思考

前天我上街，偶遇同行，刚从非洲回来，在非洲行医 2 年。他说很感谢我的一个经验，我问什么经验？他说是肚里有虫的经验。他在家时给一位中年人治哮喘，当时想起我以前跟他说哮喘要考虑虫的问题，就观察患者的眼睛，发现很多虫斑，于是用阿苯达唑治疗，效果既快又好。这次到了非洲，恰巧他的老板有几位哮喘患者治不好，他一看，这不就是虫喘吗，于是对老板说用阿苯达唑。老板说开什么玩笑？他说你用用就知道了。结果神效，不但见效快，还能根治。他发现，非洲的虫喘患者特别多，而且其他的疑难病里也有很多是虫引起的，现在有了秘方，很快就成了名医。我问他为什么要回国呢？他说 2 个原因，一是太热，二是不安全。

跟他告别后，我陷入了思考。为什么非洲那么多虫喘呢？是不是气候的原因呢？中医理论有湿热生虫，非洲的气候正好是湿热，所以虫喘特别多。如果在中国，也应该是湿热的地方虫喘患者多，那就应该在南方，比如广州、上海等地。

后来我又想，在一年当中，什么时间最可能患虫喘呢？显然应该是夏天。也就是说凡是夏天哮喘的患者，必须考虑虫喘的可能性，特别是有的患者只有夏天喘，更应高度重视。

有的人属湿热体质，也比别人更易得虫喘。小孩子大多有虫，但成人中也必须考虑到虫的可能性。

我想到了乌梅这味药。很多名家认为乌梅有抗过敏作用，我想乌梅的抗过敏作用应该是其杀虫作用的结果。不少人用乌梅丸治怪病，可能是这些怪病与虫有关吧。有杀虫作用的中药还有百部、槟榔、花椒等。

虫喘依眼白上是否有虫斑就可诊断。治疗也很简单，一般阿苯达唑就可以，如果效果不好，可用乌梅丸。

🌸 鸡蛋汤治疗输液后遗症

患者呃逆，找我治疗，除呃逆外，无其他症状。我问怎么得的，患者说前一段时间腹痛住院，输液5日后，突发呃逆，医院里想了好多办法无效。我说知道了，好治。你这是输液太多，药液没有加温，液体太凉造成的，回家做碗鸡蛋汤吃了就好了。鸡蛋汤要多放姜末、葱末、蒜末和香菜，趁热喝，姜、葱、蒜、香菜也一同吃下，盖被子睡觉。结果1次即愈。后来又遇多例因输液而致的呃逆，都用鸡蛋汤而愈。

有个儿童，我跟他爸很熟，说他儿子前几日高热，在诊所输液3日，退热后体温过低，只有35.5℃。赶紧换了家诊所，又输液2日，体温降到35℃以下，小孩无精打采。我说赶紧停止输液，喝鸡蛋汤就行了。夜里喝了一碗，身上出了汗，次日体温正常，36.7℃。

现在输液输得太多，又不给患者加温，等于凉水进了血管，对患者害处很大，并且埋下隐患。我的建议是，输液不能太多，而且不论冬夏，必须加温。

🌸 脚癣的治疗

脚癣的治疗首选珊瑚癣净，又叫脚癣一次净。我推荐给不少人使用，都有效。但有的人我给他推荐时，他说用过这个药，不见效。我就对他说，你用的方法不正确，当然不会见效。

脚癣一次净的正确使用方法是：烧多半脸盆的开水，切记一定要煮沸的水，慢慢放凉到50°左右，绝对不能为了省事往开水里加冷水，这是很关键的一点。水温合适后，倒入1瓶脚癣一次净，然后泡脚半小时。如果脚上有裂口，脚癣一次净的药盒里有收敛药棉，夹在裂口处半小时后再泡药水。

大约1周后，脚上会蜕很厚的皮，不用怕。脚癣痊愈后，记住洗脚时尽量用开水，就不会再复发。脚癣这个病，遇生水就会加重。如果是将开水放凉，再洗脚就不会复发；如果是没有煮过的生水，洗脚后就容易复发。看来，脚癣忌生水。所以，用脚癣一次净时必须用开水。

再次说一句，脚癣一次净效果真的很好。

 经方部位辨证应用

在经方里，很多处方是有明确部位的，我把有这样特征的处方称为局部方。比如小陷胸汤。

《伤寒论》第138条 小结胸病，正在心下，按之则痛，脉浮滑者，小陷胸汤主之。

小陷胸汤证部位是心下。病（小结胸病），脉（脉浮滑），证（心下按之痛），治（小陷胸汤），方（黄连、半夏、全瓜蒌）。

对小陷胸汤来说，要求先煮全瓜蒌，然后再煮黄连、半夏，我至今仍未这样按要求用过，机会总会有的，验证后告诉大家结果。

条文中"按之则痛"，隐含着另一层意思，就是胃部不按不痛，按时会痛。

（刘渡舟医案）

孙某，女，58岁。胃腔作痛，按之则痛甚，其疼痛之处向外鼓起一包，大如鸡卵，濡软不硬。患者恐为癌变，到医院作X线钡餐透视，因需排队等候，心急如焚，乃请中医治疗。切其脉弦滑有力，舌苔白中带滑。问其饮食、二便，皆为正常。处方：全瓜蒌30克，黄连9克，半夏10克，共服3剂，大便解下许多黄色黏液，胃腔之痛立止，鼓起之包遂消，病愈。

刘老认为：第一，全瓜蒌在本方起主要作用，量宜大，并且先煎；第二，服本方后，大便泻下黄色黏涎，乃是痰涎下出的现象；第三，本方可用于治疗急性胃炎、渗出性胸膜炎、支气管肺炎等属痰热凝结者，若兼见少阳证胸胁苦满者，可与小柴胡汤合方，效如桴鼓。

确诊小陷胸汤依靠的是腹诊和脉诊。大结胸证是从心下至少腹硬而痛，不可近；小结胸是正在心下，未及胸胁，按之痛未至硬。

《金匮要略》腹满寒疝宿食病脉证治第十中大黄附子汤也是局部方。

胁下偏痛，发热，其脉紧弦，此寒也，以温药下之，宜大黄附子汤。

该方病脉证治是：病（腹满病），脉（脉紧弦），证（胁下偏痛、发热），治（大黄附子汤），方（大黄、附子、细辛）。

注意事项：附子用量要大于大黄。事实上，股骨头坏死正好是胁下偏痛。如果股骨头坏死患者，伴脉紧弦，就可以直接应用大黄附子汤治疗。因为股骨头疼痛的部位就是胁下，并且临床上一侧股骨头坏死的患者更为多见。另外坐骨神经痛，也是胁下偏痛，只要脉紧弦，就能用该方治疗。考虑到当今众多中医人脉诊不过关，更是应当注意到局部方的应用特点。股骨头坏死、坐骨神经痛患者，如果伴怕冷又大便干，就可以用该方来治疗。

《伤寒论》第313条 少阴病，咽中痛，半夏散及汤主之。

病（少阴病），脉（脉微细），证（咽中痛），治（半夏散及汤），方（半夏、桂枝、甘草）。注意应少少咽之。半夏散及汤的作用部位是咽部，同样作用于咽部的处方还有甘草汤、桔梗汤。

《伤寒论》第311条 少阴病，二三日，咽痛者，可与甘草汤，不差，与桔梗汤。

《伤寒论》第306条 少阴病，下利便脓血者，桃花汤主之。桃花汤直接作用于肠道。

对强直性脊柱炎患者来说，必须重视葛根类处方。葛根类处方有：葛根汤、桂枝加葛根汤、葛根加半夏汤、葛根芩连汤、竹叶汤。葛根的作用部位是项背，而强直性脊柱炎的发病部位也是项背。考虑到此类患者多伴有虹膜炎，更要重视葛根芩连汤。最容易忽视的还有竹叶汤。竹叶汤治疗身体虚弱，又有项背症状的患者，对于虚证的强直性脊柱炎患者绝对不可以忘记这个处方。

另外治疗四肢疼重的大、小青龙汤，治疗四肢肿的防己茯苓汤，也是局部方。局部方如果命名为靶向方，就更能引起经方人的注意。

治疗心下坚的处方有桂枝去芍药加麻黄细辛附子汤和枳术汤，治疗腰以下肿的有防己黄芪汤，治疗少腹急结的处方有桃核承气汤，治疗少腹如敦状的处方有大黄甘遂汤。

本篇文章未列出具体病例，只是想引人思考。如股骨头坏死与胁下偏痛的关系，强直性脊柱炎与葛根芩连汤的关系，此外更有竹叶汤与强直性脊柱炎虚证的关系。抛砖引玉，敬请大家临床验证。

无论在何种情况下，经方的应用都必须遵循病脉证治。提出经方部位、经方局部、经方靶向治疗，仍是病脉证治，只是这样会熟能生巧，会更加简单直接。

 囊肿的治疗

治疗囊肿有一个专方：控涎丹。

请大家先来看李克绍的一篇文章，题目叫子龙丸消痰核，稳妥可靠。

李氏，1957 年在威海市羊亭卫生所时，诊一男孩，4 岁，患舌下囊肿，经西医用针管抽出囊肿液体，当时症状消失，但不久又肿起如初，再抽再肿，始终未能根治。某西医说，如果根治，需将囊摘除。但由于患儿太小，不能合作，遂转中医治疗。

舌下囊肿，中医名舌下痰核。《医宗金鉴》主以二陈汤治疗。按李氏过去的经验，曾用二陈汤加味，治疗一男性青年，连服 45 剂，痰核虽有一定程度的缩小，但始终未能根除。今此儿只有 4 岁，即使其父母不嫌麻烦，每日坚持服药也有很大困难。因此改用丸方，为其配制子龙丸 30 克，丸如黄豆粒大，每次 2 粒，日服 2 次，白开水送下。结果共服药不到 20 克，囊肿即消无芥蒂，以后也未再发。

以后李氏曾用此方治疗过 3 例膝关节囊肿和 1 例胸腔积液患者，俱系成年人，令其每次服 1 克，日 2 次，热姜汤送服。结果，3 例囊肿皆消失，积液患者经 X 线透视，积液也全部吸收。服药期均未超过 1 个月。

子龙丸，陈无择《三因方》名控涎丹，方用甘遂、大戟、白芥子等份，研细，炼蜜和匀，做成小丸，李氏数案，可证其验。为什么叫子龙丸呢？清代医家王洪绪，也用控涎丹治疗多种外科疾病，因其力雄功伟，疗效卓著而誉之为"子龙丸"。意为常山赵子龙，百战百胜将军之旅也。

自从学了李克绍老师的经验后，我也在临床进行了验证。

例一　男，45岁，体检时发现有肾囊肿，平时什么症状也没有。奇怪的是，自从检查出肾囊肿以后，患者就感觉腰部隐隐不舒服。他妻子是宫颈癌，在我这儿治疗，方案为扶正活命汤、复方斑蝥胶囊，多潘立酮片，疗效很好，因此他就要求我给他治疗。我说可以治，就给他用了控涎丹，每日3次，每次1个胶丸，饭后服用。

1个月后，我问："用药后有什么反应吗？"

答："什么感觉也没有。"

我问："大小便正常吗？复查了吗？"

答："一切正常。才吃1个月，不想检查。"

于是又取1个月的药，并且嘱患者吃完后再检查。结果这个月的药吃完以后，检查肾囊肿消失。

例二　男的，37岁，肝炎。患者非常害怕肝炎变成肝癌，因此时常检查。有一次检查后发现肝上有囊肿，这下压力陡增。为此多次上网，多处求医，效果都不好，而且囊肿还有所增大，这下更害怕了。他找到我要求治疗，也是用的控涎丹，每日3次，每次1丸，饭后服用。结果35日后囊肿消失。

为什么我的效果没有李克绍老师的快呢？因为我担心患者服用后难受，怕有副作用，所以用量偏小，见效慢。我的患者每次服用0.3克，而李老师患者每次1克。当今社会，宁可见效慢，也绝不能让患者吃药后有副作用。

囊肿是一种良性疾病，可以长在人体表面，也可以长在内脏里。囊肿就是长在体内某一脏器、囊状的良性包块，其内容物的性质是液态的。常见的囊肿有肾囊肿、肝囊肿、单纯性卵巢囊肿、巧克力囊肿等，囊肿又分为单纯的孤立性肾囊肿和多囊肾。其他的还有肺囊肿、胰囊肿、脾囊肿、宫颈囊肿、输尿管囊肿、骶骨囊肿等。

关于囊肿的诊断，不用我们中医操心，关键是治疗。我的治疗很简单，身体健壮，舌苔滑或者舌苔腻，或者舌苔滑腻者，用控涎丹。百发百中那是夸口，一百发九十中绝对有把握。这也是我治疗各类囊肿的一个专方，也叫首选方。我希望大家清楚一点：所谓专方，只能解决大部分的患者，不可能解决所有的患者。

那么，如果囊肿患者，服用控涎丹后疗效不好，该怎么办呢？我的答案是：病脉证治。

卵巢囊肿的治疗

卵巢囊肿首先是囊肿，那么就必然具有囊肿的基本性质，即囊壁中通常包裹着液态的东西，也有的是固体或固液混合，属水液的代谢障碍或异常停聚。有些医生看到卵巢囊肿，就动员患者手术治疗，患者听说肚子里有肿块，也不敢不开刀。结果是手术后才过几个月，新的囊肿又长了出来。

卵巢囊肿中大多是良性的囊性肿物，囊肿直接影响月经，导致妇科疾病，引起不孕症等。在临床上多表现有少腹疼痛不适，白带增多，月经失常，而且通常少腹内有坚实而无痛的肿块，偶尔性交时会发生疼痛。常见症状有痛经、月经失调、不孕。

妇人素有癥病，经断未及三月，而得漏下不止。……所以血不止者，其癥不去故也，当下其癥，桂枝茯苓丸主之。

桂枝、茯苓、牡丹（去皮）、桃仁（去皮尖，熬）、白芍各等分。

上五味，末之，炼蜜为丸，如兔屎大，每日食前服一丸。不知，加至三丸。

妇人腹中诸疾病，当归芍药散主之。

当归三两，白芍一斤，茯苓四两，白术四两，泽泻半斤，川芎半斤。

上六味，捣为散，取方寸匕，酒和，日三服。

下面我来慢慢地谈一下我治疗卵巢囊肿的经历。

例一 女，32岁，下腹部疼痛3年，多处治疗不愈，经B超诊断为卵巢囊肿，患者害怕手术而吃中药治疗。近3个月月经来时腹痛加剧，有血块。处方：桂枝茯苓丸，10剂。

10剂后疼痛减轻，继服20剂，复查囊肿无变化，于是停药，另寻他医。

反思：我那时候简单地认为囊肿就是桂枝茯苓丸证，想得太简单，用药过于单一，对实质性病变认识不够深刻，结果让患者对中医失望了。

例二 刘某，女，43岁，患者经B超诊断为卵巢囊肿，少腹隐痛、发胀，月经提前并且量多，舌苔薄白。

我因第一位患者用桂枝茯苓丸效果不佳，因此改用当归芍药散。结果患者服用20剂后，复查囊肿竟然稍微增大，该患者就此宣告失败。

例三 女，34 岁，主诉少腹胀痛，阴道时时出血，行经量大而有血块，伴腰痛，经 B 超检查诊为右侧卵巢囊肿。我吸取前 2 位患者的教训，给予桂枝茯苓丸合当归芍药散。15 剂后，患者复查，囊肿有所缩小，接着服药 1 个月，囊肿继续缩小，但只缩小了 1/3，患者觉得吃中药太慢而停止服药。

例四 王某，女，40 岁，已婚。左侧卵巢囊肿，手术切除后，右侧又出现囊肿，3.5 厘米 ×4.1 厘米，无明显症状，患者不想再做手术，于是来吃中药。处方：桂枝茯苓丸合当归芍药散加海藻、甘草。半月后复查，囊肿缩小三分之一，月半后复查，囊肿消失。该病例让我大受鼓舞。

例五 孙某，女，50 岁。曾因子宫肌瘤做过手术，后左侧卵巢囊肿，大小是 8.3 厘米 ×4.6 厘米，液性区，患者不想再做手术，遂来找我，要求越快见效越好。我心里也正有个想法来加快疗效，想来想去，就想到了控涎丹。于是让患者服用控涎丹，1 个月后，囊肿缩小，又半月囊肿消失。

例六 张某，女，30 岁，已婚，卵巢囊肿。无症状，体检时发现。处以控涎丹，患者是个文化人，让我写处方，我担心患者上网查到大戟、甘遂有毒而害怕，改让患者吃中药。处方：桂枝茯苓丸合当归芍药散加海藻、甘草、白芥子。

为什么加白芥子呢？因为我想让疗效更快，于是想到了控涎丹里的白芥子。白芥子量要大，我用的是 30 克。20 日后囊肿消失。

后来我又陆陆续续地治过一些卵巢囊肿，总结出了一个基本方案：桂枝茯苓丸合当归芍药散加海藻、甘草、白芥子。若患者还有其他六经病，也要合方。比如患者口苦，胸胁苦满，合小柴胡汤；患者手脚凉，脉细无力，合当归四逆汤。控涎丹的应用指征：舌苔腻，或舌苔滑，或舌苔滑腻。

卵巢囊肿基本方：桂枝、茯苓、牡丹皮、桃仁、海藻各 15 克，白芥子 30 克，泽泻、川芎各 24 克，当归 9 克，白芍 45 克，白术 12 克，甘草 5 克。

以后大家在临床上碰到卵巢囊肿患者，有 2 个选择：第一，控涎丹；第二，卵巢囊肿基本方。此外，一定不能忘了病脉证治、六经辨病和金匮辨病。

🌸 生长痛的治疗

生长痛是儿童生长发育时期特有的一种生理现象，多见于 3—12 岁生长发育正常的儿童。生长痛主要表现为间歇发作的下肢疼痛。疼痛多为钝痛，也可为针刺样痛，甚至为剧烈牵拉痛。疼痛的部位多在膝关节，其次是大腿和小腿部位，或小腿骨前方。疼痛呈无规则间歇发作，常在夜间出现，持续数分钟至数小时不等，无游走性，肢体活动不受限。疼痛发作时不伴有发热、皮疹等全身症状。

生长痛主要表现为 3 点：

第一，多为下肢疼痛。生长痛最常见的发生部位在膝、小腿和大腿的前部，偶尔可见腹股沟区，疼痛一般在关节以外的地方。多为双侧疼痛，也可见有一侧疼痛。

第二，多为肌肉性疼痛。生长痛主要是肌肉疼痛，而不是关节或骨骼的疼痛。疼痛的部位也不会有红肿或发热的现象。

第三，疼痛多发于夜间。生长痛最大的特点就是几乎都在晚上发生，但也不要忽略白天。白天时由于孩子的活动量比较大，就算有不舒服，也可能因为专注于其他事物而不易察觉。等到夜里身心都已放松下来，准备要好好休息时，疼痛的症状就会让孩子感到特别不舒服，甚至难以忍受。

我见过多例生长痛，好多都是白天痛。治疗很简单，龙牡壮骨颗粒。每次 2 袋，每日 2 次，开水冲服，1 次见效，当日痛止。我用过多例，均很快治愈。有的小孩子过一段时间又开始生长痛，再用仍然有效。

 ## 湿热是什么

湿热到底是什么？我来做个比喻。我们到了澡堂，澡堂里温度较高，热气腾腾，到处都是水蒸气，这样的情况就叫湿热。也就是说，湿指的是水蒸气，热指的是温度。

我们还可观察到，水蒸气会变成水，然后慢慢流到地面上。那么澡堂是如何解决的呢？一是打开排气扇，二是通过下水道。

我们诊断湿热时，患者的体内就是这样的情况，上焦和中焦充满了热的水蒸气，下焦除水蒸气，还一定会有水。这就是说，湿热的患者必然伴有水饮。

胃病的治疗

西医胃病主要包括浅表性胃炎、胃溃疡、十二指肠溃疡、萎缩性胃炎、胃神经官能症、胃食管反流、胃癌等。其中胃癌用扶正活命汤来治疗，萎缩性胃炎多见乌梅丸证。今天这节课不可能把胃病讲得全面，只能讲一个方面，我挑了最常见的类型：痞证。

中医的痞证，西医检查后多是胃炎。那么，什么叫"痞"呢？要想搞清这个问题，必须先学会《伤寒论》第149条。

第149条 伤寒五六日，呕而发热者，柴胡汤证具，而以他药下之，柴胡证仍在者，复与柴胡汤。此虽已下之，不为逆，必蒸蒸而振，却发热汗出而解。若心下满而硬痛者，此为结胸也，大陷胸汤主之。但满而不痛者，此为痞，柴胡不中与之，宜半夏泻心汤。

半夏半升（洗），黄芩、干姜、人参、甘草（炙）各三两，黄连一两，大枣十二枚（擘）。

上七味，以水一斗，煮取六升，去渣，再煎取三升，温服一升，日三服。

本条文讲患者发热、呕吐、寒热往来，胸胁苦满，口苦咽干，是柴胡证。但医生没有用柴胡剂，却用了攻下的方法，比如巴豆、大黄之类，攻下之后会出现3种情况。

第一，病情没有任何变化，还是呕而发热，胸胁苦满，还是柴胡证，那就要用柴胡剂来治疗。患者使用柴胡剂后，身上会发抖、发热，然后汗出而解。

第二，柴胡证消失，变成心口又胀、又痛、又硬，此时为结胸病，要用大陷胸汤来治疗。

第三，心口只胀不痛，这叫痞证，可以用半夏泻心汤来治疗。

从上面的条文来看，半夏泻心汤证一部分因柴胡证误下而形成。同时我们看出，柴胡证是胸胁胀满，半夏泻心汤是心下痞满，大陷胸汤证是心下满硬痛。还是比较容易区别的。"心下"指的是胃。心下痞就是胃痞，胃痞就是胃胀。说到胃胀，大家就明白了，在胃病中很常见。因此，我们就来谈谈胃部常见症状胃胀的治疗。

例　女，29 岁，身体消瘦，曾患慢性腹膜炎，2 年前起，胃部常有痞塞感，嗳气频繁，嗝嗝不断，不得爽快。脉微弱，腹部无力，仔细诊察可在腹壁上看到肠蠕动，无腹痛。因便秘而常服泻下剂，服泻下剂后有腹痛。投予旋覆代赭汤治疗。服药后，感觉胸脘通畅，嗳气次数骤减，食欲恢复。虽然不是每日大便，但大便基本痛快，感觉舒畅。

分析： 旋覆代赭汤治疗胃胀，也可以治胃部发硬，嗳气频繁，脉无力。由于患者是虚痞，所以嗳气后不舒服。

《伤寒论》第 161 条　伤寒发汗，若吐若下，解后心下痞硬，噫气不除者，旋覆代赭汤主之。

旋覆花三两，人参二两，生姜五两，代赭一两，甘草三两（炙），半夏半升（洗），大枣十二枚（擘）。

上七味，以水一斗，煮取六升，去渣，再煎取三升。温服一升，日三服。

这里要注意，"伤寒发汗，若吐若下，解后"，就是说表证解后才能治痞。旋覆代赭汤所治痞为气痞。由于胃部功能差，胃里的气体不能往肠道中走，因此向上走食管，变为嗳气。

我治过多例痞证患者，奇怪的是女性居多，患者不停地嗳气，胃部胀、不舒服，脉无力，用旋覆代赭汤之后疗效很好。那么，这里就有一个问题，旋覆代赭汤适用于嗳气患者，但不能见到嗳气就用此方。我强调 2 点：旋覆代赭汤适用于以嗳气为主诉的患者，另外患者嗳气后不舒服，脉无力。

岳美中医案

胡某，男，患慢性胃炎，自觉心下有膨闷感，经年累月当饱食后嗳生食气，所谓"干噫食臭"，腹中常有走注之雷鸣声，形体瘦削，面少光泽。认为是胃功能衰弱，食物停滞，腐败产气，增大容积，所谓"心下痞硬"，胃中停水不去，有时下注肠间，所谓"腹中雷鸣"。以上种种见症，都符合仲景生姜泻心汤证，因疏方与之：生姜 12 克，炙甘草、党参、黄芩、半夏各 9 克，干姜、黄连各 3 克，大枣 4 枚。

以水 8 盅，煎至 4 盅，去渣再煎，取 2 盅，分 2 次温服。服用 1 周后，所有症状基本消失。

分析： 干噫食臭就是嗳气打嗝，只不过嗳出的气体里有酸味、腐败味和臭味。所以此嗳气与旋覆代赭汤之嗳气就有区别，后者所嗳之气没有味道。

谈到这里，顺便谈一下口臭的治疗。口臭可以认为是干噫食臭，如果口臭伴有胃胀，平时大便不成形，应该用生姜泻心汤。我共遇到过 2 例这样的患者，患者以口臭为主诉求诊，我得知患者胃胀，吃凉东西后易腹泻，均给予生姜泻心汤，很快痊愈。

《伤寒论》第 157 条　伤寒汗出解之后，胃中不和，心下痞硬，干噫食臭，胁下有水气，腹中雷鸣，下利者，生姜泻心汤主之。

生姜四两（切），甘草三两（炙），人参三两，干姜一两，黄芩三两，半夏半升（洗），黄连一两，大枣十二枚（擘）。

上八味，以水一斗，煮取六升，去渣，再煎取三升，温服一升，日三服。

◈ 张从善医案 ◈

景某，女，66 岁，1985 年 10 月 24 日初诊。主因吃花生引起胃脘疼痛，嗳气频作，大便干结，伴全身乏力，咳嗽，舌苔黄，脉沉缓。证属食滞胃脘，郁而化火，治宜清热泻火，用大黄黄连泻心。

原方：大黄、黄芩、黄连各 3 克，每日 1 剂，沸水渍 5 分钟，去渣顿服。

10 月 30 日复诊，自诉取药后，感药少量轻，心甚疑之，既服 4 剂，气降腑通，肠润痛止，始信药证相投。

分析：该患者为气痞，不同点在于大便干，脉象必然是有力。

《伤寒论》第 154 条　心下痞，按之濡，其脉关上浮者，大黄黄连泻心汤主之。

大黄二两，黄连一两。

上二味，以麻沸汤二升，渍之须臾，绞去渣，分温再服。

小结：胃胀且嗳气明显，属于气痞。其中虚痞、寒痞者，脉无力，用旋覆代赭汤。实痞、热痞者，脉有力，用大黄黄连泻心汤。虚实夹杂痞、寒热错杂痞者，一手脉有力，一手脉无力，用生姜泻心汤。也就是说，医圣已经告诉我们气痞的全部类型：寒痞者旋覆代赭汤，热痞者大黄黄连泻心汤，寒热痞都有者生姜泻心汤。同理，虚痞者旋覆代赭汤，实痞者大黄黄连泻心汤，虚实痞都有者生姜泻心汤。

现在我来做个比喻，帮助大家理解。就好像有一个房间，如果房间里开着空调，冷气嗖嗖的，用旋覆代赭汤；如果房间里开着液化气，热气腾腾的，用大黄黄连泻心汤；如果房间里既开着空调，又开着液化气，冷气热气都有的，用生姜泻心汤。

我们只要想一想目前流行的，夏天开着空调吃火锅就能明白，为什么冷气热气会同时存在。对于哲学来说，任何事物都必须一分为三，有阳、阴、半阳半阴。所以有热气，有寒气，就必定有热气寒气夹杂的情况出现。

《伤寒论》第 151 条　脉浮而紧，而复下之，紧反入里，则作痞，按之自濡，但气痞耳。

《伤寒论》第 154 条　心下痞，按之濡，其脉关上浮者，大黄黄连泻心汤主之。

这 2 条合起来分析，可得出大黄黄连泻心汤证就是气痞，而且是热气痞、实气痞。

胃中气体过多，则必然会胃胀。人体为了减轻胃部压力，就会嗳气。我为什么要啰里啰唆地说这么多呢？那是因为很多人实在难以理解寒热并存的现象。其实啊，非常简单，大家一想就明白了。吃了辛辣滚烫的火锅后，再吃一块冰镇西瓜，或者边吃火锅边喝冰镇啤酒和饮料，这不就是明显的寒热并存、寒热错杂吗？那么人就完全有可能患上寒热错杂的疾病。

有的患者胃胀、口渴，小便不利，就是胃里有水引起的胃胀，这叫水痞。此类患者口渴，但喝水后却不舒服，要么喝水后吐出，要么喝水后胃胀加重，要么越喝越渴，同时小便也不正常。水痞的治疗要用五苓散。

《伤寒论》第 156 条　本以下之，故心下痞，与泻心汤。痞不解，其人渴而口燥烦，小便不利者，五苓散主之。

猪苓十八铢（去皮），泽泻一两六铢，白术十八铢，茯苓十八铢，桂枝半两（去皮）。

上五味，捣为散。以白饮和服方寸匕，日三服。多饮暖水，汗出愈。如法将息。

此类患者是可以见到的，其中有的患者胃部有振水音，有的患者则明确告诉医生，感到自己的胃里有水。胃里有水，自然会胃胀。

有位中年女性，患慢性浅表性胃炎多年，胃胀，不想吃饭，消瘦乏力，多处治疗无效。舌苔白腻。

我问："口渴吗？"

答："口渴，但不想喝水，因为喝水后胃更胀。"

同时又小便频，明显属小便不利，处以五苓散，5 剂而愈。

五苓散治疗的水痞属于冷水痞。那么按照经方有阴必有阳的观点，既然有冷水痞，就必然有热水痞。甘遂半夏汤治的就是热水痞。

《金匮要略》痰饮咳嗽病脉证并治第十二 病者脉伏，其人欲自利，利反快，虽利，心下续坚满，此为留饮欲去故也，甘遂半夏汤主之。

甘遂（大者）三枚，半夏十二枚（以水一升，煮取半升，去渣），芍药五枚，甘草（如指大）一枚（炙）。

上四味，以水二升，煮取半升，去渣，以蜜半升，和药汁煎取八合，顿服之。

其实甘遂入煎剂非常安全，何况又加了蜜同煎，大家可以放心来用，我要求甘遂从 3 克开始用，慢慢积累经验。

根据一分为三的原理，既然有冷水痞，又有热水痞，就必然应该有冷水热水都有痞。鉴于我目前的水平，已经翻遍了《伤寒论》和《金匮要略》，仍然无法确定哪个处方能够治疗冷水热水都有的水痞证。因此，如果在临床上见到了冷水热水都有的水痞证，可以把五苓散和甘遂半夏汤合方来用。

五苓散水痞特点：口渴，小便不利。甘遂半夏汤水痞特点：脉沉，利反快。

通过上面的分析，我们可以得出：冷水通过小便或出汗排出，热水则通过大便排出。比如十枣汤条后注，快下利后，糜粥自养。十枣汤治的也是热水，但该方容易让患者难受，因此我选择将甘遂半夏汤推荐给大家。既要治病，又要安全。

⊛ **衣宸寰医案**

高某，女，32 岁，1968 年 5 月，因产后体弱缺乳，自用民间方红糖、蜂蜜、猪油各四两，合温顿服，由于三物过腻，勉强服下 2/3，其后即患腹泻。医院诊为神经性腹泻，中西医多方治疗未效。1971 年 3 月 4 日初诊，面色苍白无华，消瘦羸弱，轻度浮肿，体倦神怠，晨起即泻，日三五行，腹泻时无痛感，心下满痛，辘辘作响，短气，口干不饮，恶心不吐，身半以上自汗，头部尤著。脉沉伏，右脉似有似无，微细已极，左脉略兼细滑之象，苔白滑。当时误以为久泻脱阴伤阳，遂用六君子汤加减，重用人参，以为中气复健，证或可挽，不料服后转剧。

复诊：药后心下满痛益增，腹泻加剧，达日十余行。留饮致泻者有五：一则其正固虚，然必有留饮未去，故补其正，反助其邪，所谓虚不受补也。二则心下满痛拒按，是留饮结聚属实。三则口渴不欲饮，属饮阻气化，津不上潮。四则身半以上自汗，属蓄饮阻隔，阳不下通，徒蒸于上。五则脉沉伏而左兼细滑，是伏为饮阻，滑为有余，里当有所除，细询患者，泻后反觉轻松，心下满痛亦得略减，继则复满如故，如此反复作病，痛苦非常。本例病情符合本条文所述，甘遂半夏汤主之。

甘草、半夏各 10 克，白芍 15 克，甘遂 3.5 克，蜂蜜 150 克。1 剂。

先煎甘草、半夏、白芍，取汤 100 毫升合蜜，将甘遂研末兑入，再沸火煎沸，空腹顿服。

三诊：药后腹微痛，心下鸣响加剧，2 小时后速泻 7～8 次，排出脓水样便，泻后痛楚悉去，自觉 3 年来从未如此轻松，后竟不泻，调养 1 月康复。

按语：留饮于内，渗注于肠，而致泄泻。用六君子重用人参，"实实"之误也。据证用甘遂半夏汤治疗，"通因通用"之大法也，病即愈，医当搅案思之。

这样水痞的诊断也很容易：五苓散证水痞，小便不利。甘遂半夏汤水痞，伴腹泻反快。

《伤寒论》第 163 条 太阳病，外证未除，而数下之，遂协热而利，利下不止，心下痞硬，表里不解者，桂枝人参汤主之。

桂枝四两（别切），甘草四两（炙），白术三两，人参三两，干姜三两

上五味，以水九升，先煮四味，取五升，内桂，更煮取三升，去渣，温服一升，日再夜一服。

桂枝人参汤所治痞证为胃胀伴有怕风，汗自出。临床上这样的情况很多，易被医生忽视。

女，成年，胃病 10 多年。自诉胃胀，饮食差，乏力，胃部怕风、怕凉，常年用棉布兜盖着胃部。平时不敢吃凉东西，吃凉的就腹泻，脉无力。处方：桂枝人参汤。10 剂，痊愈。

有表证的痞证非常常见。医圣规定，表解乃可攻痞。但桂枝人参汤却是表证、痞证同治。这也给我们启发，临床上有 2 条路可走：第一，先解表，再治痞；第二，解表治痞同用。总而言之，有表证的痞证必须考虑解表，不可以单纯治痞。

《伤寒论》第 164 条　伤寒大下后，复发汗，心下痞，恶寒者，表未解也。不可攻痞，当先解表，表解乃可攻痞。解表宜桂枝汤，攻痞宜大黄黄连泻心汤。

《金匮要略》妇人杂病脉证并治第二十二　妇人吐涎沫，医反下之，心下即痞，当先治其吐涎沫，小青龙汤主之。涎沫止，乃治痞，泻心汤主之。

上述 2 条都强调要先解表，再治痞，这是一条重要原则，必须记住。

《伤寒论》第 155 条　心下痞，而复恶寒汗出者，附子泻心汤主之。

大黄二两，黄连一两，黄芩一两，附子一枚（炮，去皮，破，别煮取汁）。

上四味，切三味，以麻沸汤二升渍之，须臾，绞去渣，内附子汁，分温再服。

关于附子泻心汤，有各种解释，很多人的解释让人云里雾里，我们还是从《伤寒论》里找答案吧。

第 151 条　脉浮而紧，而复下之，紧反入里，则作痞，按之自濡，但气痞耳。

第 154 条　心下痞，按之濡，其脉关上浮者，大黄黄连泻心汤主之。

第 155 条　心下痞，而复恶寒汗出者，附子泻心汤主之。

把这 3 条合起来，就能成为一句话：心下痞，按之濡，气痞耳，其脉关上浮，而复恶寒汗出者，附子泻心汤主之。这才是附子泻心汤的完整条文。所以，附子泻心汤也是气痞的处方。唯一不同的是，此气痞证兼有阳虚。

半夏泻心汤：半夏半升，黄芩、干姜、人参、甘草各三两，黄连一两，大枣十二枚。

生姜泻心汤：半夏半升，黄芩三两，干姜一两，人参三两，甘草三两，黄连一两，大枣十二枚，生姜四两。

甘草泻心汤：半夏半升，黄芩三两，干姜三两，甘草四两，黄连一两，大枣十二枚，人参三两。

也就是说，甘草泻心汤中甘草用量比半夏泻心汤多一两，生姜泻心汤是半夏泻心汤多加了四两生姜，同时减二两干姜。这样，3 个处方就容易记住了，关键是 3 个处方的鉴别使用。

《伤寒论》第 149 条 但满而不痛者，此为痞，柴胡不中与之，宜半夏泻心汤。

《伤寒论》第 157 条 伤寒汗出解之后，胃中不和，心下痞硬，干噫食臭，胁下有水气，腹中雷鸣，下利者，生姜心汤主之。

《金匮要略》呕吐哕下利病脉证治第十七 呕而肠鸣，心下痞者，半夏泻心汤主之。

《伤寒论》第 158 条 伤寒中风，医反之下，其人下利日数十行，谷不化，腹中雷鸣，心下痞硬而满，干呕心烦不得安，医见心下痞，谓病不尽，复下之，其痞益甚，此非结热，但以胃中虚，客气上逆，故使硬也，甘草泻心汤主之。

从条文中可以得出：患者仅有呕吐、肠鸣、下利、胃胀，用半夏泻心汤。除上述症状，伴干噫食臭，用生姜泻心汤。伴完谷不化或者有睡眠障碍，用甘草泻心汤。

那么，我们如何在临床上准确应用这 3 个泻心汤呢？我的经验是：若患者胃胀，第一步先判断是否有表证，如果没有表证，再问进食凉物是否难受，如果难受，说明有干姜证。接着第三步问进食辛辣是否上火，如果上火，说明有黄连证。根据这 3 条就可以确定痞证应该用泻心汤系列，然后问睡眠好不好，用来判断是否为甘草泻心汤证。再问是否有口臭或者嗳腐败气味，用来判断是否为生姜泻心汤证。如果既不是生姜泻心汤证，也不是甘草泻心汤证，就用半夏泻心汤。

通过上面的分析可知，大黄黄连泻心汤、附子泻心汤证患者大便干，半夏泻心汤、生姜泻心汤、甘草泻心汤证患者大便稀。我在临床上也经常使用这 5 个泻心汤，整体来说，比较容易掌握。

 血液病治验回忆录：过敏性紫癜

说实话，也许是我水平还不够高，我总觉得，血液病的治疗难度比癌症还要大。幸运的是，我在多年的行医过程中，侥幸治好了一部分血液病患者。我准备花些时间回忆，把成功的病例写出来，希望对大家有所启发。

例 女，十几岁，体瘦，个子不高，面色偏黄，平时饭量极小。因为身上有出血点，医院确诊为过敏性紫癜。住院一段时间后出血点消失，遂出院，但出院不久，再次复发。中间曾打听到有一位过敏性紫癜患者到处求医，最后在北京治疗，花了十几万，还没好。因此放弃西医，选择了中医治疗。患者就诊时，身上布满出血点，吃饭少，有肝炎病史，头正额疼痛，腹痛。处方：柴胡汤加白芷、白芍。

思路：患者吃饭少，属于默默不欲饮食，加上有肝炎史，因此用小柴胡汤。正额疼痛选白芷，腹痛加白芍。结果 7 日后，出血点消失。后来又加三七粉，早晚各 2 克冲服。共服用 30 剂，现在应该有十来年了，一直没有复发。补充：小柴胡汤里用的是红参。我治病，凡是经方中要求用人参，我都是用红参代替，从不用党参。

疑难病治疗秘诀

临证多年，我从实践中领悟到几条秘诀。

第一，"欲剧时就是欲解时"。《**伤寒论**》**第 193 条** "阳明病欲解时，从申至戌上"。此处申西戌指的是 15 时至 21 时。

《**伤寒论**》**第 212 条** "伤寒若吐若下后不解，不大便五六日，上至十余日，日晡所发潮热，不恶寒，独语如见鬼状"。日晡所也是指 15 时至 21 时。临床上看，大多是 17 时或 18 时以后开始发热。

《伤寒论》第 193 条讲阳明病 15 时至 21 时为"欲解时"，**第 212 条** "发潮热，独语如见鬼状"，明显是阳明病在 15 时至 21 时病情加重，或者在这段时间开始发病。这 2 条联起来分析，说明疾病加重的时候就是欲解的时候。

我个人理解这 2 条原文的意思是：治疗阳明病的最佳时间是 15 时至 21 时，阳明病在此时间段发病，或病情加重。医圣明确指出了一个很重要的治病原则：症状加重的时候就是治疗的最佳时刻。没理解透这个道理以前，我见到患者病情突然加重，心里就发毛，就慌，完全没有意识到战机的来临，完全不知道这是一战而胜的好时间。

第二，不要被患者就诊时最突出的症状限制了思维。

慢性疾病或者疑难病，病情加重的最常见情况是感冒。以前一见患者感冒，就让其服用西药感冒药或者输液，等感冒痊愈后，再接着治原发病。或者继续服用原来的药，同时加上治感冒的西药。理解了医圣的意思后，我恍然大悟，知道了以前的治法都是错的。

下面举一个例子加以说明。

例 患者，9岁，安阳人，血小板减少。多处治疗无效，遂来找我吃中药治疗。每周化验 1 次，然后我调一下处方，用了很多办法，血小板时升时降，总的来说在 10 万～20 万/立方毫米，但对这样的疗效家长不满意，我也不满意。就这样持续医治半年，小孩爸爸说：张医生，我儿子啥时候能好啊。我也发愁啊，就说：干脆咱们别治了，停药，等小孩感冒吧。啥时候感冒了，你马上给我打电话，不要用任何药物。于是就等啊等，1 个多月后的下午，小孩爸爸打电话给我说，小孩感冒了。患儿流清鼻涕，体温 38.5℃，嗓子痛。我让他赶紧过来拿中药，由于时间太长具体的药方想不起来了，只记得是治疗风热感冒的时方，里面有荆芥、防风，肯定的是里面都是治感冒的药，没有治血小板的药。药量也不大，均在 3～5 克，3 剂药收了 15 元。然后我对他爸爸说：为了保险，你让小孩住到医院里，但什么药也不能用，只喝中药，万一夜里体温越来越高，或者突然大出血，就赶紧用西医抢救。小孩爸爸说：行。当天夜里，我一夜没睡，估计小孩的父母也一夜没睡，我只怕万一小孩大出血，有个三长两短的咋办？第二天一大早，小孩爸爸打电话说：喝药后小孩出了汗，现在体温已经正常。我说不用住院，回家吧，继续服用中药。3 剂后，热退，鼻涕止，嗓子也不痛了，化验后血小板 180 万/立方毫米。可把我俩高兴坏了，就此停药，到今天已经快 10 年了，多次化验，血小板都正常。

该患者成功后，我治疗疑难病时多了一招，一心就盼着患者感冒，患者感冒后，我不让患者用药，也不考虑他的原发病，只用中药治感冒，屡获奇效。往往感冒治好后，原发病也豁然开朗。

在临床上，有很多疾病感冒后明显加重或复发，比如血小板减少症、再生障碍性贫血、慢性肾炎、肾病综合征、尿毒症、慢性支气管炎、肺心病、鼻炎、鼻窦炎、关节炎、牛皮癣等。大家切记，要想治好这些病，一定要把握住患者感冒的最佳治疗时刻。患者感冒后，不能用西药，中成药也不能用，只喝汤药，单治疗感冒，不考虑原发病。这就是我今天要说的疑难病治疗秘诀。

我有个印象最深的癌症患者，小细胞肺癌。患者化疗多次，也用过靶向药，病情恶化，胸水、骨转移、脑转移、淋巴结转移。没办法了，只能找中医治疗。

我也发愁，这么重的患者，眼看就快去报到了。家属说，死马当活马医吧。由于患者病情重，3～5日换一下处方。病情时轻时重，但整体来说效果不好。服药2月余，我也没有办法了，就对家属说：换个地方治吧，我估计是治不好你们这个患者了。家属说：我们老家有一例肺癌就是你治好的，我们相信你，再说我们也没地方去治啊。没办法，推不掉，接着发愁吧，我得想办法啊。

后来我就问患者："你得肺癌之前有什么病吗？"

答："没有。"

问："那你得病前有什么不正常的地方吗？"

答："大便干。"

问："大便干了多长时间？"

答："几十年。"

我心里一动，我不治癌症了，干脆治大便干吧。于是用大剂量的大承气汤，患者胸肋痛，合大柴胡汤，就用这2个方又加了一些药。结果，当天见效。后来就简单了，一直以这2个方为基础加减，最后患者基本痊愈。到现在快6年了，患者除体力稍弱外，其他跟正常人没什么区别。所以，今天的秘诀就是刨根问底。

✿ 最可笑的用药

发热的患者，用了大量的抗生素后，热不退，医生就用清热解毒大剂治之。我断言，即便金银花用量1千克，热也不会退。

失眠的患者，用三唑仑无效，有的医生却用夜交藤、合欢皮之类治之。我相信，这样的治疗必定无效。

出血的患者，在医院输了止血药和血小板，血还是止不住，遂找中医治疗，医生却给患者用止血的中药，希望能止住血，我的评价只有4个字：痴心妄想。

贫血的患者，输血都不行，有的医生却希望用黄芪、当归之类解决患者的问题，那可能吗？

慢性炎症的患者，用了很多抗生素都没治好，有的医生却用鱼腥草、败酱草之类治之，最终的结果只能是：病情依旧。

有的患者疼痛不止，吃止痛药都不管用，有的医生却用延胡索之类希望能止痛，这不是在做梦吗？

有的患者小便少，用呋塞米都不行，有的医生却想用车前子、茯苓之类，唯一的结果只能是病情越来越重。

还有很多诸如此类的案例，每天都有大量的悲剧上演。请那些可笑的人，用你们聪明的大脑想一想，如果这些方法有效的话，患者还用得着找你来吃中药吗？早被西医治好了。你们的所作所为只能让患者觉得中医疗效也不行，仅此而已。这里的医生指的是当今社会上的那些不懂辨证，不懂经方，被西化的中医。

治癌经验点滴

1. 第一个话题：正确评价西医对肝癌的治疗效果

西医对肝癌的治疗中，手术的效果比较差，基本不用考虑，傅彪是一个典型的例子。因为肝脏的特殊性，患者基本无法放疗，全身的化疗对肝脏的负担极大。

但是化疗中的一个分支——介入治疗，却对肝癌患者起了很大的帮助。介入技术发明之前，肝癌患者平均寿命6个月，有了介入技术之后，患者平均寿命18个月。我治疗的患者中，没有用介入治疗，单纯吃中药的，有效率在50%左右，5年以上的存活率只能达10%，疗效比较差；中药加介入治疗的肝癌患者，有效率可以达到80%左右，5年以上的存活率可以达到30%左右。因此，只要是能介入的患者，我就会让他们采用介入加中药的方法来治疗，效果还是不错的。

前年，安阳县永和乡的一位女患者，肝癌，大量腹水，家庭条件困难，没有用介入疗法，直接用中药。处方是复方斑蝥胶囊，每日 3 次，每次 2 丸，饭后服用。小陷胸汤合大柴胡汤加薏苡仁、益母草各 30 克。2 个月后腹水消失，可正常下地干活。于是我让患者减量服用，1 年后停药。其实按我的要求是需要吃 5 年，但是患者 2 年多后去世，很可惜。患者家属还是很感谢的，因为当时大医院断定患者活不过 6 个月，可我自己仍然不满意。

鹤壁市关某，男，肝癌，在上海做的无水乙醇注射术，然后用我的中药，断断续续地服用。发病 2 年后，肝上长出了肿块，又去上海进行无水乙醇注射术，然后又吃我的中药。处方是复方斑蝥胶囊、小柴胡汤合小陷胸汤。目前已经 5 年多，患者家里开了个超市，每天都忙里忙外，也给我介绍不少癌症患者。

2. 第二个话题：治疗肝癌的中成药

治疗肝癌的中成药很多，比如金龙胶囊、抗癌平丸，西黄丸、片仔癀等。我试过不少，最满意的是复方斑蝥胶囊。极个别人服用此药后胃里不舒服，我就让他们把复方斑蝥胶囊和多潘立酮片一起吃。需要注意的是乳腺癌患者可以用复方斑蝥胶囊，但不能用多潘立酮片。

有人说斑蝥毒性大，实际上复方斑蝥胶囊里的斑蝥已经过去毒处理，患者用后绝大部分都没有感觉，不会有毒的。我用的复方斑蝥胶囊是中成药，国内有很多厂家生产。

3. 第三个话题：治疗肝癌的经方

我治疗肝癌时，首先分虚实 2 大类。

肝癌患者中，实证占大多数。这类患者容易出现腹水、口苦、腹胀、大便干，同时口渴、疼痛，但更多的是腹胀，一吃饭就胀。不仅仅是肝癌，其他癌症里也是实证占大多数，估计有 80%。这类患者要么平时大便干，要么得了癌症后大便干，总之，阳明病占多数。因此，通便就显得十分重要。大便干问题不解决，治疗癌症就很难见效。

接着谈谈肝癌的腹水。肝癌腹水里的水是热水还是冷水呢？我认为是热水，因为肝癌的腹水是血性腹水，较浑浊，所以是热水。既然是热水，就不是茯苓、白术所能治疗的了。

对实证的肝癌，我最常用的是小陷胸汤合大柴胡汤合白虎汤。其中全瓜蒌有通便作用。如果有腹水，加薏苡仁和益母草。

肝癌患者里也有虚证，虚证的患者往往大便次数多，口苦，也会腹胀，吃得少，多有肝区疼痛，腹水少见。

对这一类患者，我最常用的处方是早上用柴胡桂枝干姜汤，晚上用桂枝加芍药汤。早上用柴胡桂枝干姜汤的原因是，厥阴病欲解时是 1 时至上午 7 时；晚上用桂枝加芍药汤的原因是，太阴病欲解时是 21 时至次日 3 时。按照欲解时用药可以明显增加疗效。

4. 第四个话题：肝癌伴随症状的处理

到目前为止，肝癌患者最佳的治疗方案为：介入疗法加中药加复方斑蝥胶囊。可是，临床上肝癌患者还会有各种各样的症状，该怎么解决呢？

我的方案是：易感冒者，柴胡桂枝汤；伴疼痛者，双氯芬酸钠肠溶片；伴失眠者，多塞平。伴腹水者，中药里加薏苡仁、益母草；伴糖尿病者，加仙鹤草；伴骨转移者，加骨碎补。

有位女患者，糖尿病多年，后来得了肝癌。糖尿病很严重，每年都因糖尿病住院 4 ~ 5 次。现在又得了肝癌，介入后，来吃中药。处方：大柴胡汤合小陷胸汤合白虎汤加仙鹤草 50 克。用药后 3 年多，肝癌没有复发，也没有转移。更可喜的是，不用再注射胰岛素，改为口服降糖药。患者自从吃中药后，没住过院。患者和家属对治疗效果很满意。

我对这十几年癌症治疗经验的总结。

第一，癌症患者多为舌苔薄白，舌质淡。其他的腻苔、黄腻苔、光剥苔很少见。

第二，癌症患者中，90% 的人会大便干，大便稀者比较少。患者手术后，凡大便次数多、大便稀者，效果好。腹泻我认为是患者自体排毒，不能治疗。曾有一位食管癌术后 3 年的患者，让我治腹泻。我对他说：不是治不好，而是不能治。你现在除了腹泻，别的啥事没有，治腹泻干吗，这是你的身体在排毒呢。患者说：腹泻后觉得没劲儿。我说：没劲儿也不能治。患者很不高兴地走了。过了 10 多日，患者又来了说：张医生，我后悔呀，我找别的医生把腹泻治好了，现在不能吃饭。我只好开药给他，服药后又开始腹泻，当然也能吃饭。像这样除了腹泻，无其他症状的癌症患者，最好的办法是不理他。患者一般不会复发和转移，但要是把腹泻治好，那就麻烦了。我常给患者讲，癌症不怕大便稀，就怕大便干。患者大便干咋办呢？小陷胸汤就不错。

第三，肝癌的治疗，配合介入十分必要。凡是介入 1 ~ 2 次后再吃中药，失败的极少，好多患者 3 年或者 6 ~ 7 年后，还很好。肝癌的西医治疗中，介入的效果最好，但不能按西医的要求每月 1 次，一般做 1 ~ 2 次，然后吃中药，疗效理想。有的患者 2 ~ 3 年后肝上又长了肿块，没事，再做 2 次介入，然后吃中药，痊愈。不使用介入治疗只用中药的患者，10 位里也就能好 1 ~ 2 位，比介入治疗后再用中药疗效差远了。

第四，癌症出血，比如肺癌痰中带血，要用活血化瘀的药。我县一位肺癌患者，痰中带血丝好几个月，一直没控制住，我给他用水蛭，很快就不出血了。现在我很少用云南白药来止血，总感觉这个药没有 10 年前效果好，加量服用也不理想。有时候用三七粉，效果还可以。

第五，我从不让患者在化疗期间用中药。以前有位肺癌患者，用中药效果很好，但是他偷偷去化疗，同时服用中药，结果骨髓抑制，在医院去世了。家属跟医院要说法，医院说是中药引起的骨髓抑制，所以后来我就不让患者化疗时吃中药了，但放疗时可以，这时会产生 1+1 > 2 的效果。吕村有位食管癌患者，放疗时服用中药，医生说他的效果是多少年来最好的。当然医生不知道患者服用了中药，把他的片子放到医院的宣传栏。

第六，癌症患者，年龄越大越好治，70 岁以上的，10 例中治好 7 ~ 8 例不成问题。40 岁以下的，难度就比较大，10 例中能治好 1 ~ 2 例就不错了。宫颈癌最好治，乳腺癌是第二好治，鼻咽癌也好治。难度最大的是白血病，难度第二的是胰腺癌，难度第三的是卵巢癌。我治疗的年龄最大的是鹤壁一位 90 岁的食管癌患者，用药 60 剂后痊愈，93 岁时进屋摔了一跤，去世。

第七，癌症患者不能增加营养，营养越丰富，癌细胞长得越快。我要求患者不可以用任何补品、营养品、保健品，就连阿胶也不能用，西药里的氨基酸、脂肪乳、白蛋白、胸腺素、干扰素都不能用。有位患者单白蛋白就输了 4 ~ 5 万，就诊时全身扩散。邯郸的一位乳腺癌患者，服用中药效果很好，就是有贫血，她丈夫觉得太慢，就给她输了2袋血，还给我打电话说，他老婆输血后，跟正常人一样，有劲、能吃。我对他说，糟了，坏了。7日后，患者腋窝下和腹股沟都发现了淋巴结。我坚决反对癌症患者输血，除非不输血会危及生命。

第八，最后总结：癌症不好治啊，我天天愁得睡不成觉，只能拼命地研究。从我手里死的患者数不清，但也不是大家想的那么可怕，我也救活了很多患者。一句话，再严重的也有治好的，再轻的也有治不好的，关键是对症不对症。治不好，跟患者没关系，而是医生水平不到家的原因。

例　女，56岁，肺癌。家属对患者保密，患者不知道自己是肺癌。主要症状是咳嗽，嗓子一痒就咳嗽，吐黏痰，大便干，舌苔薄白，舌质淡。处方：麻黄、黑附子、细辛、桂枝、干姜各15克，生甘草20克，灵芝10克。5剂。冷水泡1小时，水开后开盖煮1小时。1剂药只煮1次，分3次服用。1剂后，效果明显，咳嗽基本消失。但是最后1剂药时，又开始咳嗽，跟以前差不多。

我问："痰咸吗？"

答："痰咸，大便干。"

处方：麻黄、黑附子、细辛、桂枝、干姜、生甘草各5克，灵芝10克，熟地黄30克，当归15克。5剂。用法同上。大黄䗪虫丸每日2次，每次1丸。为什么加熟地黄和当归呢？目的是金水六君煎之意。大黄䗪虫丸目的是治大便干，通肺止咳。5剂后来诊，咳嗽已去九成，大便比以前通畅，不太干，黏痰减少。

处方：麻黄、黑附子、细辛、桂枝、干姜各3克，生甘草5克，灵芝10克，熟地黄30克，当归15克。5剂。用法同上。大黄䗪虫丸每日2次，每次2丸，北京同仁堂生产，每丸3克。为什么加大药丸用量呢？目的是解决大便干。

在癌症的治疗上，症状的解决很重要。症状减轻，往往病就在减轻。我治过很多疼痛剧烈的癌症患者，有的注射哌替啶，有的服用吗啡片，吃中药以后，用不了几天就不痛了。这时候患者信心大增，睡觉也好了，吃饭也好了。患者都知道注射哌替啶就活不成了，现在不用哌替啶，说明就能活成了。要不然，患者越来越痛，你说不要怕，病会好的，患者又不傻，能相信你吗？

用金水六君煎治痰咸，是看了《壶天散墨》和《半日临证半日读书》后得到的启发。黄金昶老师的书里也多次提到这个处方对痰、咳嗽、喘的治疗作用，今日一用，果然有效。说明多读书有好处。

癌症的疗效要双重判断，一是患者的感觉，症状的消失。二是客观检查，检查没问题，肿块消失。我要求患者服药 60 剂后做检查。如果患者感觉很好，检查结果也满意，就要减量服用，越吃越少，由每日 1 剂，改为每 2 日 1 剂、3 日 1 剂……一直减到每 7 日 1 剂，长期服用，有些患者服药 2 年后停药，有些患者要求吃到 5 年。这样的用药方法很安全，很少出问题。时间的计算以患者确诊那一天开始。比如说患者来我处就诊时已经 1 年，那就再吃 1 年药就够 2 年了，再吃 4 年药就够 5 年了。

我在临床上经常碰到一些患者，化疗之后白细胞低，如贫血、血小板减少、白细胞低。这是化疗药损伤了骨髓的造血功能引起的。

有的患者服用升白药或补血药，注射升白针，效果不好，不知道该怎么办，就来问我，我就告诉他们一个十分简单而有效的小处方。三七粉，每日 2 次，每次 2 克，空腹冲服。7 日后白细胞数肯定上升，好多人 1 周后化验正常。如果不正常，再多吃几日就行了。这个小偏方对化疗后骨髓抑制有特效，在我用过的患者中，还没有不见效的。

山西太原的一位儿童，在北京儿童医院化疗后，白细胞低、贫血、血小板低，3 个月，用了许多方法都升不上去，打电话给我，我让他用这个方子，7 日后化验正常。有的乳腺癌患者化疗后，只有白细胞低，用此偏方效果也很好。

我经过的最严重的情况是，一位 20 多岁的女患者，患急性白血病。化疗后所有的指标全是零，也就是说白细胞数为零，红细胞数为零，血小板数为零。住在大医院，天天输血、抗感染，患者奄奄一息。她的妈妈在一个瓢泼大雨的日子来找我，哭得很伤心。我安慰她说老人家，别难过。

处方：乌鸡白凤丸，按说明服用。三七粉，每日 3 次，每次 3 克，温开水冲服。7 后化验指标就全部正常。

由此分析，骨髓抑制的本质不是虚证，而是血瘀。